이 책은

읽고 또 읽어 이해하여 알게 되면

믿음이 가고 기대가 되어

아는 대로 실천하면

몸과 마음이 저절로 건강해집니다.

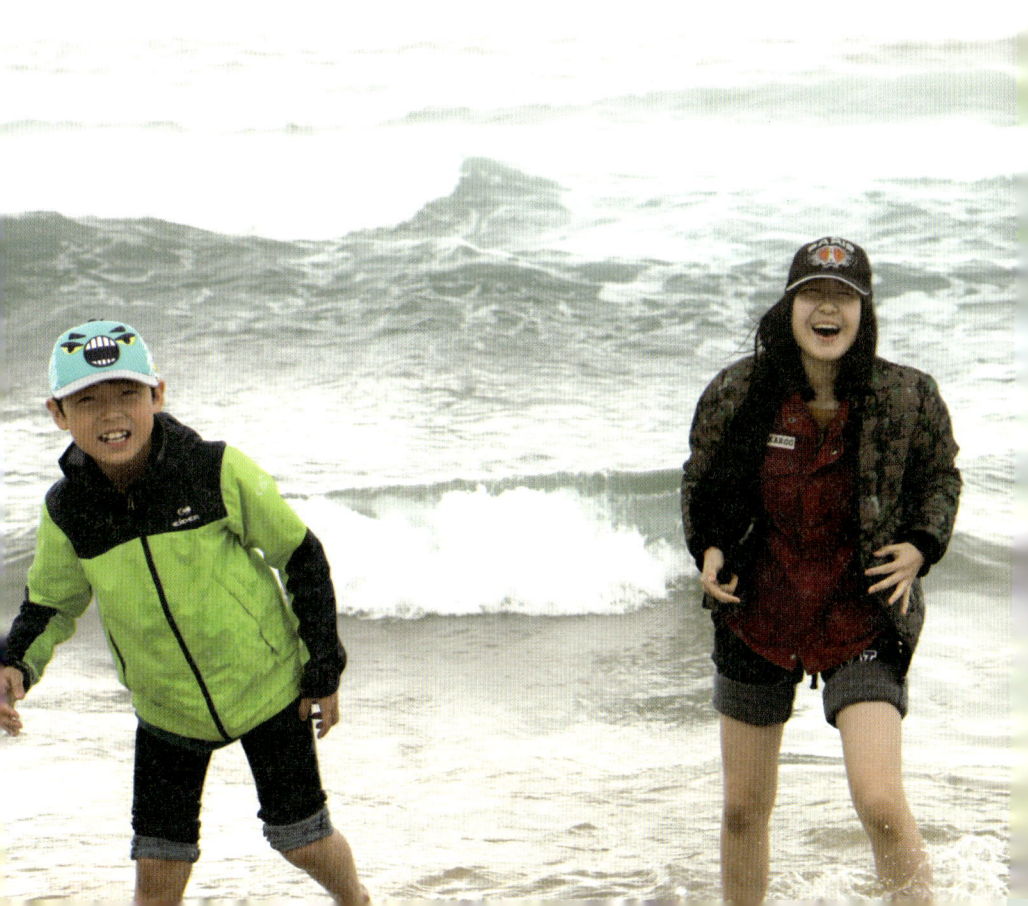

온갖 병이 **저**절로 **없**어지는

맨땅요법

소 공 자 지음

육각시대

온갖 병이 저절로 없어지는 맨땅요법

머리말

맨땅요법의 탄생 동기

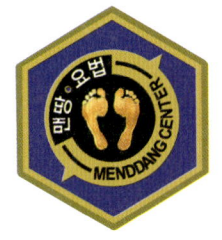

    이 책은 원래 〈제로지대〉라는 책의 일부였다. 그런데 주변의 많은 사람들이, 독립해서 별도로 출간하면 현대병을 걱정하고 있는 사람들이나 건강을 필요로 하는 사람들에게 좋은 지침서가 될 것 같다 하여 부득이 다시 원고를 정리하여 단행본으로 출간하게 되었다.
    그리고 출간 5개월 만에 많은 분들의 호응을 얻어 다시 개정판을 내게 되었다.

    나는 중학교 때부터 〈스테레오〉라는 음향에 도취되어 소리를 무척 좋아하게 되었다. 그리고 계속해서 더 좋은 소리, 더 좋은 음질을 따져가며 오디오 기기들을 사 모으기 시작했다. 그래서 드디어 방송국보다 더 좋은 소리를 만들어내기 위해 개인 스튜디오를 만들었다.

물론 취미로 하는 스튜디오였다.

　나는 원래 건강한 몸인데 중학교 때부터 내 몸은 이상하게 정전기가 잘 일어났다. 겨울에 차를 타려고 하면 차 문을 만지기가 무서웠다. 그래서 일본에서 정전기를 제거할 수 있는 기구를 사서 항상 몸에 지니고 다녔다.

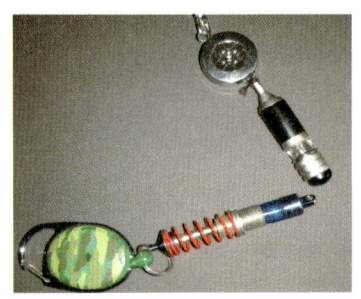

정정기 제거기

　스웨터를 벗을 때도 옷에서 불꽃이 튀며 〈지~지~직〉 하는 소리가 나기 일쑤였다. 정전기 제거 용품이 있는 것이 얼마나 다행이었는지 모른다. 그렇게 스튜디오를 만든 뒤부터는 새벽까지 기계 속에 파묻혀 졸린 눈을 부릅떠가며 편집 작업을 하였다. 이렇게 기계 속에 푹 파묻혀 산 지 7개월쯤 되었을 때 낮에도 자꾸 졸음이 오는 것이었다. 그래서 잠깐 눈을 붙이려고 누웠는데 일어나 보니 병원이었다. 일종의 뇌출혈이었던 것이다. 다행히 무사하게 수술을 받고 집에 돌아왔으나 그래도 증세가 안심할 수 있는 처지가 아니어서 근본적으로 살 수 있는 〈생명의 비밀〉을 파헤치기 시작했다. 그리고 마침내 그 비밀

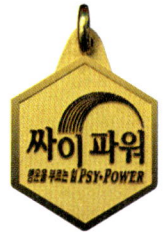
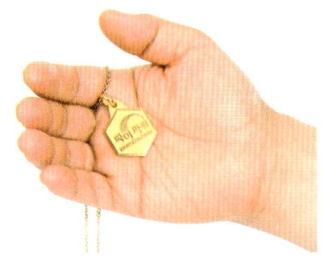

맨땅요법의 탄생 동기

온갖 병이 저절로 없어지는 맨땅요법

을 알게 되었다. 바로 우주 본연의 생명 에너지인 〈제로지대〉 에너지를 발견한 것이다. 이 에너지를 아인슈타인은 제로 포인트 에너지 Zero Point Energy라고 하였다. 그리하여 그때, 〈제로지대〉 에너지가 나올 수 있도록 순금으로 6각 〈싸이파워 메달〉을 만들어 몸에 지니고 다녔다. 순금의 분자도 역시 6각 구조이다. 그 후로 계속해서 건강하게 10년 이상을 살았다.

나는 중학교 때부터 무술을 하였다. 그리고 산에 들어가 무술 수련을 하는 기인들을 만나 배우기도 하였다. 그곳은 속리산이었는데 그곳 사람들은 이상하게 토굴같이 생긴 흙더미 속에 들어가 잠을 자는 것이었다. 그리고 나한테도 흙더미 속에서 자라고 하였다. 그곳 사람들은 운동을 할 때도 맨발로 하였다. 그때 나는, 그들이 신발을 사기가 부담스러워서 그러는 줄 알았다. 흙더미 속에는 좋은 넝쿨 같은 것이 깔려 있었지만 그 넝쿨을 들추면 이상한 벌레들이 꿈틀거려

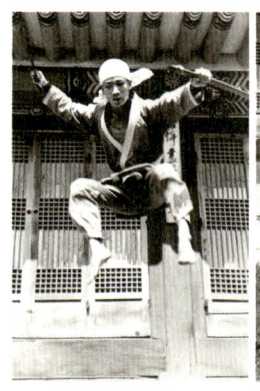 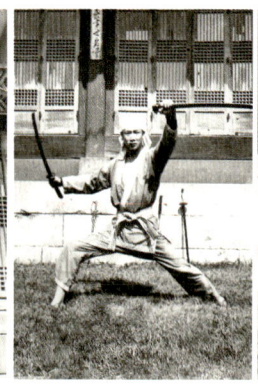 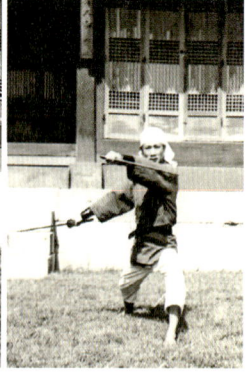

고등학교 시절

서 너무나 징그러웠다. 그래도 그곳 사람들은, 토굴 속에서 자야 아픈 몸이 멀쩡해진다고 하면서 흙 속에서 자길 권했다. 흙 속에서 자고 나오면 마음이 차분하게 안정되고 몸도 가벼우며 몸속에 이상한 힘이 생기는 것을 느낄 수 있다고 하였다. 그러나 서울에서 살던 나는 도저히 그렇게 할 수가 없었다. 물론 운동은 맨발로 했지만 잠만은 차마 토굴 속에서 잘 수 없었던 것이다.

 신경을 많이 쓰고 살다보면 신경질도 나고 어떨 때는 머릿속에서 번개가 치는 것같이 머릿속이 하얗게 될 때도 있다. 그렇게 신경을 많이 쓰니 어느 날 갑자기 현기증이 나면서 자꾸 어지러웠다. 그래서 잘 아는 친구의 도움으로 용하다는 한의원에 가 진찰을 받아보았다. 한약을 1달 정도 먹으면 괜찮아진다는 것이었다. 그러나 한 달간 약을 먹었는데도 계속해서 자꾸 어지러운 것이었다. 그렇게 3개월이 지나가니 이젠 한약도 먹고 싶지 않았다. 그러다 불현듯 어렸을 때 산속에서 운동하던 때가 생각났다. 나는 전자제품 때문에 뇌출혈을 일으키기는 했지만 그렇다고 건강이 아주 나쁜 편은 아니었다. 그리고 우주의 생명 에너지인 〈제로지대〉 에너지도 찾아내어 항상 몸에 지니고 다녔다. 그런데 왜 어지럼증이 없어지지 않을까 하는 궁금증을 갖고 있던 차에 다행히 사무실 앞이 공원이라 그곳에서 신발을 벗고 맨발로 맨땅을 밟기 시작하였다. 처음에는 힘이 들어 올라가면서도 여러 번 쉬어가며 갔다. 그렇게 3일 정도를 하니 어지럼증이 없어지는 것 같았다. 그리고 열흘쯤 되었을 때는, 〈이제는 어지럽지 않다〉는 자신감이 생기기 시작하였다. 그리고 그때 산에서 무술을 지

온갖 병이 저절로 없어지는 맨땅요법

도해 주던 사람들의 말이 자꾸 머릿속에 메아리치는 것이었다. 그렇다! 땅속에는 우리가 모르는 그 무엇이 들어 있다. 우리가 이렇게 살 수 있는 것도 지구가 우리를 끌어당기고 있는 〈만유인력〉 때문이지 않은가! 이렇게 생각하며 땅 속에 무엇이 있는지 파헤치기 시작했다. 그리고 드디어 땅 속에서 어마어마한 보물을 찾아냈다.

나는 지금 여러분한테 그 보물을 나누어드리고자 한다. 그 보물을 만나기 위한 방법을 〈맨땅요법〉이라 이름 붙여 지금 여러분에게 이렇게 공개하는 것이다. 이것이 〈맨땅요법〉이 이 세상에 탄생하게 된 동기이다.

영원한 보약, 땅기운

〈땅기운〉이라고 하면 고리타분하게 들릴지 모르겠지만 일단은 그렇게 말하고 싶다. 왜냐하면 그 옛날 산에서 무술을 가르쳐준 사람들이 그렇게 말했기 때문이다. 그들은 땅 속에 뭐라고 말할 수는 없지만 우리 몸을 치료하는 기운이 있다고 하였다. 그리고 그들은 그 기운을 느낀다고 하였다. 그러면서 〈너도 한번 그 기운을 맛보라〉고 계속 나를 괴롭혔던 것이다. 그나마 그들이 〈땅기운〉을 가르쳐주지 않았다면 지금 여러분은 이 엄청난 보물을 알 수 없었을 것이다. 그 땅기운이란 곧 지구 자체의 파장과 대지 속에 만연한 〈자유전자〉다. 그리고 땅은 우리 몸에 축적되어 있는 정전기를 제로로 만드는 훌륭한 도체인 것이다. 도체란, 전기가 흐를 수 있는 물체란 뜻이다.

땅 속에 들어 있는 〈자유전자〉를 일단 이 책에서는 〈자연전자〉라고 부르고 싶다. 왜냐하면 인공적인 자유전자와 구별을 하기 위해서다. 인간이 만든 원자력, 수력, 화력 발전소 등에서 생산되는 자유전

온갖 병이 저절로 없어지는 맨땅요법

자나 배터리 속에 내장된 자유전자는 원래 자연이 갖고 있는 〈자연전자〉가 아니다. 사람에 의해 만들어진 〈인공전자〉다. 쉬운 예로, 집에 들어와 있는 전기는 두 선 중 하나는 220v이고 또 하나는 0v이다. 이때 이 0v의 선은 땅의 0v와는 다른 것이다. 인위적으로 전류가 흐르도록 만들어 놓은 0v인 것이다. 전류가 흐른다는 것은 〈자유전자〉가 양전하 쪽으로 옮겨가는 과정이다. 그래서 인위적으로 만든 0v의 자유전자가 220v의 양전하 쪽으로 옮겨가는 과정이 곧 전류가 흐른다는 것이다. 이때 그 전류가 기계와 부조화를 일으키면 노이즈나 화재 등 문제를 일으킨다. 그래서 그 부조화된 전류를 〈자연전자〉가 있는 땅으로 흘려보내면 〈부조화〉된 상태는 안정을 찾는다. 이것을 어스earth라고 한다. 이처럼 안정을 찾아 주는 땅 속의 〈자유전자〉를 인공적인 물리학적 자유전자와 구별을 하기 위해 〈자연전자〉라고 부르겠다. 왜냐하면 〈자연전자〉는 우주의 〈자연면역 기능〉을 갖고 있어 우리 몸에 〈해〉가 없기 때문이다.

많은 사람들이 〈자유전자〉라고 하니까 모든 자유전자는 다 같은 것이라고 착각을 한다. 위에서도 말했지만 번개처럼 자연적으로 생산된 자유전자와 발전소나 배터리처럼 인간이 만든 자유전자는 서로 다른 것이다. 또 자유전자라는 말은 자신이 소속되어 있는 원자를 떠나 아무 원자에나 가서 달라붙는다는 의미에서 붙여진 이름이다. 결코 좋은 이미지가 아닌 것이다. 집에 흐르는 전류는 인공적으로 만든 0v의 자유전자가 220v로 흘러들어가는 것을 말한다. 그리고 이렇게 흐르는 전류에 기계를 연결하면 그 기계는 작동한다. 하지만 대지로부터 올라온 0v의 자연전자와 220v를 연결하면 기계는 작동하지 않는다. 그것은 곧 〈자연전자〉와 〈자유전자〉가 서로 다르기 때문이다. 대지로부터 올라온 〈자연전자〉만이 우리 몸을 이롭게 해주는 것이다.

따라서 인공적인 자유전자와 연결된 TV 안테나선이나 순수한 땅과의 연결이 아닌 다른 접지 방법은 모두 〈맨땅요법〉이 아님을 주지하기 바란다. 특히 이렇게 인공적으로 만든 자유전자는 내선규정에서는 전압선인위적으로 압력을 가해 흐를 수 있도록 한 전자으로 분류되어 있으며 자연적으로 구성된 우리 몸을 변조 또는 파괴시켜 병을 유발하고 심지어는 생명체를 파괴하는 위험성까지 갖고 있다.

스웨덴의 카로린스카 연구소에서는 30년간 50만 명을 상대로 전기가 사람에게 미치는 영향을 조사하였는데 그들이 발표한 결론은, 인공적인 자유전자는 어떤 이유에서인지는 알 수 없지만 사람에게 백혈병, 고혈압, 암 등을 유발시킨다는 것이었다. 이렇게 인공적인 자유전자는 우리 몸에 해가 되는 것이다. 그래서 이런 자유전자를 〈불량전자〉라고도 부른다.

나는 산에서 무술 수련을 할 때 하루에 2시간 정도를 매일같이, 떨어지는 폭포수 아래 앉아 머리에 폭포를 맞는 수련을 하였다. 그때는 왜 그와 같은 수련을 하는지 설명해 주는 사람이 없어 그저 정신통일을 하는 데 도움이 되는 것인 줄만 알았다. 그러나 그때의 그 수련은 나의 인생에 엄청 좋은 행운이었다. 머리에 폭포를 맞으면 〈송과체〉

온갖 병이 저절로 없어지는 맨땅요법

가 활성화되어 기감氣感이 매우 향상되고 또 폭포수 아래는 엄청 많은 음이온이 발생하고 있기 때문이다. 무사는 눈으로 보고 싸우는 것이 아니라 기감을 통해 느끼고 대처해야 한다. 이렇게 기감을 사용하기 위해서는 송과체 수련이 절대적으로 필요한 것이다. 눈치가 빠르고 머리가 영특해지기 위해서는 이와 같이 송과체 수련을 꼭 해야만 된다.

자연, 즉 폭포가 떨어지는 곳에서 발생하는 〈음이온〉은 우리 몸에 해가 없다. 이 또한 〈자연전자〉의 일종이기 때문이다. 자연이 만들어내는 〈순은〉도 우리 몸에 〈해〉가 없다. 그래서 옛날에는 독을 가려내기 위한 도구로 〈은수저〉를 사용했다. 그러나 인간이 인위적으로 만들어낸 전자제품의 〈음이온〉이나 〈음이온 첨가제〉 그리고 〈은〉을 코팅한 나노제품 등은 모두 방사능이나 피부 유착 등의 〈해〉가 있다는 보고가 있다. 그래서 대지가 갖고 있는 자연적인 자유전자를 인공적인 자유전자와 구별하기 위해 특별히 〈자연전자〉라고 부르는 것이다. 옛날에 예수도 말했다. 〈너희 입으로 들어가는 것은 너희를 더럽히지 않고, 너희 입으로부터 나오는 것이 너희를 더럽힐 것이다〉라고. 자연이 베푸는 것은 〈득〉이 되지만 인간이 만든 것은 〈해〉가 된다는 성경 말씀이다.

TV나 잡지 등 수많은 언론매체는, 우리 몸에 꼭 필요한 건강식품이라며 블루베리를 먹어라, 등 푸른 생선을 먹어야 한다, 견과류가 좋다, 비타민 ACE를 섭취해야 한다, 식후에는 녹차를 마시는 것이

장수의 비결이다. 붉은 포도주를 마셔야 오래 산다 하며 수없이 많은 먹거리를 소개한다. 그것을 보는 시청자는 도대체 어느 것이 진짜이며, 또 자신한테 필요한 것은 그 중에 무엇인지 알 수도 없게 말이다. 그리고 이것들은 오로지 몸에 좋기만 한 것인지, 해는 없는지, 이런 자세한 설명은 해주지도 않는다.

  우리가 살기 위해 섭취해야 할 꼭 필요한 한 가지를 말하라고 하면 그것은 바로 산소다. 산소가 없으면 우리는 죽는다. 그 나머지 것들은 일단 숨을 쉬고 난 뒤에 필요한 것일 뿐이다. 그렇다면 우리를 죽게 만드는 것은 무엇일까? 그렇다! 그 또한 변형된 산소의 일종인 활성산소다. 활성산소는 우리 몸 세포속의 미토콘드리아라는 곳에서 에너지를 만들 때 잘못 만들어진 배기가스와 같은 것이다. 미토콘드리아가 자동차 엔진이라면, 영양분은 휘발유, 그리고 에너지는 바로 이 영양분과 산소를 섞어 만드는 것이다. 이때 자동차는 배합 과정에서 배기가스가 생기고, 우리 몸은 스트레스나 과격한 운동, 혹은 전자파 등으로 인해 미토콘드리아가 잘못 배합을 하면 활성산소가 만들어진다. 그리고 그 활성산소가 우리를 죽게 만드는 것이다.

  이 우주는 스스로 자신을 보존하려고 하는 〈보존본능〉이 있다. 그래서 움직이지 않고 정지해 있는 물체도 있을 수 있고, 열심히 움직이며 활동하는 작용도 있는 것이다. 세상의 모든 것들은 이처럼 우주의 〈보존본능〉 때문에 열심히 활동하며 존재할 수 있는 것이다. 물론 우리 자신도 우주의 측면에서 보면 역시 같은 우주다. 이 세상에 존재하는 모든 것들은 우주의 측면에서 보면 모두 우주인 것이다. 그래

온갖 병이 저절로 없어지는 맨땅요법

서 우리 몸도 우주와 똑같은 〈보존본능〉이 있다. 이것을 생리학자들은 면역기능이라고 한다. 우리 몸을 지키고자 하는 면역력, 이 면역력이 우리 몸속의 나쁜 것을 물리치는 것이다. 이렇게 면역기능을 통해 스스로 자신을 지키고자 하는 우주의 원칙을 〈자연면역 기능〉이라고 한다. 〈자연면역 기능〉은, 인간의 입장에서 바꿔 말하면 곧 〈생명력〉인 것이다.

수십억 년 전부터 자연 속에 존재하는 모든 물질들이 가지고 있는 자연전자는 〈아프락사스의 공〉이라는 안전범위 안에서 모든 개체 사이에 호환성을 갖고 작용해 왔다. 그리고 모든 개체는 이를 통해 성장해 왔다. 쉽게 말하면 땅 속의 〈자연전자〉를 사람도 받고, 동물도 받고, 식물도 받으며 또 이렇게 받은 것을 서로 나누어 가지며 성장해 온 것이다. 예를 들어 땅 속의 자연전자가 많이 들어 있는 항산화 식품을 우리가 먹으면, 식품 안의 자연전자는 우리 몸속에서 몸에 맞게 분해 또는 결합되고, 그로 인해 우리 몸은 에너지도 얻고, 활성산소도 막으며, 성장을 해온 것이다. 이렇게 〈자연전자〉를 많이 함유하고 있는 항산화 식품을 먹으면 우리 몸에 들어온 순간, 식품이 함유하고 있는 〈자연전자〉가 자연스럽게 우리 몸에 흡수되는 것이다. 이처럼 〈자연전자〉는 어떠한 경로를 통해 우리 몸에 들어오건 사람 몸의 본질인 세포를 변질시키거나 파괴하지 않고, 형태를 그대로 유지하며 필요한 성장을 하도록 잘 결합할 수 있는 호환성을 지닌 것이다. 마찬가지로 동물과 식물들 사이에서도 자연전자는 서로의 본질을 파괴하거나 변형시키는 일 없이 수평적 공동 활동을 지금까지 계속해서 수많은 시간 동안 행하여 온 것이다. 그리고 지금도 그런 일은 계속해서 행해지고 있다.

 이러한 대자연의 순환작용 속에서 〈자연전자〉는 우리 몸의 면역력을 증가시켜 해로운 활성산소를 제압하고, 신체조건에 맞게 분해 또는 결합하여 우리 몸이 성장할 수 있도록 기여해 온 것이다. 동물은 동물대로, 식물은 식물대로 그렇게 〈자연전자〉는 자연에 존재하는 모든 것들에게 호환성을 가지고 작용하여 생명 순환, 물질 순환에 있어 중추적인 역할을 한 것이다. 그러나 인공적으로 만들어진 〈자유전자〉는 그 목적 외의 다른 곳에 사용해서는 안 되는 것이다. 만약 이것을 모르고 자연전자와 같은 것인 줄 알고 우리 몸에 사용하면, 자유전자는 인체나 자연계의 모든 생명체에게 높은 전압, 전류, 파장을 통해 안전지대의 특성을 파괴하며 생체의 부조화나 혼란을 야기시킨다. 자유전자는 원래 어떤 목적을 위해 만들어진 것이기 때문에 그 목적이 아니면 호환성이 없다. 만약 이것을 모르고 자유전자를 우리 몸과 연결하면 자유전자에 노출된 신체 부위는 그 피해를 막기 위해 가지고 있던 방어력을 총동원하여 막지만, 그것이 모두 소진되면 그때부터 우리 몸의 세포는 파괴되고, 그렇게 세포집단이 파괴되면 서서히 신체의 조화가 깨어져 〈병〉이 되는 것이다. 이렇게 자유전자는 자연전자처럼 호환되지 않으며 자연에 존재하는 물질이나 생명체를 파괴하는 것이다.

 이 내용을 어렵게 생각할 필요는 없다. 간단하게 말하면 고압선이 지나가는 곳에 살면 몸에 병이 생길 수 있다는 말이다. 그 말은, 전기

온갖 병이 저절로 없어지는 맨땅요법

나 전기용품과 관련 있는 〈자유전자〉는 우리 몸을 파괴하며 해를 주지만, 땅으로부터 우리 몸에 들어오는 〈자연전자〉는 우리 몸을 지켜주는 아주 소중한 생명수와 같다는 뜻이다.

이 우주에는 〈아프락사스의 원리〉도 있다. 서로 상반되는 성질이 동시에 존재하는 것이다. 우주가 영원히 존재할 수 있는 이유가 바로 이 아프락사스의 원리 때문이다. 서로 다른 작용이 동시에 존재하기 때문에 우주는 끊임없이 작용하는 것이며 그래서 우주는 존재할 수 있는 것이다. 그리고 존재와 작용 또한 아프락사스이다. 그래서 가만히 움직이지 않고 정지해 있는 것처럼 보이는 물체도 사실은 현미경으로 확대해 보면 그 입자들이 분주히 움직이고 있다. 정지해 있는 입자와 움직이는 작용은 이렇게 서로 다른 성질의 한 몸인 것이다. 우주에는 끌어당기는 힘과 뻗어나가는 힘도 동시에 있는데, 지금 정지해 있는 것처럼 보이는 이유는, 아직 끌어당기는 힘이 뻗어나가는 힘보다 더 크게 작용하고 있기 때문이다. 우리가 늙으면 힘이 없고 죽어야 하는 것도 사실 이와 같은 이유 때문이다. 끌어당기는 힘이 약해지면 반대로 뻗어나가는 힘이 강해져 부서져 없어지는 것이다. 그래서 젊었을 때는 각 세포가 서로 끌어당기는 힘이 강하게 작용하다 보니까 면역력도 역시 강하게 작용하여 활성산소가 만들어지면 얼른 가서 물리치는 것이다. 물론 활성산소도 역시 아프락사스에 의해 나쁜 짓만 하는 것은 아니다. 우리 몸에 균이 들어오거나 염증이 생기면 활성산소가 얼른 가서 그것을 없애준다. 또 새로운 세포를 증식시키는 역할도 한다. 문제는, 활성산소가 많아지면 세균뿐만 아니라 건강한 몸도 하루에 10만 번 이상 괴롭힌다는 것이다.

우리 몸이 활성산소를 물리치는 면역력을 항산화 작용이라고 한다. 우리 몸은 30세까지는 면역력이 강하게 작용하여 활성산소가 몸을 공격하면 즉시 항산화 효소를 내보내 활성산소를 물리친다. 활성산소란 간단하게 설명하면, 홀수로 구성되어 있는 외각 전자를 말한다. 원래 전자는 짝수로 구성되어 있어야 안정을 취할 수 있는데, 활성산소는 홀수로 되어 있기 때문에 자신의 전자 하나를 다른 곳에 주든지, 아니면 다른 곳에서 전자 하나를 빼앗아 와야 안정을 취할 수 있다. 사과를 깎아서 가만히 놔두면 잠시 뒤에 갈색으로 변하며 쭈글쭈글해진다. 이것은 사과가 공기 중의 산소에게 전자를 빼앗겨서 그렇게 된 것이다. 쇠가 녹이 스는 이유도 마찬가지다. 전자를 빼앗겼기 때문에 빨갛게 녹이 스는 것이다. 이와 같은 현상을 〈산화〉라고 한다. 결국 항산화 물질이란 이렇게 산화되는 것을 방지하는 물질인 것이다. 앞에서 말한 블루베리나 등 푸른 생선 그리고 비타민 ACE, 녹차, 붉은 포도주가 모두 이와 같은 항산화 물질이 많이 들어 있는 식품인 것이다. 〈자연전자〉는 이렇게 땅으로부터 식물이나 동물의 몸에 유입되고, 특히 등 푸른 생선은 바다에서 매우 강도 높게 〈자연전자〉가 유입된 것이다. 결국 언론 매체에서 말한 건강식품은 곧 자연전자가 많이 함유된 식품이었던 것이다.

그런데 우리 몸이 40세가 되면 항산화 효소가 급격히 줄어든다. 그래서 40세가 넘으면 하루에 10만 번 이상 괴롭히는 활성산소를

온갖 병이 저절로 없어지는 맨땅요법

막을 길이 없다. 게다가 전자파나 미세먼지 등 좋지 않은 환경 속에서 일을 하게 되면 우리 몸은 나쁜 이물질이 몸속에 들어오는 것을 막기 위해 더 많은 활성산소를 만들어 낸다. 그러면 활성산소는 세균이나 염증이 아닌 멀쩡한 우리 몸을 공격하는 것이다. 건강한 세포에서 전자를 하나씩 빼앗아가는 것이다. 그러면 세포는 망가지고 망가진 세포 속의 염색체가 변형되면 그것이 바로 〈암〉이다. 이렇게 활성산소는 암, 당뇨병, 염증, 심장병, 뇌졸중, 기미, 주근깨, 주름 등 여러 가지 성인병을 만들어낸다. 그래서 40세가 되면 반드시 〈맨땅요법〉을 해야 한다. 항산화 능력이 없는 몸은 매우 위험하기 때문이다. 외적 부상이나 뼈가 부러지는 등 정형외과적인 병을 뺀 나머지 90%의 병은 모두 이렇게 활성산소가 원인이라고 생각하면 된다.

책받침을 비볐다가 머리에 대면 머리카락이 그곳에 달라붙는다. 이것을 정전기라고 한다. 마찰이 있으면 정전기가 발생하는 것이다. 우리 몸은 언제나 피가 흐르고 있다. 피가 혈관 벽을 스치며 흐르는 것이다. 그러면 우리 몸속에도 정전기가 발생한다. 혈액이 혈관 벽을 스치는 것도 일종의 마찰이기 때문이다.

정전기는 우리 몸이 땅에 닿는 순간 제로 상태가 된다. 여기서 땅은 맨땅을 말하며, 아스팔트나 기타 포장된 땅은 맨땅이 아니다. 그러나 지방 속에 들어 있는 정전기는 한 번에 빠져나가지 않는다. 계속해서 꾸준히 땅과 접촉해야 지방 속에 들어 있는 정전기도 빠지고 또 그와 동시에 지방질도 분해된다. 그래서 꾸준히 맨땅요법을 하면 피부도 고와지고 또 살도 빠져 최고의 미용효과를 볼 수 있다. 사실 노화도 활성산소가 일으키는 것이다. 더불어 우리 뇌의 송과체 부분의 지방질도 분해되어 머리 또한 총명해지는 것이다. 우리가 죽는다는 것은 송과체의 작용이 멈추었다는 뜻이다. 심장은 멎어도 살 수 있지만 송과체의 작용이 멈추면 영원히 다시 살 수가 없다. 요즘은 냉동인간이라고 하여 사람을 썩지 않게 보관할 수 있다. 그러다 필요할 때 다시 녹여 치료하는 것이다. 이때 심장은 멎어 있다. 그래서 심장이 멎는 것은 죽음이 아닌 것이다.

나는 어렸을 때부터 유독 심하게 정전기가 많았다. 정전기가 많으면 근심걱정도 많고 또 잡념도 많이 일어난다. 그리고 정전기가 번개 치듯이 몸 안에서 작용하면 이때 활성산소가 무척 많이 발생한다. 그래서 이와 같은 활성산소를 막기 위해 항산화 물질이 많이 들어 있는 식품을 먹으라고 TV에서 방송하는 것이다. 그런데 사람이 하는 노력은 하나만 알고 그 이면에 존재하는 〈아프락사스〉를 잘 몰라 〈득〉과 함께 언제나 그 이면에 〈해〉도 만들어낸다. 항산화 식품을 꾸준히 한 가지만 복용하면 어느 시점에 그것이 〈독〉이 되어 또 다른 불안을 만드는 것이다. 항산화 식품이 갖고 있는 〈자연전자〉는 〈득〉이 되지만 식품 그 자체는 계속해서 오래 먹으면 〈독〉이 될 수도 있다. 그래서 우리한테 가장 절실한 구세주는 〈해〉가 없고 〈득〉만 되는 자연적 항산화 작용이다. 그리고 그 작용을 일으키는 항산화 물질이 바로 〈땅〉 속에 무한히 존재하는 〈자연전자〉인 것이다. 〈자연전자〉는 〈자연면역 기능〉이 있어 우리 몸에 〈해〉가 없이 〈득〉만 제공한다. 그리고 그 〈자연전자〉만을 직접 받아들이는 방법이 곧 〈맨땅요법〉이다.

온갖 병이 저절로 없어지는 맨땅요법

　태양은 강렬한 에너지를 갖고 있어서 그 에너지를 지구에 보낸다. 그러면 지구는 전리층이라고 하는 곳에 태양의 에너지를 모아둔다. 에너지는 압력이 높은 쪽에서 낮은 곳으로 흐른다. 풍선 안에 바람을 잔뜩 불어 넣으면 그 압력이 강해 공기를 물리치고 풍선 밖으로 빠져나오는 것과 같다. 대지는 압력이 제로다. 이렇게 압력을 표시하는 단위를 〈볼트volt〉라고 한다. 그래서 땅은 〈제로볼트〉이다. 전리층에 모여 있는 에너지는 전압이 높다. 어떨 때는 수천만 볼트에서 10억 볼트까지, 그 이상의 더 강한 전압도 갖고 있다. 그러면 높은 전압이 낮은 곳으로 내려오게 된다. 이것이 바로 번개다. 지금 이곳에는 번개가 안 치더라도 지구상에는 언제나 번개가 치고 있다. 1초에 100번 이상을 치고 있다. 이렇게 하여 대지는 수없이 많은 〈전자〉를 품고 있는 것이다. 그리고 우리 몸은 전류가 흐르는 도체이다. 땅 역시 도체이다. 그래서 우리 몸이 땅과 접촉하면 땅으로부터 〈자연전자〉가 유입되어 활성산소를 제거하는 것이다. 이 자연전자가 곧 〈땅기운〉의 일종인 것이다.

　또 하나의 땅기운은 지구 자체가 갖고 있는 특정 주파수의 파장이다. 지구 역시 나름대로 고유 주파수를 갖고 있다. 따라서 우리 몸과 마음이 편안하기 위해서는 지구와 같은 주파수 상태로 있어야 한다. 그렇지 않으면 지구와 부조화 상태가 되어 지구의 파장이 우리에게 부담을 주게 된다. 예를 들면 우리가 숨을 쉴 때 뱉는 호흡과 들이마시는 호흡 사이에 잠깐 숨을 멈추는 순간이 있는데 그때의 주파수가 지구의 고유주파수와 일치하는 것이다. 그 주파수의 범위는 뇌파

알파파 상태로 세타파에 가까운 낮은 상태이며, 심장 박동 주파수 역시 지구와 같은 주파수이다. 그 주파수 범위는 대체로 7Hz헤르츠에서 13Hz 사이이며 이 주파수 안에 있어야만 우리는 몸도 마음도 모두 건강해지는 것이다. 그리고 이렇게 지구와 같은 파장이 되기 위한 가장 좋은 방법이 곧 〈맨땅요법〉이다. 지구와 우리 몸은 같은 도체이기 때문에 우리 몸을 지구와 직접 연결시키는 것만으로도 서로의 파장은 같아지기 때문이다.

온갖 병이 저절로 없어지는 맨땅요법

가장 안전하게 건강을 지켜주는 자연면역 기능

　항산화 식품은 비싸다. 물론 이 또한 〈자연전자〉가 만들어낸 작품이다. 또 가꾸는 것도 지극 정성을 기울여야 한다. 사람들은 이와 같은 고생을 해야 더욱 효과가 있는 것처럼 느끼는 모양이다. 물론 거기에 비하면 〈맨땅요법〉은 아주 수월하다. 그리고 〈자연전자〉를 직접 유입하는 방법이다. 물론 값은 공짜다. 하루에 한 시간 반 정도 시간만 투자하면 된다. 또 실내에서도 할 수 있다. 밤에 잠을 자면서도 할 수 있는 것이다. 땅과 연결된 〈맨땅패드〉를 깔고 자면 된다.

　그리고 자연전자는 우리 몸에 필요한 만큼만 자연이 알아서 끌어들인다. 왜냐하면 자연은 우주의 면역력을 사용하여 조절하기 때문이다. 우주의 면역력은 〈보존본능〉에서 나온다. 그래서 이것을 〈자연면역 기능〉이라고 한다. 〈자연면역 기능〉은 절대 뒤탈이 없다. 무해유익無害有益한 것이다. 이렇게 〈맨땅요법〉은 젊은 시절부터 시작하면 최고의 예방의학이 될 것이며, 설사 성인병이 있다 하더라도 〈맨땅패드〉를 사용하며 하루에 2시간 정도 맨땅요법을 하면 기적과 같은 효과를 볼 수도 있다. 그래서 맨땅요법은 〈맨발로 땅을 걷는 가장 가난한 방법으로, 가장 부유한 천국을 누리는 길이다〉라고 말하는 것이다. 〈맨땅요법〉은 지구 최고의 보물인 것이다.

　〈맨땅요법〉을 처음 시작할 때는 맨땅지도사의 지시를 받으며 무리가 없도록 하는 것이 좋다. 욕심으로 하면 무리가 따르고, 무리하면 자기역량을 초과하여 또 다른 문제를 일으키기 때문이다. 물론 맨땅요법 자체는 많이 할수록 좋지만 체력은 조절할 필요가 있는 것이다. 그래서 전문 지도사의 지시를 따르는 것이 가장 안전한 방법이다. 또 몸에 병이 있는 사람들은 계속해서 꾸준히 맨땅요법을 하여야 한다. 처음 한 달간 맨땅지도사와 맨땅요법을 하여 방법을 익히면 자꾸 혼자서 하려고 하는 사람들이 있다. 물론 함께 할 때처럼 똑같이 꾸준히 하면 괜찮지만 대부분 몸에 이상이 있는 사람들은 그보다 먼저 마음에 부정적인 관념이 있어 마음이 병을 일으키는 작용을 해결하지 못한다. 그래서 일단 최소한 100일은 해야 한다. 그 까닭은 우리의 무의식영혼이 맨땅요법을 해야 하는 이유를 100일쯤 되어야 납득하기 때문이다. 이렇게 무의식적인 영혼이 납득을 하면 그때부터 몸은 좋아지기 시작한다. 그래서 옛날부터 우리 부모나 조상들은 〈100일 기도〉를 해왔던 것이다. 그리고 영혼이 인식하는 이 백일간의 기간은 다른 나라에도 모두 공통적으로 해왔던 방법이다.

　어떤 사람은 〈맨땅〉이 좋다는 이론만 내세워 돈을 벌기 위해 현실성이 없는 제품을 만들어 파는 경우도 있다. 음이온이 활성산소를 제

온갖 병이 저절로 없어지는 맨땅요법

거한다고 하면서 음이온 제품을 파는 것이다. 중요한 것은, 우리 몸에 가장 좋은 것은 역시 〈자연면역 기능〉이다. 음이온 그 자체보다 〈자연면역 기능〉을 갖춘 것이어야만 한다. 때문에 폭포가 있는 곳이나 숲에서 나오는 음이온은 〈자연면역 기능〉이 있어 우리 몸에 득이 되지만, 인간이 만든 음이온 제품은 그 이면에 〈방사능〉이라는 〈독〉도 있을 수 있는 것이다. 또 순은이나 구리로 만든 매트가 아니라 은을 실에 증착시킨 소재를 사용하여 만든 〈나노〉 제품도 있다. 이 나노 제품을 몸에 계속 접촉하면 은의 성분이 피부세포에 파고들어가 해가 될 수도 있는 것이다. 그러므로 〈자연면역 기능〉이 아닌 제품은 선택하지 않는 것이 좋다. 왜냐하면 〈득〉과 〈해〉가 동시에 있기 때문이다.

〈맨땅요법〉은 〈자연면역 기능〉을 갖춘 최고의 보약이다. 항산화식품보다 한 단계 앞선 순수한 오리지널 에너지이며, 또 질병이 나타나기 이전에 병을 예방하는 〈예방의학〉의 최고봉이다. 설사 〈병〉이 났다 하더라도 병원 치료와 관계없이 그 병이 더 이상 진행되지 못하도록 근원을 해결하는 해결사의 역할도 한다. 말끔하던 얼굴에 가끔씩 뾰루지가 나듯이, 살아 있는 우리 몸은 때때로 나쁜 증상이 나타날 수도 있다. 그러다 증상이 발견되면 마음은 불안해지고, 이렇게 마음이 증상을 받아들이면 그때부터 환자가 되는 것이다. 그러나 꾸준히 맨땅요법을 계속하면 뾰루지가 나타났다가 저절로 없어지듯이 나쁜 증상이 저절로 없어져 무사하게 위기를 넘길 수 있다. 그래서

〈자연전자〉를 강력한 면역기능이라고 하는 것이다. 또, 몸의 부조화로 인해 생긴 고착화된 증세가 맨땅요법을 통해 원상복구 되기도 한다. 이렇게 자기도 모르게 나타나는 증세나 불안정한 몸의 상태를 말끔히 회복시켜주는 것이 바로 맨땅요법이다. 계속해서 꾸준히 맨땅요법을 하다보면 이렇게 부조화된 몸의 상태나 자기도 모르게 생긴 암 등이 〈병〉이 되지 못하고 사라지는 것이다.

요즘은 고층 아파트에서 사는 사람들이 많아졌다. 우리 몸은 땅으로부터 높으면 높을수록 몸 안의 전압이 올라간다. 그래서 높은 곳에 살게 되면 몸과 대지는 전압차가 심해진다. 다만, 전압차가 수백 볼트에 이르더라도 평상시에는 전류가 흐르지 않아 그 전압차를 느끼지 못할 뿐이다. 만약 이 전압을 느낄 수만 있다면 여러분 모두는 쇼크로 기절을 할 것이다. 그래서 결국 몸 안에서 번개가 치듯이 활성산소가 증가하는 것이다. 그런데 기후가 바뀌면 이 전압차가 더 크게 증가하기도 한다. 아래위로 미터 당 수백 볼트에서 많게는 수만 볼트까지 증가하는 것이다. 이 정도면 번개 직전의 수준이다. 지구에 번개가 내려칠 수 있을 정도의 전압차인 것이다. 그래서 환절기 때 많은 사람들이 쓰러지는 것이다. 그러나 꾸준히 〈맨땅요법〉을 실행하면 이와 같은 전위차가 해소되어 큰 무리가 없다. 그래서 높은 곳에 사는 사람들은 반드시 맨땅요법을 하여 전위차를 줄여주어야 한다.

정전기는 불필요한 잡념과 활성산소를 만드는 원인이다. 그러나 맨땅요법을 하면 정전기가 제거되어 번민과 활성산소가 생기지 않는

온갖 병이 저절로 없어지는 맨땅요법

다. 또 몸에 있는 활성산소는 〈자연전자〉가 들어와 제거한다. 그래서 맨땅요법은 누구나 꼭 해야 하는 아주 중요한 보배인 것이다. 그렇다고 〈맨땅요법〉이 병을 치료하는 의술은 절대 아니다. 오히려 병이 생기기 이전에 질병을 예방하기 위한 것이며, 설사 병이 있는 사람이 하더라도 병 이전의 세계에 영향을 줄 뿐 치료와는 전혀 무관한 것이다. 쉽게 말하면 〈맨땅요법〉의 세계는 병이 나타나기 이전의 세계이며, 항산화 식품이 만들어지기 한 단계 앞의 세계인 것이다.

이 책은 맨땅요법 외에도, 인생에 병이 생기지 않도록 파동요법을 통한 〈영혼의 작용〉도 설명해 놓았으며, 목소리를 통해 오장을 움직이는 〈음파 진동술〉, 기감氣感을 활성화시키는 〈송과체 활성법〉 그리고 부교감신경을 이용해 몸을 원활하게 움직이는 〈싸이파워 체조〉까지 여러분 모두가 즐겁고 활기찬 삶을 살 수 있도록 밝혀 놓았다.

아무쪼록 〈맨땅요법〉을 통해 여러분 모두 건강하시고, 가족이나 직장 동료 모두에게 〈맨땅요법〉을 알려주어 함께 행복을 누리시길 진심으로 바란다. 끝으로, 이 책이 나오기까지 수차례에 걸쳐 함께 교정을 보아주신 배재국 선생, 황명원 선생, 정경철 선생, 신민범 선생 그리고 전문의 김용수 선생, 한의사 김상범 선생께도 깊은 감사의 뜻을 전한다.

2014년 가을에.

〈추신 1〉 이 책은 같은 내용의 문구가 여기저기 많이 나온다. 그 이유는 물론 중요하기 때문이기도 하지만 보이지 않는 세계를 설명하기 위해서이다. 그래서 그때그때마다 그 내용이 주는 세계는 서로 다른 것이다. 이 점을 유념해서 읽어주기 바란다.

〈추신 2〉 이 책이 말하는 〈맨땅패드〉나 〈맨땅신발〉, 〈맨땅베개〉, 〈맨땅양말〉 등은 현재 시중에 나와 있는 〈제전용 제품〉과는 다른 것임을 유념하기 바란다. 용어가 비슷해 혼돈이 생길 수 있기 때문이다. 시중에 나와 있는 제품들은 반도체 공장 등에서 정전기로 인한 사고를 줄이기 위한 〈정전기 제거용〉 제품이거나, 전자파로부터 뱃속의 태아를 보호하기 위한 〈전자파 차폐용〉 제품이지, 〈자연전자〉 유입을 위한 〈맨땅요법〉 제품이 아닌 것이다. 이 점을 주의하여 착오 없으시길 바란다.

C·O·N·T·E·N·T·S

머리말
맨땅요법 탄생의 동기   4
영원한 보약, 땅기운   9
가장 안전하게 건강을 지켜주는 자연면역 기능   22

Part _01 생명력의 세계, 제로지대
생명력의 세계, 제로지대   32
존재와 작용   36
자의식과 우주심   38
영혼의 일곱 가지 기능, 칠성좌   49
싸이파워 Psy-Power   61

Part _02 메디칼 싸이파워 Medical Psy-Power
메디칼 싸이파워 Medical Psy-Power   76
병은 마음으로 고쳐라   79
건강의 황금률   90
우주의 6대 원칙   92
    1. 존재의 원칙   94
    2. 락樂의 원칙   95
    3. 대가의 원칙   96
    4. 이득의 원칙   99
    5. 계산의 원칙   105
    6. 귀소의 원칙   111
영혼의 집, 송과체   112
건강과 온도   117

Part _03 맨땅요법
대지는 건강의 어머니   122
우리 몸을 지켜주는 생체 에너지   128
미토콘드리아와 활성산소   130
활성산소가 주로 생길 때   139

Part _04 땅이 몸을 치유한다
땅이 몸을 치유한다   146
맨땅요법   149
활성산소와 항산화 작용   153
우리 몸을 지켜주는 숲과 땅의 비밀   161
걸음아, 날 살려라   166
체내 정전기의 발생과 작용   168

온갖 병이 저절로 없어지는 맨땅요법

Part _05 예방의학의 최고봉, 맨땅요법

예방의학의 최고봉, 맨땅요법 … 178
실내에서 하는 맨땅요법 … 187
겨울에 하는 맨땅요법 … 190
맨땅요법의 종류 … 193
황토 헥사곤 … 197
   A. 황토 헥사곤의 여섯 가지 에너지 … 201
   B. 황토 헥사곤의 여섯 가지 효능 … 205
   C. 천재적 집중력의 작은 헥사곤, 똑똑이 … 208
   D. 항상 몸에 지닐 수 있는 헥사곤, 『싸이파워』 메달 … 213
   E. 지구 최초의 2차원 피라미드 『헥사곤』 … 215
맨땅요법의 효과 … 222

Part _06 맨발의 청춘

미토콘드리아 활성법 … 228
에코힐링의 주역, 맨땅요법 … 231
맨땅요법 하는 법 … 236
최고의 맨땅효과, 접지 공사 … 249
싸이파워 Psy-Power 체조 … 253
맨땅요법의 효능 … 272
맨땅요법을 시작해야 할 때 … 281

Part _07 질병이 호전되는 디톡스 Detox 명현 반응

질병이 호전되는 디톡스 Detox 명현 반응 … 292
명현현상의 네 가지 종류 … 294

Part _08 건강의 안전지대

건강의 안전지대 … 304
영혼을 움직이는 5대로 … 310
영혼의 자각 능력 … 326
생체 에너지를 만드는 미토콘드리아 … 329

Part _09 무병장수의 비밀

무병장수의 비밀 … 336
맨땅요법 하기 좋은 곳 … 346
무병장수의 길 … 348
인생 창조의 원리 … 355

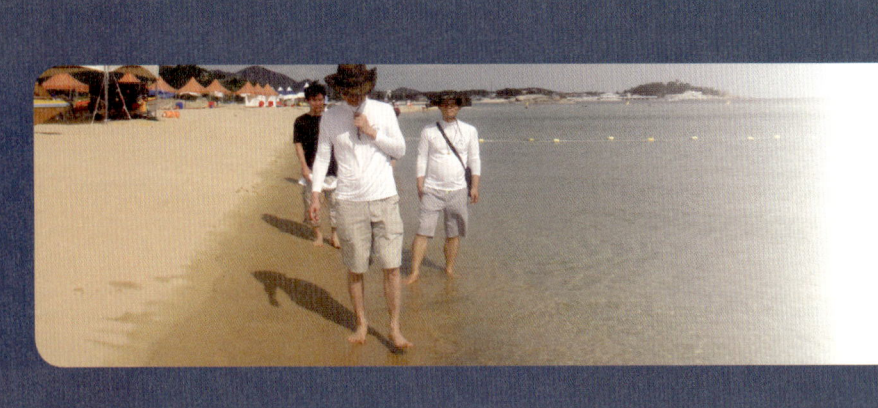

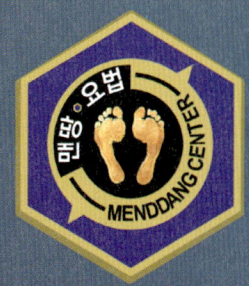

PART _01

생명력의 세계, 제로지대

생명력의 세계, 제로지대

눈앞에 있는 물체를 쪼개고 쪼개서 더 이상 쪼갤 수 없는 상태가 되면, 그것을 소립자라고 한다. 물론 소립자의 세계는 우리 눈에 보이지 않기 때문에 우리는 이 세계를, 없는 것 같다 하여 〈제로지대zero zone〉라고 부른다. 그리고 이 상태의 에너지를 아인슈타인은 〈제로 포인트 에너지zero point energy〉라고 명명했다. 이른바 생명력이다.

이 세상에는 이와 같은 〈제로지대〉가 세 곳에 있다. 하나는 우리 〈마음〉에 있고, 또 하나는 〈공간〉에 있으며, 나머지 하나는 〈온도〉에 있다. 모든 성현이 말하는 득도를 했다는 마음이 바로 이 〈제로지대〉이다. 그래서 석가는 〈색즉시공, 공즉시색〉이라고 말하며, 눈에 보이는 물체는 눈에 보이지 않는 제로지대에서 만들어졌으며, 만물은 제로지대와 함께 있다가 다시 제로지대로 돌아간다고 하였다. 그리고 이 제로지대는 모든 작용 이전의 세계이므로 이 세계를 터득하면 어떤 장애라도 구애받지 않는다고 하여 〈해탈〉이라고 하였다.

이 제로지대의 제로 포인트 에너지는 스스로 작용을 일으켜 창조를 하는데, 문제는 서로 다른 성질을 동시에 갖고 작용한다는 것이다. 여기서 스스로 하는 작용을 〈자慈〉라고 한다. 〈작作〉이 인위적인 힘에 의해 움직이는 것이라면 〈자〉는 스스로 움직여 나타나는 작용이다. 그래서 사랑을 다른 말로 〈자비〉라고도 하는 것이다. 이 세상이 뭐가 뭔지 모르게 어렵고 난해하게 느껴지는 이유는, 바로 〈제로 포인트 에너지〉가 서로 다른 성질을 동시에 갖고 작용하기 때문이다. 동양에서는 이 〈제로 포인트 에너지〉를 옛날부터 〈기氣Qi〉 혹은 〈프라나prana〉라고 불러왔다.

〈제로 포인트 에너지〉의 서로 다른 작용은 〈끌어당기는 힘〉과 〈뻗어나가는 힘〉이다. 끌어당기는 힘이 〈제로 포인트 에너지〉를 서로 당겨서 뭉쳐놓으면 눈앞에 보이는 물체가 되고, 그러다 물체가 끌어당기는 힘이 약해지면 그때부터는 뻗어나가는 힘이 강해져 만물은 부서져 없어진다. 이렇게 서로 다른 성질의 작용이 동시에 함께 있는 것을 〈아프락사스abraxas〉의 원리라고 한다. 아프락사스는 〈베푸는 선〉과 〈빼앗는 악〉의 힘이 균등해지면 사라진다고 하는 〈무극의 신〉이다. 동양에서는 이것을 〈음양과 무극〉이라고 표현한다.

어쨌든 〈제로 포인트 에너지〉는 우리의 〈마음〉과 〈공간〉 그리고 〈온도〉라는 세계 속에서 우주를 창조한다. 우리가 생각한 것이 만들어지고 또 생겨나는 것은 마음의 〈제로 포인트 에너지〉가 작용했기

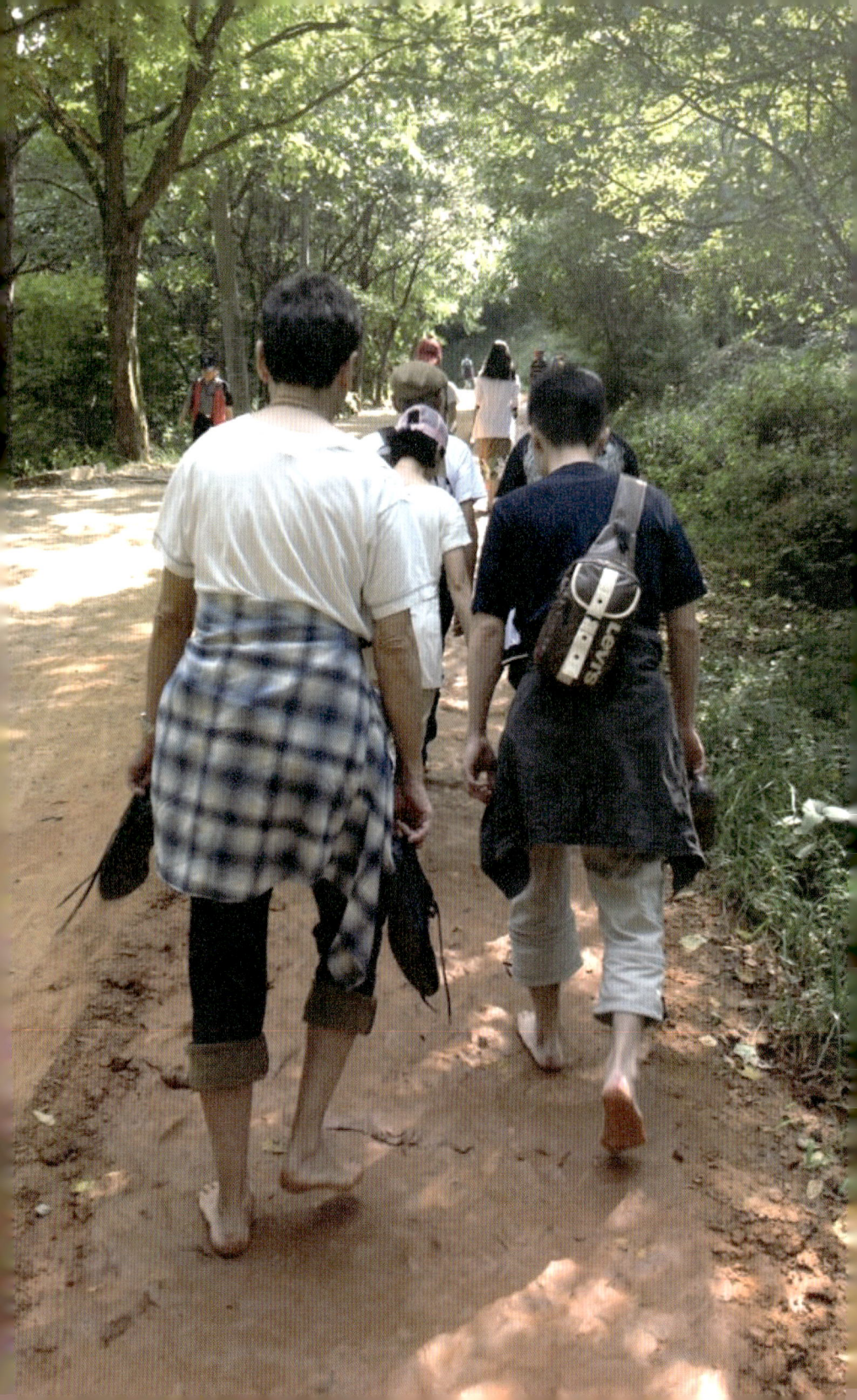

때문이다. 또 공간 속에서 〈제로 포인트 에너지〉가 강력하게 끌어당기면 〈쇠〉처럼 고체가 되고, 조금 약하게 끌어당기면 〈물〉처럼 액체가 되며, 더 약하게 끌어당기면 〈바람〉처럼 기체가 되어 세상에 나타난다. 그리고 온도 속의 제로지대가 그것을 변화시키면 바로 삼라만상이 펼쳐지는 것이다. 온도가 높아지면 쇠가 물로 변하고, 온도가 낮아지면 물이 얼음으로 변해 공간 안의 모든 것들은 서로 그 상태가 바뀌게 된다. 여기에 우리 마음이 공간과 온도를 변화시키면 새로운 세상이 창조되는 것이다. 온도는 변화이고 공간은 현실이며 마음은 창조를 하는 것이다. 이렇게 마음을 통해 현실을 바꿀 수 있는 힘을 『싸이파워Psy-Power』라고 한다. 『싸이파워』는 여러분이 원하는 대로 세상을 바꿀 수도 있으며, 차후에 설명할 건강의 비법 중에서 매우 중요한 역할을 한다. 이렇게 세상은 〈제로지대〉로부터 시작하여 〈제로지대〉와 함께 있으며, 또 언젠가는 다시 〈제로지대〉로 돌아가지 않으면 안 된다. 그리고 이렇게 〈제로 포인트 에너지〉의 결속에 의해 고체와 액체 그리고 기체라고 하는 형태가 존재하는 것이다.

존재와 작용

끌어당겨 뭉쳐놓으면 〈존재〉가 되고, 그렇게 존재할 수 있는 것은 〈입자〉가 있기 때문이다. 반면에 뻗어나가 움직이면 〈작용〉이 되고, 그렇게 움직이며 활동할 수 있는 것은 〈파동〉이 있기 때문이다. 그래서 입자와 파동은, 우리의 입장에서 보면 틀림없이 서로 다른 두 가지인데, 우주의 입장에서 보면 서로 같은 한 몸인 것이다. 이것을 〈아프락사스〉라고 한다. 그래서 〈존재와 작용〉은 결국 서로 같은 한 몸인 것이다. 이 말은 〈입자〉와 〈파동〉이 서로 다른 별개가 아니라, 때로는 입자처럼 나타나고 때로는 파동처럼 작용할 뿐 결국은 같은 에너지라는 뜻이다. 때문에 그 양量은 형태만 바뀔 뿐 내용은 변함없이 같다 하여 〈에너지 불변의 법칙〉이라고 한다.

결국 우주는 팽창과 수축은 있을지라도 그 양은 변함없이 똑같은 것이다. 마치 공을 따뜻한 곳에 놔두면 팽팽하게 커져 그 크기만 변할 뿐, 무게는 변함없이 같다는 말이다.

쭈글쭈글한 공을 따뜻한 곳에 놔두면 공은 점점 팽창한다. 다시 팽창한 공을 차가운 곳에 놔두면 공은 또다시 쪼그라들어 공의 기능을 발휘하지 못한다. 이렇게 공이 팽창하여 터지기 직전인 상태에서부터, 다시 쪼그라들어 공의 기능을 발휘하지 못하기 직전인 상태까지의 범위를 〈아프락사스의 공〉이라고 한다. 이렇게 〈아프락사스의 공〉은 우주의 안전지대인 것이다.

우리의 마음과 몸에도 〈아프락사스의 공〉이 있다. 잘 자고 일어나면 기분도 좋고, 적당히 먹으면 몸도 가벼우며, 항상 즐거운 마음으로 일하면 능률도 높아진다. 그러나 피곤한 것을 참으며 무리하면 〈병〉이 되고, 그렇다고 아무것도 하지 않고 놀기만 하면 〈미숙〉하여 정신적으로 문제가 생긴다. 그래서 가장 활발하고 건강한 생활을 하기 위해서는 〈아프락사스의 공〉을 반드시 지켜야 한다.

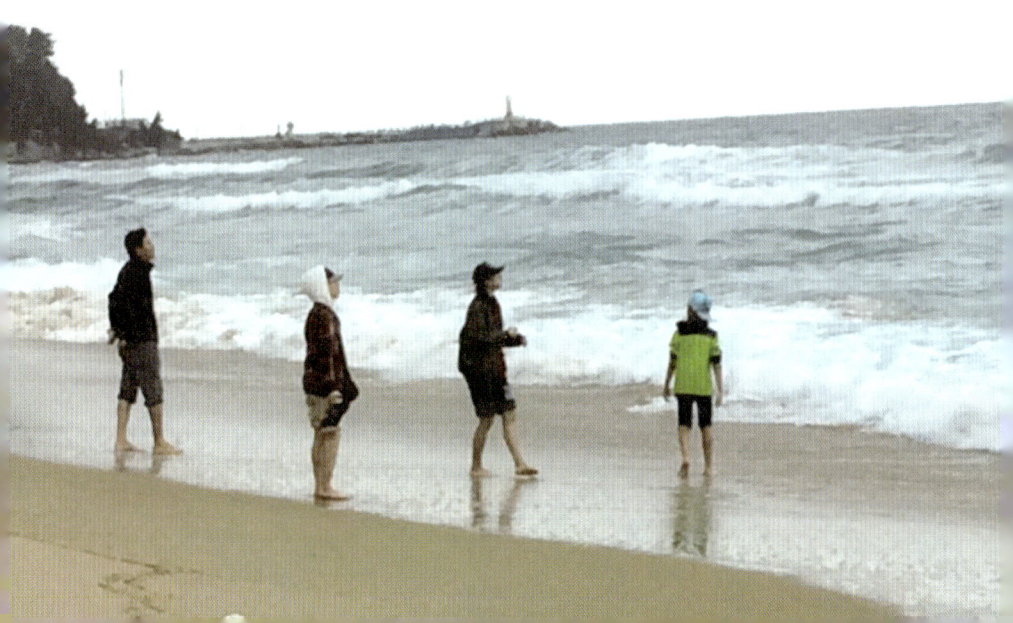

자의식과 우주심

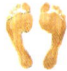

우리의 마음도 역시 〈아프락사스〉에 의해 움직인다. 즉 〈끌어당기는 힘〉과 〈뻗어나가는 힘〉이 함께 있는 것이다. 마음의 근본인 〈제로지대〉로부터 끌어당기는 힘이 육체의 5관을 통해 현실에 있는 것을 끌어당기면 그것이 바로 우리가 알고 있는 현실세계다. 쉽게 말하면 눈앞에 있는 것을 보고, 들리는 소리를 들으며, 풍기는 냄새를 맡고, 혀 위에 놓인 맛을 느끼며, 피부에 닿는 감촉을 느끼는 것이 바로 끌어당기는 힘이 작용한 결과이다. 밖에서 떠드는 소리는 내가 듣고 싶어서 듣는 것이 아니다. 눈앞에 보이는 전경은 내가 보고자 해서 보이는 것이 아니다. 있기 때문에 보고, 들리기 때문에 듣는 것이다. 이 말은 바꿔 말하면 〈무엇인가〉가 보이는 것을 가져오고 들리는 것을 끌어왔다는 뜻이다. 그 〈무엇인가〉가 곧 〈제로지대〉로부터 끌어당기는 힘이다. 사람들은 이렇게 끌어당기는 힘이 끌어온 세상을 마치 진실인 양 생각하며, 그 자료를 통해 생각하고 판단한다. 바꿔 말하면 눈앞에 보이는 것을 제대로 보았든, 다르게 보았든, 보이는 대로 믿고 받아들인다는 뜻이다. 나머지 4가지 감각기능 역시 마찬가지다. 마음의 〈제로지대〉는 이렇게 끌어당기는 힘과 뻗어나가는 힘이 〈아프락사스〉적으로 함께 있다.

그런데 끌어당기는 힘 속에는 또다시 〈아프락사스〉에 의해 뻗어나가는 기운이 있다. 물론 이 뻗어나가는 기운은 처음 〈제로지대〉로부터 뻗어나가는 힘보다는 매우 미약하다. 그러나 어쨌든 끌어들여온 에너지 속에도 움직이며 활동하는 또 하나의 에너지가 있는 것이다. 이 에너지가, 끌어온 자료 속에서 작용하면 그것이 바로 〈의식〉이다. 생각은 이렇게 끌어온 자료들 속에서 일어나는 것이다. 현실과 맞든 안 맞든 상관없이 자신이 인식한 자료들 속에서 생각하는 것이다. 그래서 같이 보고도 서로 다른 이야기를 하는 것이다. 그리고 이 세상에 존재하는 모든 것들은 그 크기의 중심에 반드시 전체를 관장하는 핵심이 있다. 이렇게 끌어온 에너지 속의 핵심을 〈자의식自意識〉이라고 한다. 지금 여러분이 〈나〉라고 알고 있는 그 〈나〉가 바로 〈자의식〉인 것이다.

이 설명은 결코 어려운 설명이 아니다. 지금껏 보이는 대로 보고, 들리는 대로 듣고 살았을 뿐, 그 기능을 살펴보지 않았기 때문에 어렵게 느껴질 뿐이다. 이 글을 찬찬히 읽고 또 읽어 그 뜻을 이해하면 여러분은 자신의 〈인생〉과 우주의 〈조화〉를 통해 마음껏 원하는 삶을 살 수 있다. 또 처음 설명이 어렵게 느껴질 뿐 이와 같은 기초 세계를 분명히 알게 되면 그때는 우주의 작용과 삶의 존재가 신비롭기까지 할 것이다. 일단 이해가 안 되면 의문을 가슴에 품고 다음 설명으로 넘어가자. 그러면 의문이 풀릴 것이다.

어디선가 아기 우는 소리 같은 것이 들리면, 어떤 사람은 〈아기가 운다〉고 말하고, 또 어떤 사람은 〈고양이가 운다〉고 말한다. 누구의 말이 맞는지는 직접 가서 확인해 보아야만 알 수가 있다. 왜냐하면 아기 우는 소리라고 말한 사람은 과거에 아기 우는 소리를 직접 들었기 때문에 그렇게 말한 것이고, 고양이 우는 소리라고 말한 사람은 역시 마찬가지로 과거에 고양이 우는 소리를 직접 들었기 때문에 그렇게 말한 것이다. 그래서 우리는 같은 장소에 함께 있어도 〈조금 전에 무슨 일이 일어났었냐?〉고 물으면 서로 다른 이야기를 하는 것이다. 왜냐하면 그것은 지금 있는 현실을 말한 것이 아니고 자신의 과거에 축적된 자료 속에서 말하기 때문이다. 각자 자기 〈자의식〉 속에 있는 자료를 통해 생각하고 판단하기 때문에 서로 다른 이야기를 하는 것이다. 그래서 〈자의식〉의 판단은 틀리면 당연히 틀린 것이고, 또 맞아도 사실은 맞은 것이 아닌 것이다.

학설學說 또한 마찬가지다. 지식이란 것도 알고 보면 〈자의식〉 속에 들어 있는 자료에 불과하다. 지혜는 움직이는 세계를 기감을 통해 판단하지만, 지식은 정해진 입자의 세계를 누구나 공감하는 것으로 인정한다. 그래서 오늘의 지식을 마치 진리인 것처럼 믿으면 안 된다. 지금은 당연히 비행기가 있기 때문에 사람도 날 수 있다고 누구나 믿지만, 비행기가 만들어지기 전에는 정말 코미디 같은 학자들의 싸움이 있었다.

한 기자가 에디슨을 찾아왔다.
"선생님, 사람이 하늘을 나는 비행체를 만들 수 있습니까?"
"있지."
그때 에디슨은 전구를 만들기 위해 바쁜 나날을 보내고 있었다.
"그런데, 학자들이 공기보다 무거운 것은 날 수가 없다고 하는데요?"
"그래?"
에디슨은 밖을 유심히 쳐다보고 있었다. 그때 하늘에 새가 떼를 지어 날아가고 있었다. 에디슨은 새떼를 가리키며 조용히 말했다.
"나는 저 새가 공기보다 가볍다고 생각하지 않네."

기자는 에디슨의 말을 대서특필했다.
"발명왕 에디슨, 하늘을 날 수 있는 비행체를 만들 수 있다"고 하다.
그러자 학자들은 "새는 공기주머니라고 하는 특별한 신체구조를 갖고 있기 때문에 가능할 뿐 비행체는 안 된다"고 하였다. 그러자 기자는 다시 에디슨을 찾아왔다.
"선생님, 새는 공기주머니라고 하는 특별한 신체구조를 갖고 있기 때문에 날 수 있다고 하는데요?"
"그래? 그럼 자네 사진기 갖고 왔나?"
"예."
"그럼 초점을 저쯤 맞추고 사진 찍을 준비를 하게."
기자가 준비가 다 되었다고 하자, 에디슨은 접시를 던지며 찍으라고

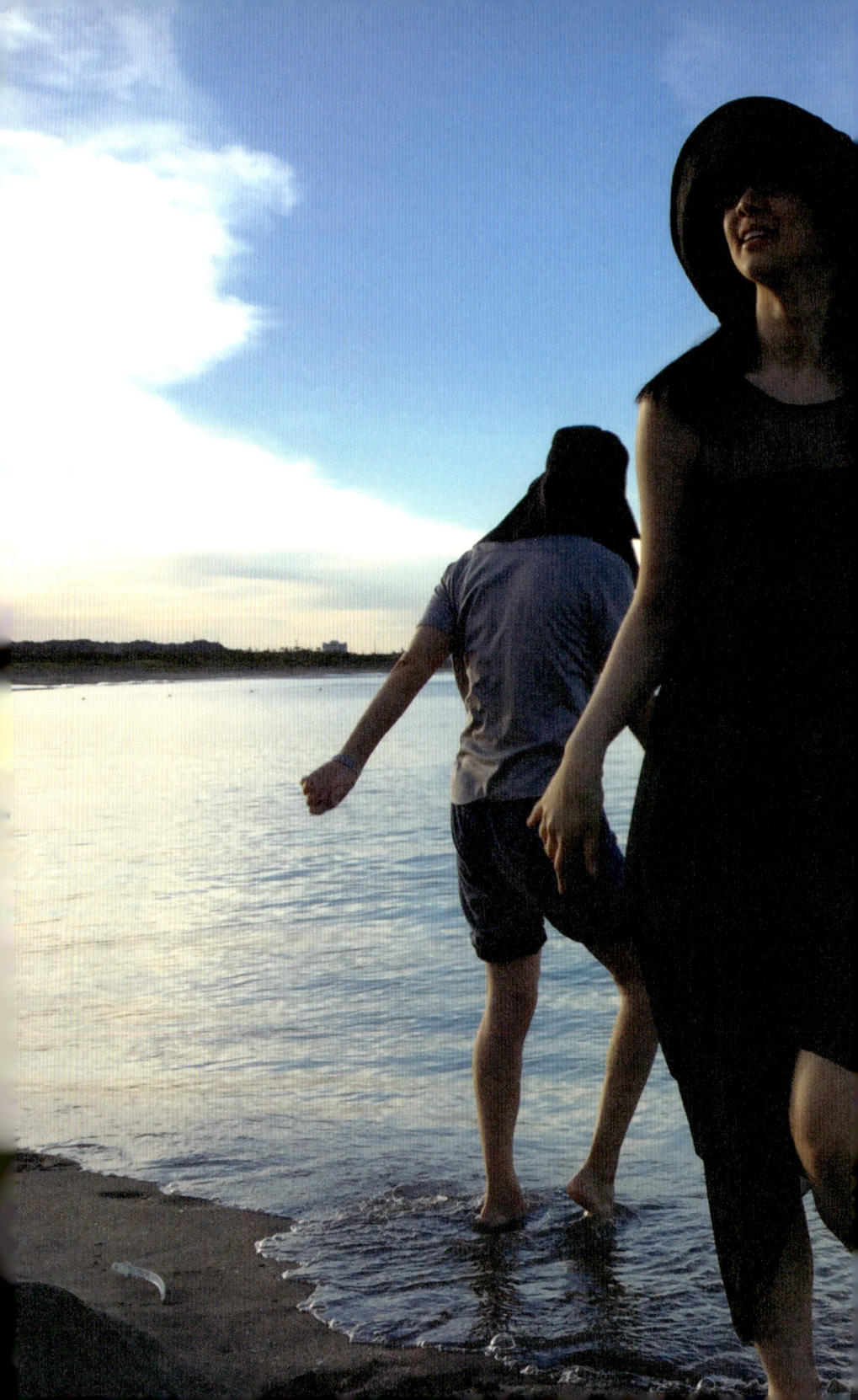

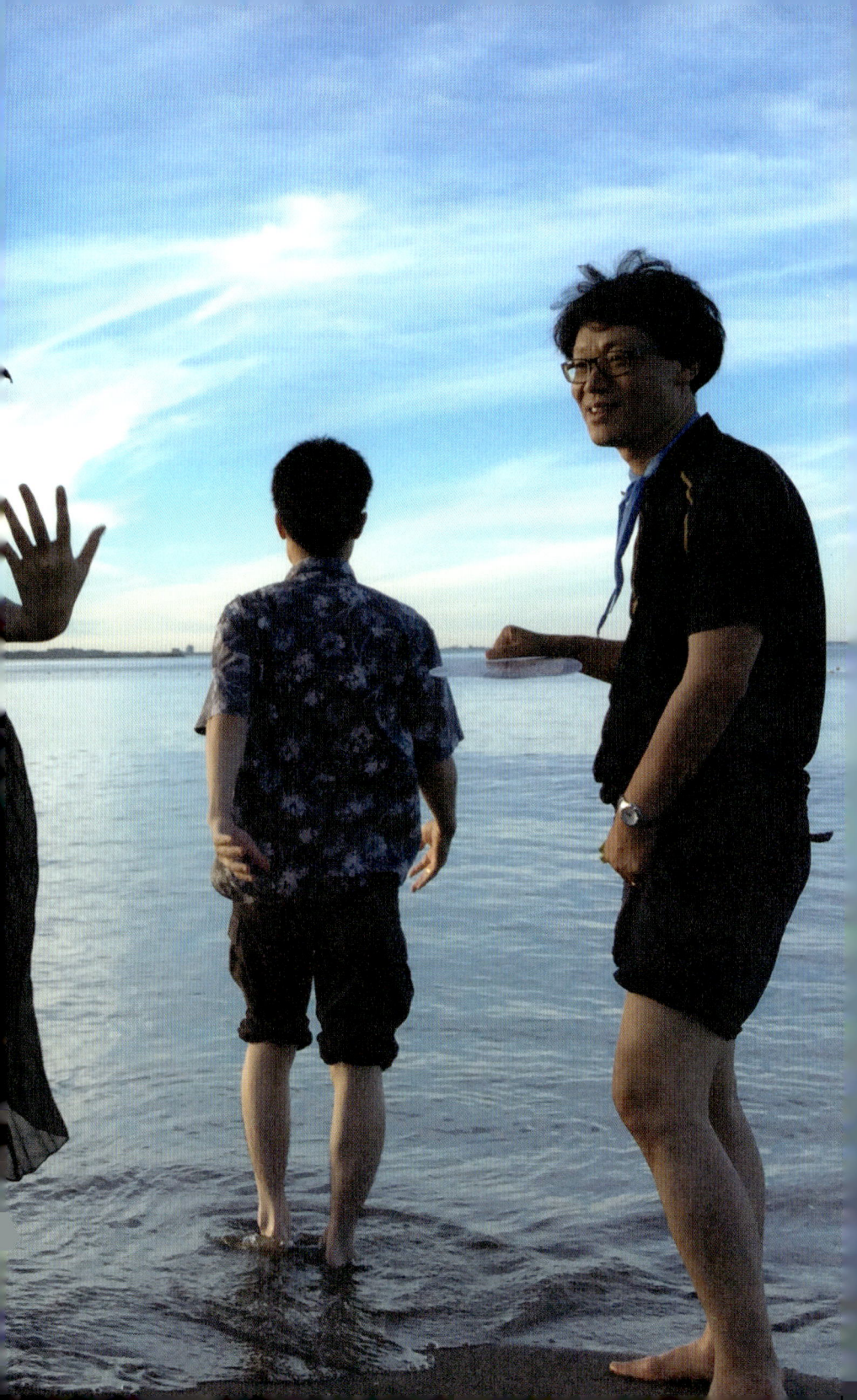

하였다.

"나는 저 접시가 결코 공기주머니가 있다고 생각하지 않네."

이렇게 하여 오늘날 비행기가 만들어졌다. 지금 생각하면 매우 유치한 이야기처럼 들리지만 우리의 자의식은 이런 식으로 자신을 고집하고 있는 것이다. 사실 전기는 플러스에서 마이너스인 전자 쪽으로 흐르는 것이 아니라, 마이너스인 전자가 플러스 쪽으로 이동하는 것이다. 그러나 옛날 과학자들이 플러스에서 마이너스로 흐른다고 말했기 때문에 지금도 어쩔 수 없이 두 가지 이론 모두를 사용하고 있다. 〈자연전자〉 또한 〈자유전자〉이지만, 방사능이 있는 〈음이온〉과 자연적인 순수한 〈음이온〉이 서로 다른 것처럼 〈자연전자〉와 〈자유전자〉 또한 서로 다른 것이다.

이 우주는 단 하나의 본능을 갖고 있다. 그것은, 우주 스스로가 자신을 지키고자 하는 본능이다. 이것을 한마디로 〈보존본능〉이라고 한다. 그리고 우주는 〈보존본능〉을 위해 〈아프락사스〉로 작용하며, 존재 또한 〈아프락사스〉에 의해 나타난다. 단, 이렇게 나타난 존재는 여섯 가지 원칙에 의해 창조되며, 그 여섯 가지 원칙에 의해 존재한다. 이것을 〈우주의 6대 원칙〉이라고 한다. 결국 우주는 이와 같은 여섯 가지 원칙을 통해 세상을 창조하고 또 자신을 지키는 것이다. 그래서 이 원칙에 어긋나면 우주는 소멸시켜버린다. 이 여섯 가지 원칙이란, 〈존재의 원칙〉〈이득의 원칙〉〈락樂의 원칙〉〈계산의 원칙〉〈대가의 원칙〉〈귀소의 원칙〉을 말한다.

평소에 여러분이 〈6대 원칙〉에 부합되는 일을 하면 여러분은 뜻하지 않은 〈복〉을 받게 되고, 또 〈6대 원칙〉에 어긋나는 일을 하게 되면 뜻하지 않은 〈재앙〉을 면치 못한다. 그럴 때는 그 재앙을 통해 빨리 〈6대 원칙〉에 어긋났음을 알아차리고 그만두어야지 그렇지 않고 계속하면 우주는 〈귀소의 원칙〉에 의해 소멸시켜 버린다. 재앙은 일종의 〈경고〉인 것이다. 〈보존본능〉에 의해 계속 보존할 기회를 주었으나 그 경고를 무시하고 계속하면 우주는 가차 없이 소멸시켜버리는 것이다. 우주는 보존본능에 입각한 〈존재의 원칙〉을 존중하여 일단 먼저 경고장을 보낸 것이다. 〈질병〉 또한 경고인 것이다.

　우리가 이 세상에 살 수 있는 것은 우주에 〈존재의 원칙〉이 있기 때문이다. 우주가 〈존재〉를 허락한 것이다. 그리고 우리가 무엇을 할 수 있는 것도 우주에 〈존재의 원칙〉이 있기 때문이다. 머리에 들어 있지 않던 단어도 자꾸 보고 외우면 머릿속에 남게 되는 것은 우주에 〈존재의 원칙〉이 있기 때문이다. 자의식이 뜻을 갖고 의도적으로 계속하다보면 영혼이 그 뜻을 알아차리는 것도 우주에 〈존재의 원칙〉이 있기 때문이다. 처마에서 똑똑 떨어지는 물방울이 바닥의 돌을 뚫을 수 있는 것도 우주에 〈존재의 원칙〉이 있기 때문이다. 이렇게 존재의 원칙이 있기 때문에 열심히 일을 하면 원하는 것을 이룰 수 있는 것이다. 또 어렸을 때부터 무심코 보아왔던 것을 생각이 〈그렇구나!〉 하고 인식하면 그 또한 마음에 존재하게 된다. 이처럼 경험을 통해 마음속에 쌓아둘 수 있는 것도 이 세상에 〈존재의 원칙〉이 있기 때문이다. 주변 환경과 비슷하게 물들어 변하는 것 또한 〈존재의 원칙〉이 있기 때문이다. 〈작용〉과 〈상태〉, 이 모든 것이 그대로 있을 수 있는 것은 이렇게 우주에 〈존재의 원칙〉이 있기 때문이다.

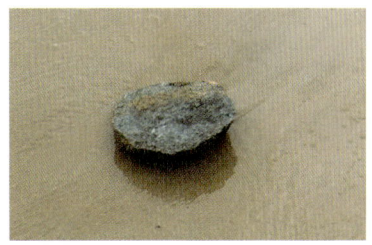
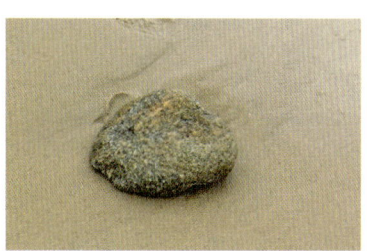

원래 돌의 색-바닥면　　　　　　같은 돌이 이 상태로 있으면 주변 색과 같아진다

여러분은 어렸을 때부터 본의 아니게 아파본 적이 있을 것이다. 어떤 사람은 그저 앓기만 할 뿐 몸이 괜찮으면 〈언제 아팠냐?〉는 듯이 나가 뛰어놀지만, 어떤 사람은 그 아픔을 〈존재의 원칙〉처럼 마음속에 꼭 간직하는 사람이 있다. 이런 사람은 그 〈병〉을 잊지 않고 다른 사람이 아플 때마다 그 아픔을 보며 마음속에 〈병〉이 있다고 믿게 된다. 〈병〉의 존재를 인정하는 것이다. 그러면 나중에 진짜 병을 앓는 환자가 된다.

마음의 〈제로지대〉에는 뻗어나가는 에너지도 있다. 끌어당기는 에너지가 〈나〉를 만들었다면, 이 에너지는 〈제로지대〉로부터 나를 통해 세상으로 뻗어 나가는 에너지이다. 그래서 이 에너지의 중심축은 〈나〉에 있지 않고 〈우주〉에 있다. 활동 무대가 우주이기 때문에 우주의 중심축에 의해 활동을 할 뿐 〈자의식〉인 나와는 크게 상관이 없다. 이 에너지를 〈우주심宇宙心〉이라고 한다. 자의식이 나의 마음이라면, 우주심은 〈우주〉의 마음인 것이다. 그래서 우주심은 나를 움직이고 〈내〉 마음을 쓸 뿐 자의식처럼 들어 있는 자료가 없기 때문에 뭐라고 말을 할 수가 없다. 그러나 우주는 〈보존본능〉을 기본적으로 갖고 있기 때문에 〈우주심〉 역시 그 진원지인 나의 몸을 기본적으로 지키고자 한다. 그래서 뻗어나가는 우주심이 내 몸을 지키기 위해 나를 감싸고 있는 에너지체를 〈아스트랄 보디Astral Body〉라고 한다. 〈아스트랄 보디〉는 에너지체이기 때문에 우리 눈에 보이지는 않지만, 어떤 사람은 그 에너지의 광채를 볼 수 있다고 한다. 이 광채를 〈오라Aura〉라고 한다.

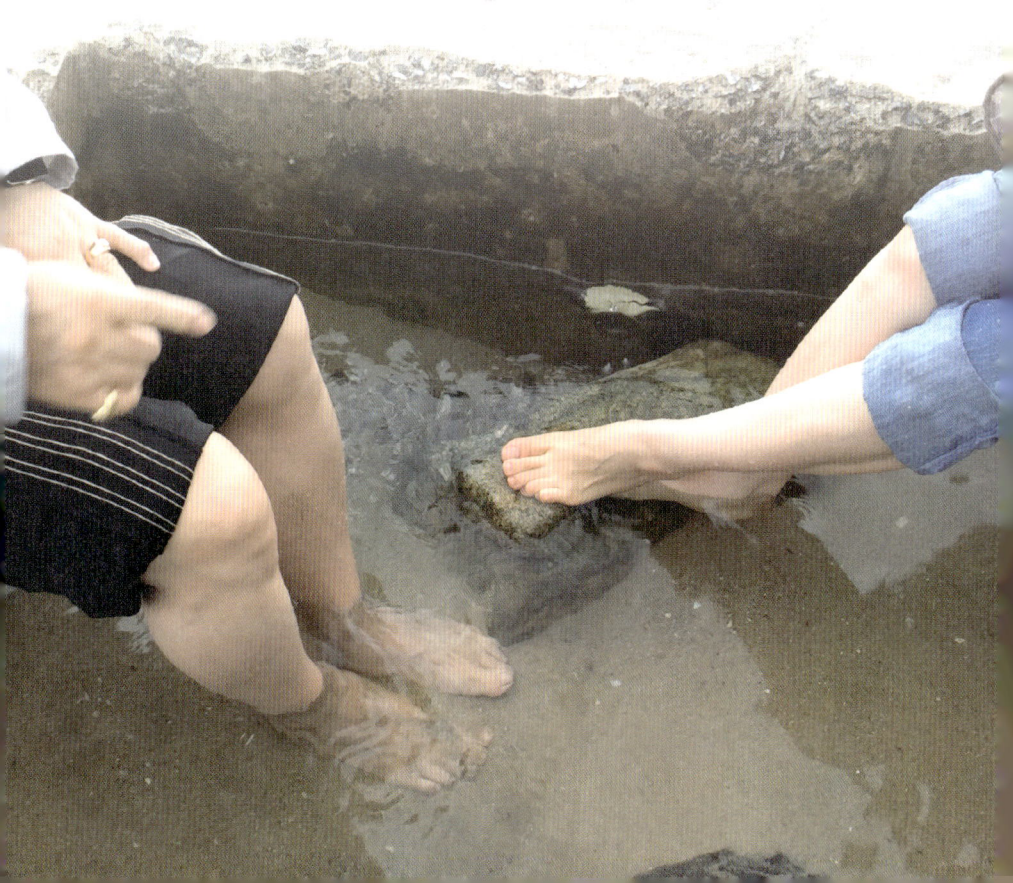

다시 한 번 쉽게 설명하면, 눈에 보이는 세계가 만들어지기 이전의 세계를 〈제로지대〉라고 한다. 그리고 제로지대 에너지를 통해 이 세상이 만들어졌다. 그러나 만들어진 이 세상은 제로지대로부터 멀리 떨어져 있는 것이 아니라 바로 제로지대와 함께 있다. 그리고 그 제로지대는 마음에테르ether과 공간 그리고 온도라는 세계 속에 숨겨져 있다. 그래서 석가는 〈색즉시공, 공즉시색〉이라고 말했던 것이다. 〈공〉은 제로지대, 〈색〉은 세상 만물을 뜻한다. 자의식과 우주심은 〈마음〉의 제로지대 에너지가 만들어낸 것이다. 그리고 제로지대로부터 뻗어나간 에너지가 그 제로지대가 있는 진원지인 몸을 지키겠다는 것이다. 왜냐하면 우주는 스스로 자신을 지키고자 하는 〈보존본능〉이 있기 때문이다.

영혼의 일곱 가지 기능, 칠성좌

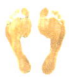

〈자의식〉은 끌어오는 힘에 의해 구성된 자료를 통해 생각하기 때문에 맞든 틀리든 〈어떻다〉고 말을 할 수가 있지만, 〈우주심〉은 뻗어나가는 힘에 의해 움직이는 작용이기 때문에 활동만 있을 뿐 말할 수 있는 자료가 없다. 그래서 심리학은 〈우주심〉을 무의식이라고 한다. 그러나 〈우주심〉은 본능적으로 육체를 보호해야 하기 때문에 보호하기 위한 〈기능〉을 갖추고 있다. 〈아스트랄 보디〉는 이렇게 일곱 가지 〈기능〉을 통해 육체를 지키는 것이다. 그리고 〈아스트랄 보디〉의 일곱 가지 기능은, 내 자의식가 아닌 우주가 나를 지키려는 배려이기 때문에 우주를 대신하는 자리라는 뜻에서 〈성좌聖座〉라고 한다. 성좌는, 〈하늘의 임무를 수행하는 거룩한 자리〉라는 뜻이다. 또 성좌 역시 〈존재〉이기 때문에 그 중심에 〈핵〉이 있다. 이 〈아스트랄 보디〉의 핵심을 〈영혼〉이라고 한다. 영혼은 이른바 일곱 가지 기능의 핵심인 것이다. 〈아스트랄 보디〉란 결국 일곱 가지 기능을 갖춘 〈칠성좌〉이며, 칠성좌의 핵심이 곧 영혼이고, 영혼은 이렇게 일곱 가지 기능에 의해 나타난 또 다른 〈나〉인 것이다. 바꿔 말하면 자의식이 생각하고 존재하는 〈나〉라면, 영혼은 움직이는 〈나〉, 행동하는 〈나〉인 것이다. 스스로의 결점을 바꾸기 위해서는 이 관계를 잘 이해해 두기 바란다.

〈자의식〉은 생각을 통해 말을 하고, 또 하고자 하는 것을 미리 준비한다. 그러나 〈영혼〉은 우주심의 에너지를 통해 느낄 수는 있지만 말할 수 있는 자료가 없다. 여기서 〈영혼〉이 느끼는 느낌을 〈기감氣感〉이라고 한다. 칠성좌의 기능을 통해 느끼는 것이다. 이른바 〈촉觸〉이 섰다는 촉이나 〈필feel〉 받았다는 〈필〉이 모두 기감인 것이다. 그리고 〈촉〉에 의해 감지된 것을 〈직감〉 혹은 〈육감〉이라 하고, 〈필〉 받았다는 우주심의 기능을 〈영감〉이라고 한다. 또 우주의 변화를 미리 감지하는 느낌을 〈예감〉이라고 한다. 영혼은 이렇게 〈칠성좌〉의 기능을 통해 감지하면 지체 없이 몸을 움직여 즉시 행동한다. 그래서 갑자기 어딜 가야 한다는 생각이 드는 순간 아무런 준비도 없이 뛰쳐나가기도 하는 것이다. 영혼은 〈촉〉과 〈필〉에 의해 움직일 뿐, 생각의 근거가 없기 때문에 가야 한다는 느낌이 드는 순간, 반응을 하듯 열쇠도 안 갖고 지갑도 없이 벌떡 튀어나가는 것이다. 열쇠나 지갑은 당연히 자의식이 챙겼어야 하는 것이다. 반면에 〈자의식〉은 생각만 하고 끝내는 〈~때문에 안 된다〉고 말하는 경우가 대부분이다. 있는 자료를 통해 생각은 하지만 〈자의식〉 자체가 뻗어나가는 에너지가 아니기 때문에 몸을 움직일 생각을 못 하는 것이다.

그래서 가장 이상적인 〈생활〉을 하기 위해서는 자의식이 계획하고 영혼이 행동해야 한다. 이렇게 영혼과 자의식은 서로 조화를 이루며 공존해야 한다. 이 공존이 깨어지면 자의식이 영혼을 컨트롤하지 못해 미친 짓을 하거나 아니면 영혼의 작용을 자의식이 거부해 무능한 사람이 되는 것이다. 이렇게 순간적으로 일어나는 모든 행동은 〈영혼〉이 저지르는 행위인 것이다.

흔히 〈근본이 없는 사람〉이라고 말할 때의 근본은 곧 영혼을 말한다. 때문에 자의식이 공부한 〈학습〉이나 〈교양〉은 큰 상관이 없다. 예를 들면 악마란 단어를 듣는 순간 듣고 싶지 않은 사람은 영혼이 선善한 사람이다. 또 〈충, 효, 예, 의義, 용勇〉이라는 말을 듣는 순간 〈그렇다. 꼭 필요하다!〉라고 느끼는 사람은 영혼에 그와 같은 것이 들어 있기 때문이다. 이른바 감동이 일어나는 것이 곧 영혼의 감응인 것이다. 여기서 영혼은 칠성좌의 기능이다.

잘살고 못사는 것 또한 영혼에 의해서다. 영혼이 풍요롭지 못한 사람은 아무리 많은 공부를 했어도 잘살지를 못한다. 공부와 관계없이 그 사람의 영혼에 빈곤이 들어 있기 때문이다. 노력과 성과는 다른 것이다. 밤잠 안 자고 열심히 했다 하여 반드시 좋은 성과가 있는 것은 아니다. 성과는 노력과 관계있는 것이 아니라 영혼과 『싸이파워』의 관계인 것이다. 영혼이 풍족한 사람이 그 풍족함을 통해 현실을 풍요롭게 사는 것이다. 마치 펌프가 물을 끌어올리기 위해서는 펌프질 이전에 마중물을 넣어야 하듯이 말이다. 마중물이라고 하는 풍요가 〈부〉를 끌어들이는 것이다. 이것을 『싸이파워』라고 한다.

　엄밀하게 말하면 영혼은 사실 성격과도 무관하다. 평소에는 친절하고 예의바른 사람이 사람을 죽였다면 그 사람의 영혼 속에는 〈살기殺氣〉가 있었기 때문이다. 그래서 이러한 영혼이 바뀌기 위해서는 〈자의식〉이 깊이 인식하고 끊임없이 바꾸고자 하는 노력을 계속해야 한다. 이와 같은 과정을 〈수양〉이라고 한다. 그리고 영혼은 자의식이 컨트롤하지 않으면 충동적으로 행동하기 때문에 항상 조심해야 한다. 가고 싶다는 마음만으로 차비도 없이 뛰쳐나가는 것은 바로 영혼이 생각 없이 행동했기 때문이다. 그러므로 훌륭한 인격을 갖추기 위해서는 〈자의식〉과 〈영혼〉의 조화가 잘 이루어져야 한다. 영혼과 자의식은 〈아프락사스〉의 한 몸이기 때문이다.

　지금까지 심리학은 인간의 입장에서 마음을 밝히고 설명하려 하였다. 그래서 어느 부분은 굉장히 정확하고 또 자세히 설명할 수 있지만, 전체적으로 보면 연결이 안 되고 설명이 애매한 부분이 너무나 많다. 그러나 우주의 입장에서 우리 마음을 파헤쳐 보면 설명할 수 없는 부분이나 이상한 현상 등을 모두 자연스럽게 이해할 수가 있다. 〈자의식〉과 〈우주심〉 또는 〈영혼〉과 〈기감〉 따위가 모두 우주의 입장에서 바라본 우리의 마음이다. 그리고 이렇게 우주의 입장에서 우리의 마음을 연구하는 학문을 〈우주 심리학〉이라고 한다.

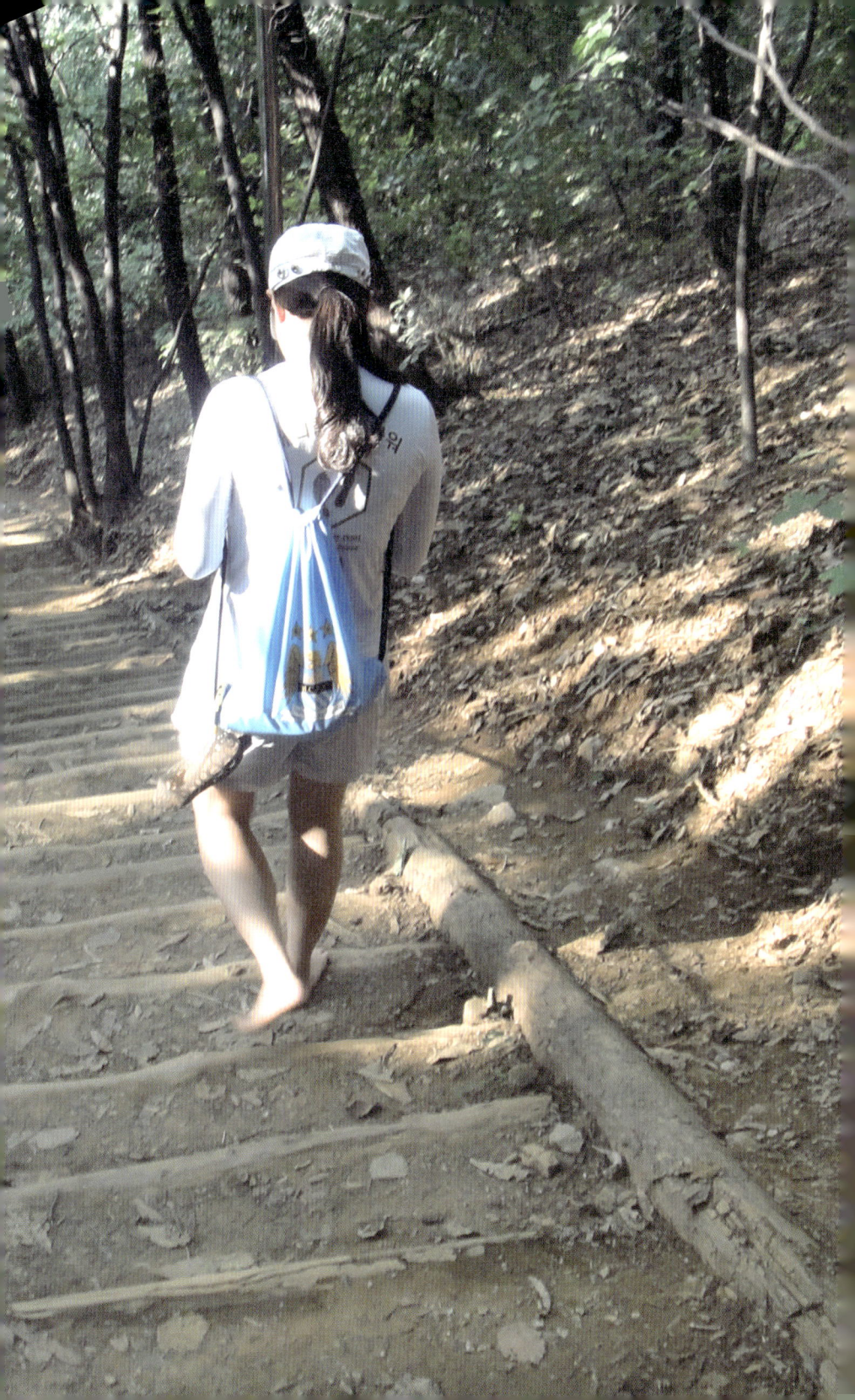

명의는 지식을 통해 환자를 고치지 않는다. 기감을 통해 원인을 찾고 〈기氣〉를 움직여 환자를 치료한다. 물론 학교에서 배우는 기술과 지식도 중요하지만 그것만으로는 오진을 면하기 힘들다. 그래서 명의는 〈기감〉을 통해 병의 원인을 찾고 〈기〉를 움직여 환자를 치료하는 것이다.

중국의 금나라와 원나라 시대에 금원사대가金元四大家로 꼽히는 위인 가운데 주단계라고 하는 명의가 있었다. 본명은 주진형朱震亨으로 상화론相火論을 주장하여 화火의 병리적인 면만 아니라 치법으로 자음강화滋陰降火, 즉 음陰을 보補하고 화火를 내리게 하는 용약법을 주로 사용한 사람이다. 그러기 위한 절대적인 능력이 바로 기감능력이다. 뭉쳐 있는 기운을 느끼고 적당히 그 기운을 풀어줄 수 있는 〈화〉를 쓸 수 있도록 하기 위해서는 기감능력이 절대적으로 필요한 것이다.

주단계朱丹溪는 아내를 잃은 남편을 치료한 적이 있다. 이들 부부는 살아생전에 금실이 매우 좋았기 때문에 아내가 사망하자 남편은 깊은 슬픔에 빠졌다. 슬픔이 심한 사람은 병이 생기기 쉽다. 한의학에서는 칠정七情 중에서 기뻐함喜은 심心을 상하게 하고, 노함怒은 간肝을 상하게 하며, 근심걱정憂思는 비脾를 상하게 한다고 한다. 또 슬픔悲은 폐肺를 상하게 하고, 놀람과 공포驚恐는 신腎을 상하게 한다고 한다. 주단계는 이 남편을 보자마자 곧 슬픔이 지나쳐 생긴 병임을 알고 오행의 상극을 이용해 처방을 했다. 슬픔은 폐肺를 상하게 하고 폐는 금金에 속한다. 금을 극하는 것은 화火이고 오장에서는 심心이 화가 된다. 마음을 통해 슬픔을 치료하는 것이다.

그는 남편의 맥을 짚으면서 말했다. 〈당신은 임신한 지 몇 달이 되었군요. 얼마 안 있으면 아이를 낳을 겁니다.〉 환자는 〈나는 남자인데 어떻게 아이를 가질 수 있나?〉라고 생각했다. 때문에 그는 생각할수록 우스워 자리를 박차고 일어나며 〈당신 참 한심한 의사로군!〉 하고 나갔다. 그 후로 만나는 사람마다 붙들고 〈사람들이 모두 주단계가 명의라고 하던데 뭐가 그리 대단한가? 남자와 여자의 맥도 구별하지 못하는지 나더러 임신했다고 하면서 곧 아이를 낳을 거라고 하더군. 이 얼마나 우스운 일인가, 허허허!〉 하고 말했다. 그는 누구를 만나든 한 번씩 이 이야기를 꺼냈고 이야기를 할 때마다 〈허허〉 하며 웃었다. 이렇게 하자 그의 병은 약을 쓰지 않아도 저절로 낫게 되었다. 바로 화극금火克金의 방법을 사용해 심장이 주관하는 즐거움으로 폐가 주관하는 슬픔을 치료한 것이다.

옛날 의사들은 이처럼 오행의 상생상극을 이용한 심리치료를 통해 종종 좋은 효과를 보았다. 이렇게 오행을 파악할 수 있는 능력이 곧 기감인 것이다. 그래서 몸의 병은 마음에 뭉칠 수 있는 기운을 갖고 있지 않으면 〈인생〉에 나타나지 않는다. 이것을 〈영혼이 건강하면 몸 또한 건강하다〉고 말하는 것이다.

자의식이 〈존재〉하는 〈나〉라면 영혼은 〈작용〉하는 〈나〉이다. 그리고 그 작용은 일곱 가지 기능에 의해 이루어진다. 일곱 가지 기능을 통해 느끼고 일곱 가지 기능을 통해 반응한다. 성좌가 바로 그 느낌의 주체인 것이다.

제1성좌는 머리 맨 윗부분에 있는 〈에너지 샘〉으로 한의학에서는 〈백회〉라고 한다. 이곳은 우주로부터 생명 에너지를 충전 받는 일과 기본적인 생명 활동을 담당한다. 예를 들면, 심장을 뛰게 하고 땀을 흐르게 하며 대소변 문제를 해결하는 등의 생리작용을 하는 곳이다. 때문에 이곳은 영원한 우주와 함께 있는 곳이라 하여 영원의 샘이라 한다. 생각하지도 않았는데 갑자기 오줌이 마렵거나 물이 먹고 싶은 것은 제1성좌가 영혼을 움직였기 때문이다.

　　제2성좌는 이마의 중심 부위에 있는 에너지 샘으로, 생각한 일이 현실이 되도록 정신을 집중하는 일과, 벌어질 작용을 미리 느껴 대피하는 등 움직이는 현상을 포착할 수 있는 안목을 갖춘 곳이다. 또 무턱대고 일러준 길을 찾아가는 것이 아니라 나름대로 확인하며 살펴가는 〈현시안現視眼〉을 갖춘 곳이기도 하다. 특히 영혼의 기감을 극대화하여 자기도 모르게 알아차리거나 송과체를 통해 자신의 뜻을 세상에 펼치기도 하는 곳이다. 이곳의 주역이 바로 송과체다. 이렇게 기감을 통해 알아차리는 총기聰氣를 갖춘 곳이 바로 제2성좌이며, 제5성좌로부터 감성이 작용하면 영혼을 움직일 수 있는 작용을 하는 곳이기도 하다. 예감, 영감, 염력, 텔레파시, 투시 따위가 모두 제2성좌의 기능인 것이다. 때문에 이곳을 염원 혹은 창조의 샘이라고 한다. 생각 없이 상대방의 의중을 눈치 챈다든가 간절하게 보고 싶은 사람이 갑자기 눈앞에 나타나는 경우가 바로 이 제2성좌가 작용했기 때문이다. 가르쳐주지 않았는데 어린아이가 젖을 빠는 것도 바로 이 송과체의 작용이다.

제3성좌는 목 부위에 있으며, 차원과 레벨 등 격(格)을 느끼거나 향상할 수 있는 기능을 갖춘 곳이다. 상대편 수준을 느끼거나 처음 보고 그 값어치를 알 수 있는 안목 또한 제3성좌의 기능이다. 제3성좌는 향상을 위한 에너지 샘인 것이다. 제3성좌의 〈격〉이 높은 사람은 제5성좌의 강한 자신감이나 자부심을 통해 우주를 움직일 수 있는 기능이 있다. 이 기능은 우주를 움직이는 데 매우 중요한 역할을 담당하므로 꼭 기억해 두자. 자신감은 안 될 것 같은 불안감을 무시한다. 때문에 불가능한 것도 우주를 움직이면 가능해지는 것이 바로 이곳 성좌의 기능이다. 도약은 제3성좌를 통해 이루어진다.

제4성좌는 양쪽 젖꼭지가 있는 중심 부위로서 사랑을 느끼거나 베풀 수 있는 기능을 갖춘 곳이다. 다른 사람의 처지나 심정을 이해하고 사랑을 베풀 수 있는 곳이 바로 제4성좌의 기능이다. 모르는 사람의 처지를 듣고 눈물을 흘릴 수 있는 것 또한 제4성좌가 있기 때문이며, 그들을 위해 도울 수 있는 것 또한 이 성좌의 기능이다. 그래서 제4성좌는 사랑을 위한 에너지 샘이다.
　사랑하는 사람을 끌어들이기 위해서는 이곳 기능을 작동시켜야 한다.

제5성좌 밥을 먹을 때 좋지 않은 소식을 들으면 명치끝이 갑자기 〈욱!〉하며 통증이 오는데, 그곳이 바로 제5성좌다. 이곳은 감정을 주관하며 제2성좌와 연계하여 영혼의 작용을 불러일으키는 곳이다. 때문에 대부분의 연예인들이 이 기능을 통해 사람들에게 감동을 주며 또 자신의 인생도 이 기능을 통해 선택하게 된다. 슬픈 노래를 부르는 가수가 일찍 죽거나 가사대로 살게 되는 것은 바로 이 성좌의 기능 때문이다. 그리고 책임감, 의무감, 사명감, 경쟁심 또한 이 성좌의 기능이기 때문에 이와 같은 감성이 작용하면 제2성좌를 통해 그 뜻을 관철시킨다. 또한 제3성좌에 의해 자신감이 발휘되는 곳도 바로 이 성좌의 기능이다. 그리고 이곳은 『싸이파워』가 잘 이루어지는지를 점검하는 기능도 있다. 왠지 기분이 편안하고 좋으면 원했던 일이 지금 잘되고 있는 중이다. 그러나 왠지 모르게 불안하고 초조하면 무언가 또 다른 문제가 발생하여 자꾸 일이 꼬이게 된다. 이곳은 이렇게 파동의 세계를 감지하는 기능이 있다. 그래서 이곳을 〈감정의 샘〉이라고 한다.

감정은 이성보다 가깝게 느껴지며, 또 이성이 섬세하고 분별력이 있다면 감정은 전체적이고 무조건적인 특성을 갖고 있다. 물론 감정에 못 이겨 스스로 괴롭거나 현실을 망각하기도 하지만 수양을 통해 이와 같은 감정을 잘 조절하면 이곳은 제2성좌와 연결이 되어 있어 〈영혼〉을 움직여 끌어당기거나 밀어내는 힘을 갖게 된다. 때문에 감정을 움직이는 연예인의 영혼을 대중은 환호성을 지르며 열광하는 것이다. 예술은 이렇게 제5성좌가 제2성좌를 통해 창조하는 것이다.

제6성좌는 단전이라고 하는 곳으로, 원기와 용맹 그리고 활력에 관여하는 건강의 보고이다. 이른바 배짱이라고 하는 마음의 힘이 곧 제6성좌의 기능인 것이다. 제3성좌와 함께 마음을 〈수양〉하면 제6성좌는 천하무적이 된다. 힘이 강해 보이는 사람이 약해 보이는 사람앞에서 절절매는 이유는 제3성좌에 제압당했기 때문이다. 겁을 먹고 피해 다니는 이유는 제6성좌가 부실하기 때문이며, 약해 보여도 끝까지 하여 성취하는 사람은 제6성좌가 강건한 사람이다. 그래서 이 샘을 원기의 샘이라고 한다.

제7성좌는 항문과 생식기 중간에 있는 곳으로 생명 에너지를 통해 자식을 만들거나 위의 여섯 가지 〈에너지 샘〉을 활성화시키는 기능을 갖고 있다. 제7성좌만의 특별한 기능이지만, 제7성좌는 위의 여섯 성좌 모두의 에너지를 한꺼번에 돌릴 수 있는 기능이 있다. 생명 에너지는 잠을 잘 때 두 차례에 걸쳐 제1성좌가 우주로부터 충전을 받는다. 잠이 든 뒤 조금 후에 제1성좌가 충전을 받아 각 성좌마다 생명 에너지를 가득 채워 놓으면 각 성좌는 그날 많이 썼던 신체 부분들에 에너지를 보낸다. 그리고 잠에서 깨어나기 전에 다시 한 번 제1성좌가 우주로부터 에너지를 충전 받아 오늘 쓸 것을 각 성좌에 가득 채워 놓는다. 그러나 잠에서 깨어나기 전에 마지막 충전을 받지 못하고 깨어나면 어딘가 푹 잔 것 같지가 않고 떨떠름한 것이 기분이 좋지 않다. 이것은 마지막 충전을 받지 못해 각 성좌를 가득 채워 놓지 못했기 때문이다. 그리고 각 성좌는 이렇게 충전 받은 에너지만을 사용한다. 그런데 제7성좌만이 성행위를 통해 위의 모든 에너지를 움직일 수 있다. 그것을 환정보뇌 還精補腦라고 한다.

이렇게 일곱 가지 에너지 샘의 기능을 합쳐 〈칠성좌〉라고 하며, 그 핵심이 바로 〈영혼〉인 것이다.

이성을 보고 사랑을 느끼는 것은 제4성좌가 일으키는 것이다. 불쌍한 사람을 보고 측은해하는 것도 제4성좌의 기능이다. 화를 내거나 기분 좋게 느끼는 반응은 제5성좌의 기능이다. 또 성적 흥분을 일으키는 것은 제7성좌의 기능이고, 우습게보거나 부러워하는 것은 제3성좌의 기능이다. 또 보이지 않는 길도 찾아갈 것 같은 자신감은 제2성좌가 일으키는 것이며, 쓰러지지 않고 해낼 것 같은 자신감은 제6성좌가 일으키는 것이다. 이와 같은 것들이 모두 칠성좌의 기능이다.

기감은 이렇게 〈칠성좌〉가 우리 몸을 지키기 위해 위의 일곱 가지 기능을 통해 느끼는 작용이다. 사람의 수준이 느껴지는 것은 〈제3성좌〉가 있기 때문이며, 〈저 정도면 싸워서 이길 수 있을 것 같다〉고 느끼는 것은 〈제6성좌〉가 있기 때문이다. 이렇게 생각 없이 직접 느끼는 모든 반응은 곧 〈영혼〉의 작용인 것이다.

칠성좌의 기능을 다시 한 번 정리하면 제1성좌는 〈영원의 샘〉, 제2성좌는 〈창조의 샘〉, 제3성좌는 〈향상의 샘〉, 제4성좌는 〈사랑의 샘〉, 제5성좌는 〈감정의 샘〉, 제6성좌는 〈원기의 샘〉 그리고 제7성좌는 〈생명의 샘〉이다.

싸이파워Psy-Power

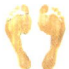

〈제로지대〉로부터 끌어당기는 힘 속의 또 다른 뻗어나가는 에너지가 〈의식〉 작용을 일으킨다면, 뻗어나가는 〈우주심〉 역시 그 속에 끌어당기는 에너지를 갖고 있다. 이 에너지가 우주로부터 현실 세계에 끌어오는 힘을 『싸이파워Psy-Power』라고 한다. 여러분이 간절하게 원했던 것이 현실로 이루어졌다면 그것이 바로 『싸이파워』에 의해서다. 만약 간절하게 원했지만 이루어지지 않았다면 그것은 무엇인가 〈되는 길〉, 즉 『싸이파워』를 모르고 원했기 때문이다.

다시 한 번 말하지만 현실이라는 공간에 원하는 것이 나타나기 위해서는 〈영혼〉이 작용을 해야 한다. 〈자의식〉은 열심히 공부할 수는 있다. 그러나 좋은 학교에 가는 것은 〈영혼〉이 하는 것이다. 이 점을 잘 이해하기 바란다.

좋은 건강법이나 좋은 음식은 너무나 많다. 그러나 병이 낫고 안 낫는 까닭과 죽고 사는 문제는 영혼과 관계가 있는 것이다. 문제는 영혼은 자의식이 아니기 때문에 이해를 하거나 가르쳐서 되는 것이 아니라는 점이다. 그리고 영혼의 작용이 곧 『싸이파워』다. 누군가를 간절하게 보고 싶을 때 갑자기 눈앞에 지나가는 모습이 보인다면 그것이 바로 영혼이 끌어온 것이다. 생각이 입자적 마음이라면, 『싸이파워』는 파동적 마음인 것이다.

자의식이 〈생각과 존재〉라면, 영혼은 〈느낌과 작용〉이다. 자의식이 판단한다면 영혼은 행동하는 것이다. 이 점을 잘 기억해 두기 바란다. 그리고 영혼의 느낌은 〈칠성좌〉의 기능에 의해서 나타난다. 칠성좌가 모태가 되어 느끼는 것이다. 자신감은 제3성좌에 의해 생긴다. 좋은 기분은 제5성좌에 의해 생긴다. 사랑을 느끼는 것은 제4성좌이며 성욕을 느끼는 것은 제7성좌에 의해서다. 이렇게 느끼는 느낌은 모두 칠성좌의 기능인 것이다.

자의식은 입자적 세계만을 인지한다. 눈에 보이는 것을 보고 귀에 들리는 것을 들을 뿐 보이지 않거나 들리지 않으면 아무리 움직여도 알지 못한다. 그래서 이렇게 보이고 들리는 세계만을 있다고 믿는다. 그리고 보이지 않고 들리지 않으면 있다고 믿지 않는다. 이렇게 자의식은 보이는 상태에서 변하는 과정을 보아야만 그 상황을 인식하기 때문에 항상 〈어떻게?〉라는 의구심을 일으킨다. 그리고 이 의구심이 영혼의 작용에 부정적 파동을 일으킨다. 영혼이 작용할 수 없도록 가로막는 것이다. 이렇게 자의식이 보고 인식하여 만든 문명을 〈입자문명〉이라고 한다.

영혼의 작용은, 우주심을 통해 자의식이 원하는 이미지를 전 우주에 전달을 하거나 우주의 흐름을 바꿀 수도 있다. 그러면 오던 비도 멈출 수가 있다. 그러나 이것은 파동적 작용이기 때문에 자의식은 전혀 알지를 못한다. 자의식이 〈어떻게〉를 말할 때 영혼은 〈해낼 것〉을 성취하는 것이다. 그래서 자의식은 이렇게 영혼이 이루어낸 성과를 〈기적〉이라고 말한다.

사람들은 우주라고 말하면 눈에 보이는 달과 별, 그리고 천체를 생각한다. 그것은 우리 몸이 태어나서 존재하듯이 3차원 세계에 만들어진 것일 뿐 그리 중요한 것이 아니다. 오히려 눈에 보이지 않는 작용이 진짜 우주의 본 모습이다. 우주를 알고 싶다면 차라리 눈을 감고 우주를 느껴라. 그렇게 〈영혼〉이 느끼는 우주, 그것이 진짜 우주다. 눈에 보이는 우주는 단지 우주의 작용에 의해서 나타난 것일 뿐 영원한 것이 아니다. 그리고 『싸이파워』는 눈에 보이는 우주를 움직일 수도 있다. 이렇게 우주를 움직이는 문명을 〈파동문명〉이라고 한다. 『싸이파워』는 곧 파동문명의 시작인 것이다.

맨땅요법 책이 나가고 난 뒤 많은 사람들이 〈획기적인 책〉이라며 놀라워했다. 그러나 그들 중에는 땅에 관한 이야기만 중요하고 이와 같은 파동요법은 별로 중요하지 않다고 생각하는 사람들이 있었다. 그러나 진짜 건강하게 활동하며 행복하게 잘 살기 위해서는 이 파동요법이 훨씬 더 중요하다. 죽고 사는 것은 파동요법에 의해 판가름 나는 것이기 때문이다. 잘살고 못사는 것 또한 파동요법에 의해서다. 땅도 돈도 모두 이 지구 안에 있다. 그래서 그것들은 원하면 언제든지 가질 수가 있다. 그러나 마음의 파장은 잘못 쓰이면 어떻게 수정할 수가 없다. 제3성좌가 향상된 사람은 이 대목에 귀를 기울일 것이고, 그렇지 않은 사람은 눈에 보이는 땅에만 신경을 쓸 것이다. 그러면 결국 그 땅 속으로 들어가는 사태가 벌어진다.

『싸이파워』의 메커니즘을 먼저 이해할 필요가 있다. 자의식이 원하는 이미지를 필름이라고 한다면, 제로지대의 뻗어나가는 우주심은 그 필름을 우주라고 하는 스크린에 쏘아 보낸다. 그러면 그 이미지와 같은 형태거나 같은 파장의 것이 형상으로 나타난다. 이때 『싸이파워』가 그 형상을 현실세계로 끌어오는 것이다. 그러면 그것이 우리 인생에 나타난다. 예를 들면 보고 싶은 사람을 생각할 때 갑자기 앞에 보고 싶은 사람이 지나가는 모습이 보이는 것 따위가 바로 그것이다. 물론 우주에는 여러 가지 형태의 여러 가지 종류의 삶이 모두 다 있다. 나의 삶 외에도 별별 삶이 다 있는 것이다. 그러나 나의 『싸이파워』와 관계없는 것은 설사 주변에 널리 깔려 있다 하더라도 나와는 아무런 상관이 없다. 이 말은 쉽게 말하면 수많은 병명과 수많은 환자, 그리고 수많은 병원이 있다 하더라도 건강을 위한 『싸이파워』를 한 사람은 그것들과 아무런 상관이 없다는 뜻이다.

『싸이파워』가 어렵다면, 그것은 자의식으로 하는 것이 아니라 영혼으로 하는 것이기 때문이다. 그러나 한번 알게 되면, 그래서 영혼이 작동하는 법을 터득하게 되면 그 다음부터는 아주 쉽게 할 수 있다. 단지 자의식으로 하는 것이 아니기 때문에 이 글을 읽고 이해하였다 하더라도 쉽게 되지 않는 것이 문제라면 문제다. 자의식에 의한 『싸이파워』를 알기 위해서는 이 책 뒤에 〈5대로〉 중 〈돈스텝6〉를 참고하기 바란다.

　먼저 자의식이 원하는 것을 강하게 생각해 보라. 그리고 영혼이 어떻게 받아들이는지 느껴보라. 만약 지금 〈암〉에 걸려 있다면 〈나는 기필코 건강하게 살 것이다〉라고 생각해 보라. 이때 영혼이 거부 반응을 보이지 않고 〈당연히 그래야지!〉 하며 수긍한다면 그 암은 나을 수 있다. 그러나 〈정말 나을 수 있을까?〉 〈암이 얼마나 독한데!〉 하며 거부 반응을 보이면 그 암은 낫기 힘든 것이다. 결국 낫고 안 낫는 것은 〈암〉 때문이 아니라 〈마음가짐〉 때문에 나타나는 결과인 것이다. 그래서 같은 암이라도 누구는 죽고, 누구는 사는 것이다.

　『싸이파워』가 되기 위해서는 강력한 집중력을 쏟아 붓든지 아니면 지대한 관심을 갖고 있든지, 그것도 아니면 계속해서 꾸준히 반복하여 습관적으로 영혼에 각인을 시켜야 한다. 물론 이와 같은 설명도 충분히 읽고 이해를 해야만 한다. 왜냐하면 자의식이 이해를 해야만 〈어떻게?〉라는 부정적 견해로 영혼을 방해하지 않기 때문이다.

　사실 강력한 집중과 지대한 관심을 통한 〈기대〉는 영혼이 하는 것이다. 그래서 이와 같은 상황은 비교적 잘 이루어진다. 그러나 꾸준히 반복하여 영혼 속에 각인시키는 방법은 자의식이 필요해서 일으키는 것이다. 때문에 자의식이 중간에 나름대로 만족하거나 귀찮으면 때려치우게 된다.

　열심히 공부하는 학생의 영혼은 왜 그 학생이 열심히 공부하는지 처음에는 그 까닭을 알지 못한다. 공부가 좋아서 하는 줄 안다. 그런데 좋은 성적을 받았어도 계속해서 열심히 공부하면 그때서야 영혼은 〈좋은 학교에 가기 위해 열심히 하는군!〉 하며 좋은 학교를 끌어오는 것이다. 이렇게 꾸준히 계속해야 어느 순간 영혼에 원하는 것이 각인되는 것이다. 아들을 낳게 해달라고 100일 동안 같은 장소에 매일 가서 기도하는 것은 그렇게 쉬운 일이 아니다. 처음 2~3일은 쉬울 수 있어도 일주일이 지나면 서서히 가기 싫은 핑계거리가 나타나기 시작한다. 눈이 많이 와서 못 가겠다느니, 장마 때문에 갈 수가 없다느니 하면서 말이다. 그러면 결국 기도하는 목적을 영혼은 알지 못한다.

하지만 꼭 아들을 원한다면 비가 오나 눈이 오나 일상생활에 문제가 생겼거나 큰일이 있다 하더라도 꼭 가야만 한다. 또 갈 수 없는 상황이 벌어지지 않도록 미리 몸가짐을 조심해야 한다. 이렇게 어떤 상황에서라도 끊임없이 계속해야 영혼이 무엇을 바라는지 그 이유를 알게 된다. 그래서 〈절〉에 가면 3천배를 하라고 스님들이 말하는 것이다. 고통과 어려움을 통해 영혼이 무엇을 원하는지 그 까닭을 인식하는 것이다. 결국 모든 어려움 속에서 굳건히 하는 것이 영혼에 원하는 것을 알려주기 위한 노력인 것이다. 그래서 맨땅요법 또한 맨땅지도사와 함께 최소한 100일 정도는 해야 영혼이 왜 하는지 그 까닭을 인식하게 된다.

영혼이 작용하여 〈내자의식가 원하는 것〉을 우주에 내보내면, 나의 소망은 이미 우주에 존재하는 것이다. 여기서 문제는 우주에 존재하는 나의 소망을 〈어떻게 나의 인생에 끌어들이는가?〉 하는 것이다. 우주에는 존재하는데 내 영혼이 그것을 받아들이지 않는다면 그것은 아무 소용이 없는 것이다. 자의식이 〈어떻게?〉 하며 끼어들어와 영혼의 작용을 훼방 놓는다면 그것은 나와 무관한 것이 되고 만다. 때문에 원하는 것이 나의 인생에 나타나기 위해서는 영혼이 그것을 받아들이는 〈수신 주파수대〉에 있어야 한다. 그러면 『싸이파워』가 그것을 현실세계에 끌어오는 것이다. 이때 영혼이 〈수신 주파수대〉에 있는지 아닌지를 자의식에 알려주는 것 또한 영혼의 작용인 칠성좌의 기능이다. 제5성좌가 그것을 느끼는 것이다.

100일 기도처럼 아들을 낳기 위한 〈기대〉를 영혼이 품고, 비가 오나 눈이 오나 꾸준히 해야만 어느 날 영혼이 그 소망을 인식하여 덥석 받아들인다. 처음에는 자의식이 필요해서 시작했다 하더라도 비가 오나 눈이오나 아랑곳 하지 않고 굳건히 하면 이미 영혼이 하고 있는 것이다. 자의식의 소망을 영혼이 인식한 것이다. 맨땅요법도 이렇게 꾸준히 맨땅지도사와 함께 100일 이상을 하여야 원하는 목적이 이루어지도록 영혼이 작용을 한다. 〈왜 이 사람이 맨땅요법을 하는지〉 그 이유를 알아차리는 것이다. 이렇게 현실적으로 여러 가지 어려운 일이 있다 하더라도 포기하지 않고 꾸준히 해야만 〈왜 그것을 하는지〉 그 이유를 영혼이 인식하는 것이다. 그리고 이렇게 영혼이 알아야 비로소 현실세계에 그 이유가 실현되는 것이다.

자의식으로 사는 사람은 스스로 자신을 컨트롤할 수가 없다. 영혼으로 사는 사람은 칠성좌와 자의식을 필요에 따라 움직일 수가 있지만, 자의식으로 사는 사람은 주체가 자의식이기 때문에 영혼의 작용을 막을 수가 없는 것이다.

그래서 자의식이 창피하면 못하고 수줍으면 못 본다. 창피와 수줍음은 칠성좌에 의해서 일어나는 것이다. 칠성좌가 점령당해서 영혼이 힘을 쓸 수가 없는 것이다. 자신도 모르게 무언가를 미치도록 좋아한다면 그것은 칠성좌가 그것에 점령당했기 때문이다. 예를 들면 어느 청년이 예쁜 소녀를 보고 자기도 모르게 반해서 어찌할 바를 모른다면 그것은 그 청년의 영혼이 그 소녀에게 점령당했기 때문이다. 이 말은 그 청년의 칠성좌가 자기도 모르게 그 소녀를 받아들였다는 뜻이다. 그러면 그 청년은 자기 의도와는 상관없이 즉흥적으로 이상한 행동을 할 수 있다. 그러면 사람들은 그 청년을 보고 미쳤다고 하거나 아니면 〈귀신〉이 씌었다고 말한다. 귀신이 정말 있어서 귀신에 의해 행동한 것이 아니라, 이렇게 자신의 칠성좌를 컨트롤할 수 없으면 오히려 칠성좌를 통해 영혼이 점령당하는 것이다. 영혼이 주체가 되지 못하면 이와 같이 제정신이 아닌 상태, 즉 미치거나 귀신들린 상태가 되는 것이다. 그래서 〈정신 차려라〉라는 말은 빨리 〈너라는 주체가 영혼으로 돌아가라〉라는 뜻이다.

현실로 이루어지는지 아닌지는 미리 칠성좌를 통해 알 수가 있다. 영혼이 〈수신 주파수대〉에 있는지 아닌지는 제5성좌에 의해 알 수 있는 것이다. 이른바 칠성좌가 받아들이는 상태를 느끼는 것이다. 이렇게 제5성좌가 느끼는 느낌을 〈기분〉이라고 한다. 기분이 좋으면 지금 잘되고 있는 중이고, 어딘지 모르게 불안하거나 초조하면 잘되던 일도 꼬여서 생뚱맞은 결과를 불러오게 된다.

어쩌면 이것이 『싸이파워』의 어려운 기술이지만, 이 〈수신 주파수〉만 분명하게 맞추면 그 다음 실현은 당연히 되는 것이다. 이때 수신 주파수를 맞추는 비결은 바로 〈믿음〉이다. 당연히 이루어진다고 믿는 믿음이 바로 수신 주파수의 주체인 것이다. 그리고 이렇게 믿음이 쉽게 이루어질 수 있는 것은 제3성좌가 있기 때문이다. 제3성좌에 걸림이 없으면 그것이 바로 〈믿음〉이다. 때문에 아무리 심한 병도 〈건강하게 활동하는 것을 믿고 영혼이 그 수신 상태에 있게 되면〉 그 병은 나을 수 있는 것이다. 그리고 그때 필요한 것이 바로 맨땅요법이다. 맨땅요법은 확실하게 그 낫는 상태를 불러들이거나 유지시켜 주기 때문이다.

　원하는 것이 이루어지기 위해서는 원하는 최종 목표가 분명해야 한다. 그러나 사람들은 자기 사정에 급급하여 원하는 목표보다 처해진 상황에 매달려 있게 된다. 우주의 입장에서 우주가 할 일을 목표로 해야 하는데, 자기 입장에서 자기 사정에만 매달려 있는 것이다. 때문에 아픈 사람이 스스로 낫게 해달라고 하거나 아니면 아픈 사람을 낫게 해달라고 기도하면 그 병은 낫지 않는다. 왜냐하면 마음속에 병이라고 하는 분명한 이미지를 갖고 있기 때문이다. 차라리 건강한 모습으로 활동하는 모습을 이미지로 그려야 한다. 일어나서 뛰어놀게 해달라고 기도해야 하는 것이다. 이렇게 〈될〉 이미지가 분명하면 그 이미지를 우주심이 우주에 내보내고 그것이 공명현상을 통해 그와 같은 에너지를 만나면 『싸이파워』가 그 세계를 현실 속에 끌어온다. 그런데 여기서 아주 중요한 사실은, 위에서도 말했지만 여러분의 〈자의식〉 속에 병이 있다고 인식되는 순간, 그것은 영혼에 전달되고 영혼은 제2성좌를 통해 송과체를 움직여 그 병을 현실세계에 끌어들인다는 것이다. 그러면 여러분은 환자가 되는 것이다. 이 또한 『싸이파워』에 의한 것이다. 그래서 이와 같은 과정으로 『싸이파워』가 여러분의 인생에 현실을 창조하는 것이다. 자의식의 생각은 〈마음〉에, 영혼의 뜻은 〈인생〉에 나타난다.

　물론 몸이 있으니까 몸은 아플 수가 있다. 재앙이 소멸의 전조현상이듯이 아픔은 죽음의 전조현상이다. 그러나 아픈 몸은 병원에 가서 치료를 하면 나을 수가 있다. 문제는, 몸이 아니라 〈자의식〉을 통해 영혼 속에 인식되어 있는 병이다. 이 〈영혼 속의 병〉은 몸을 치료한다 해서 없어지는 것이 아니다. 왜냐하면 『싸이파워』가 그 병을 인생에 끌어들였기 때문이다. 이렇게 인생에 끌어들인 병은, 〈성인병〉〈난치병〉〈불치병〉 등으로 불리며 치료를 해도 잘 낫지를 않는다. 그 이유는 몸의 병이 아니라 마음, 즉 영혼의 〈병〉이기 때문이다.

　〈자의식〉과 〈우주심〉의 힘이 비슷한 상태를 〈제로보드〉라고 한다. 이 제로보드는 〈제로지대〉 상태에서 뻗어나가는 힘과 끌어당기는 힘이 균등한 상태를 말한다. 〈자의식〉 안에 오랫동안 인식되어 있던 〈병〉이나 〈소원〉이 잠을 잘 때라든지 아니면 숨을 쉴 때 자기도 모르게 〈우주심〉에 흘러들어갈 수가 있다. 그러면 우주심은 그 인식되어 있는 〈병〉이나 〈소원〉을 〈공간〉과 〈온도〉 제로지대를 통해 전 우주에 내보낸다. 그러면 우주에서 그와 같은 〈파장〉의 입자와 만나게 된다. 이것을 〈공명현상〉이라고 한다. 그러면 『싸이파워』가 그 입자를 현실 세계에 끌어오는 것이다. 그러면 〈소원〉은 이루어지고, 〈병〉은 몸에 나타나는 것이다. 이것이 〈인생〉이 만들어지는 원리이다. 여기서 의도적으로 〈제로보드〉 상태에 원하는 이미지를 각인시켜 영혼 속에 밀어 넣는 기술이 있다. 『싸이파워』 능력가는 바로 이와 같은 기술을 사용할 줄 아는 사람이다.

〈제로보드〉는 곧 자의식과 우주심의 힘이 비슷한 상태를 말한다. 중요한 것은 자의식 안에 들어 있는 인식이 우주심 쪽으로 흘러들어가게 하는 방법이다. 그래야만 우리의 인생에 자의식이 인식한 내용이 나타나기 때문이다. 여기서 제로보드란 곧 자의식과 우주심이 서로 거부하거나 방해하지 않는 상태를 말한다. 힘이 비슷하기 때문에 서로에게 영향력을 행사할 수 없는 것이다. 계속해서 꾸준히 해야 하는 이유도 여기에 있다. 자꾸 하고 또 하다보면 자기도 모르게 자의식의 소망이 영혼 속에 흘러들어가는 것이다. 또는 평상시에 자기도 모르게 영혼 속으로 흘러들어갈 때도 있다. 이것을 〈5대로〉라고 한다. 〈5대로〉는 뒤에 자세히 설명하겠다. 그런데 여기서 매우 중요한 것은 어떻게 〈제로보드〉 상태를 임의로 만들 수 있는가 하는 것이다. 제로보드 상태는 쉽게 말하면 뇌파가 제로상태에 있을 때를 말한다. 물론 『싸이파워』 능력가는 임의로 그 상태를 만들 수 있지만, 그렇지 않은 사람은 두 가지 방법으로 원하는 이미지를 우주심 쪽으로 넘길 수가 있다. 그 첫 번째 방법은 잠을 잘 때이다. 잠이 들고 얼마 후면 뇌파는 곧 〈세타파〉 상태가 된다. 세타파는 곧 뇌파의 제로상태를 말한다. 이때 간절히 바라는 이미지가 영혼 속으로 들어가는 것이다. 그래서 잠이 들기 전에는 항상 좋은 생각만 하는 습관을 들여야 한다. 누구를 저주하거나 벌 받는 생각을 하면 그것이 자신의 인생에 나타난다. 또 아침에 잠에서 깨어나면 항상 〈오늘 하루를 행복하게 원했던 일이 모두 잘 이루어졌다〉고 하는 〈감사상태〉로 일어나야 한다. 미리 고맙다고 하고 〈감사상태〉에 머무르면 그렇게 받기 때문이다.

두 번째 방법은 숨을 쉴 때이다. 우리는 호흡을 할 때 마시는 숨과 뱉는 숨 사이에 잠깐 호흡이 정지되는 상태가 있다. 이때도 뇌파는 거의 〈세타파〉에 가깝다. 그래서 이때 바라는 이미지가 슬쩍 영혼 쪽으로 넘어가는 것이다. 문제는 넘어갈 수 있는 정확한 이미지를 갖추는 것이다. 병을 낫게 해달라고 하면 〈병〉이 넘어간다는 사실을 잊지 말라. 즐겁게 활동하는 모습을 원해야 〈건강〉이 영혼에 주입된다는 사실도 기억하라. 결코 억지로 웃는 모습을 만들어서도 안 된다. 마음이 편하게 웃고 있어야 한다. 이 점을 곰곰이 생각해보라. 그래서 〈죽을 때 죽더라도〉라는 심정으로, 생사는 하늘에 맡긴다는 기분으로 즐겁게 살아야 하는 것이다.

다시 한 번 요점을 정리하면, 우리 마음의 〈제로지대〉가 끌어오는 힘을 통해 육체의 5관으로부터 정보를 수집하면, 우리의 〈자의식〉은 그 정보를 통해 생각하고 판단한다. 이렇게 자의식의 판단은 그때, 그 순간, 그 현실이 아니라 과거의 자료를 통한 판단이기 때문에 사실 정확하다고 말할 수가 없다. 한편 〈제로지대〉로부터 뻗어나가는 〈우주심〉은 그 중심축이 우주이기 때문에 우주의 작용이라고 말할 수 있다. 그런데 우주의 작용은 〈자의식〉과 달라서 생각할 자료나 판단할 근거가 없다. 단지 우주와 똑같은 〈보존본능〉을 통해 〈제로지대〉가 들어 있는 우리 몸을 지킬 뿐이다. 이렇게 우주심은 생각이 없는 대신 육체를 지킬 수 있는 일곱 가지 기능을 갖고 있다. 그 일곱 가지 기능을 〈칠성좌〉라고 하며, 칠성좌의 핵심을 〈영혼〉이라고 한다. 결국 영혼은 생각하는 것이 아니라 칠성좌의 기능을 통해 반응하는 것이다. 즉 우리 몸은 생각하거나 판단하는 〈자의식〉과 반응하거나 작용하는 〈영혼〉을 갖고 있는 것이다. 그리고 이 두 가지 모두를 마음이라고 한다. 생각하는 마음과 움직이는 마음이다. 중요한 것은 〈자의식〉 속에 내재되어 있는 인식이 〈영혼〉 속에 들어가면, 영혼은 그 인식한 내용을 우리의 인생에 창조한다는 것이다. 이것을 『싸이파워』라고 한다.

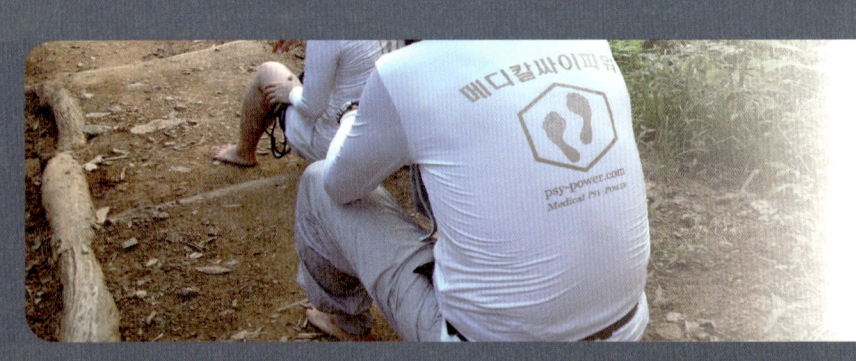

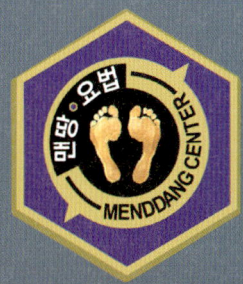

PART _02

메디칼 싸이파워 Medical Psy-Power

메디칼 싸이파워 Medical Psy-Power

『싸이파워』로 원하는 인생을 창조하듯이『싸이파워』는 원하는 건강도 누릴 수 있다. 〈파동요법〉을 통해 건강을 누리는 것이다. 병이 마음에서 뭉쳐 만들어진 입자라면, 파동을 통해 뭉쳐 있는 마음을 없애버리면 병이라는 존재도 자연스럽게 사라진다. 이렇게 뭉쳐진 마음이 없어지면 병 또한 자연스럽게 사라지는 것을 〈파동요법〉이라고 한다.

〈병〉은 크게 나누어 두 가지가 있다. 하나는 〈몸〉의 병이고, 또 하나는 〈인생〉의 병이다. 여기서 말하는 〈인생〉의 병은 〈마음〉에서 온다. 그리고 몸의 병은 그것이 아무리 심한 경우라도 반드시 고칠 수가 있다. 문제는 인생의 병이다. 인생의 병은 그것이 아무리 미약하더라도 마음에서 사라지지 않는 한 죽을 때까지 계속된다. 이른바 〈불치병〉이다. 그리고 〈몸〉과 〈인생〉 모두는 사실 병명과는 크게 상관이 없다. 몸의 병은 환경이나 그 밖의 여러 가지 조건에 의해 생겼다 하더라도 일찍 병원에 가서 치료를 받으면 대부분 낫는다. 그러나 인생의 병은 그것이 〈마음〉에 각인된 것이기 때문에 병원에 가도 고칠 수가 없다. 주단계식 치료법이 있을 뿐이다. 그래서 〈싸이파워 건강법〉은 간단하게 말하면 〈제로보드〉를 통해 영혼 속에 각인된 병을 없애는 방법이다. 자의식을 통해 인식한 병을 저장하고 있는 곳이 〈제로보드〉이다. 이렇게 〈제로보드〉에 각인된 병은 자연스럽게 〈영혼〉으로 넘어가 인생에 나타난다. 〈싸이파워 건강법〉은 결국 〈제로보드〉에 각인된 병을 지워버리는 방법이다. 이른바 파동요법이다. 그래서 〈병은 마음으로 고쳐라〉라고 말하는 것이다.

옛날 중국 당나라 때 덕산德山이라는 유명한 선사가 있었다. 덕산은 〈제로지대〉를 사람들에게 일깨워 주기 위해 무슨 생각으로 질문을 하든 무조건 방망이로 머리를 내려쳤다. 그 질문은 〈자의식〉이 한 것이기 때문이다. 이렇게 〈제로지대〉를 일깨워주기 위해 〈자의식〉을 내려치는 덕산의 가르침을 〈덕산의 방棒〉이라고 한다. 일어나는 생각은 이미 〈제로지대〉가 아니며, 또 〈제로지대〉가 있기 때문에 그와 같은 궁금증도 일어날 수 있다는 것을 방망이로 머리를 내려침으로써 일깨워준 것이다. 방망이를 맞는 순간 생각은 사라지고 〈제로지대〉만 남기 때문이다. 그러나 대부분의 승려들은 〈제로지대〉를 자각하기보다는 〈아프다〉는 생각을 주로 했을 것이다.

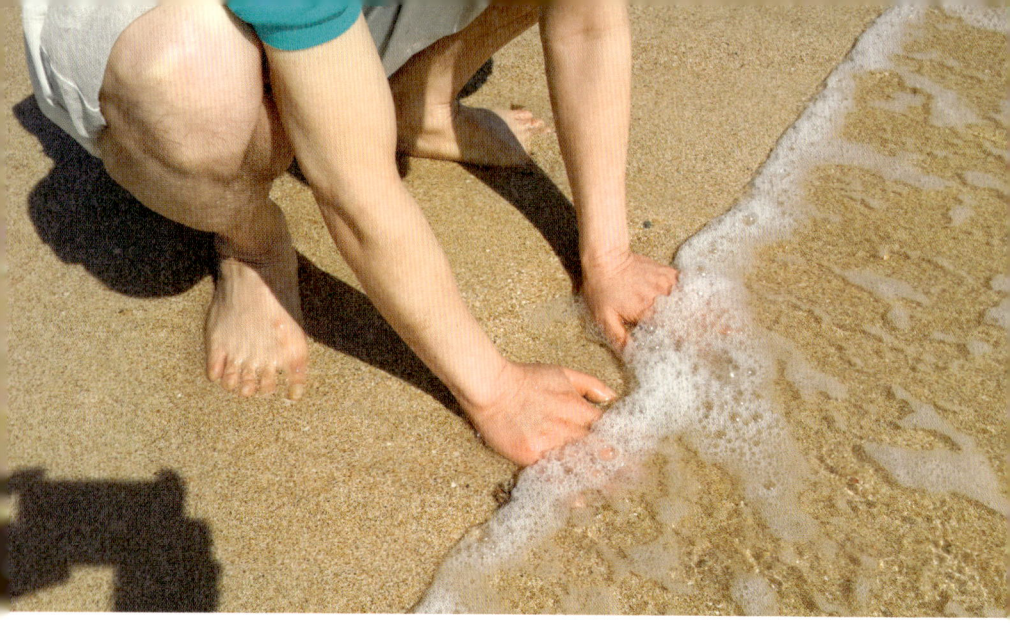

하루는 덕산이 병이 나서 앓고 있었다. 그때 중들이 문안 와서 물었다.

"병들지 않는 자도 있습니까?"

"있다."

"누가 병들지 않는 자입니까?"

그때 덕산이 고함을 쳤다.

"아이구 아~야, 아~야~야!"

덕산이 아픈 것은 몸이다. 영혼은 전혀 아프지 않다. 그러면 덕산의 인생에는 고질병이 생기지 않는다. 덕산은 몸이 아픈 것이지, 인생이 아픈 사람은 아니었다. 덕산의 〈제로보드〉에는 병이 존재하지 않았던 것이다.

병은 마음으로 고쳐라

흔히 말하는 마음 이전의 〈제로보드〉에 〈병〉이 없으면 몸은 아플지언정 그 사람의 인생에 병은 없다. 다시 말하면 〈고질병〉이나 〈난치병〉 등 〈성인병〉이 발생하지 않는 것이다. 설사 고치기 힘들다는 〈암〉 같은 병에 걸렸어도 〈제로보드〉에 병이 없는 사람은 결국 낫는다. 이렇게 죽을병과 나을 병은 서로 다른 것이다. 병이 다른 것이 아니라 마음가짐이 다른 것이다.

〈병〉이나 〈희로애락〉의 심정은 〈제로지대〉에는 없다. 그리고 〈제로지대〉는 스칼라scalar 파장을 갖고 있어서 〈원래 상태〉가 아닌 것은 흡수해버리는 성질이 있다. 〈제로보드〉에 질병이 없는 사람은 설사 몸이 심하게 아프더라도 스칼라 파장이 그 아픈 상태를 흡수해 없애버리는 것이다. 마음 역시 마찬가지로 아무리 〈죽을 것만 같은 심정〉

도 제로지대의 스칼라 파장이 흡수하면 잊어버리고 만다. 그러면 사람들은 〈세월이 약〉이라고 하면서 언제 그랬냐는 듯이 살아가는 것이다. 여기에 질병으로부터 자유로울 수 있는 비밀이 있다.

요즘은 비행기나 기차를 탔을 때 듣기 싫은 차체의 소음을 없애주는 〈노이즈 캔슬링noise cancelling〉이라는 이어폰이 나와 있다. 이것은 마이크를 통해 비행기나 기차의 소음을 받아들여 그것과 똑같은 파장을 반대로 만들어 〈소음〉을 상쇄시키는 이어폰이다. 스칼라 파장은 일종의 노이즈 캔슬링처럼 〈제로지대〉에서 나온 에너지가 변형된 파장을 흡수하여 원래 상태만 남겨놓는 것을 말한다. 시끄러운 차체 소리는 〈제로지대〉 에너지가 흡수하고 귀에는 원음만 들리도록 한 이어폰처럼 말이다. 단, 노이즈 캔슬링 이어폰은 수평적 파동이지만 스칼라 에너지는 수직적으로 작용한다는 것이 다를 뿐이다. 최근에는 이와 같은 우주의 〈스칼라 원리〉를 이용하여 우리 몸을 치유하는 데 많은 효과를 보고 있다고 한다. 스칼라 파장을 우리 몸에 쏘여주면 고밀도의 스칼라 파가 인체 내의 활성화되지 않은 곳으로 흘러들어 질병의 종류에 관계없이 우리 몸을 재생, 활성화시키는 것이다. 이것은 마치 자석이 자신보다 강한 자장을 만나면 그 극성이 바뀌는 원리와 같다. 결국 〈스칼라〉 파장이란, 우리 몸의 나쁜 파장을 없애버리기 위해 〈제로지대〉에서 내보낸 빨아들이는 파장이다. 그러면 우리 몸은 나쁘기 이전의 원래 상태로 되돌아간다.

〈스칼라 파장〉은 이렇게 몸뿐만 아니라 마음에도 작용한다. 〈자의식)의 깊은 상처를 흡수하여 없애버리는 것이다. 그래서 우리는 죽을 것 같은 슬픔도 잊을 수 있고, 날듯이 기쁜 기쁨도 잊게 되는 것이다. 〈세월이 약〉이라고 말하는 이유도 바로 마음의 〈제로지대〉에서 스칼라 파장이 나와 아픈 마음을 상쇄시켰기 때문이다. 이렇게 스칼라 파장은 마음과 몸 모두를 원래 상태로 되돌려 놓아 우리의 인생을 건강하게 만들어 준다.

스칼라 파장은 정육각형으로 만들어진 헥사곤Hexagon 안에도 존재한다. 정육각형이 곧 〈공간의 제로지대〉이기 때문이다. 맨땅요법 책이 발간된 직후 우리는 지구최초의 헥사곤을 서울 방배동에 만들었다. 이 헥사곤 안에는 제로지대의 제로 포인트 에너지가 들어 있으며, 이 제로 포인트 에너지가 스칼라 파장을 만드는 것이다. 이 헥사곤은 벽돌에서부터 바닥의 흙 모두를 황토로 만들었다. 황토 역시 분자 구조가 정육각형인 헥사곤이다. 때문에 이곳은 막강한 제로 포인트 에너지와 원적외선 그리고 살균작용과 항취 능력을 발휘한다. 더

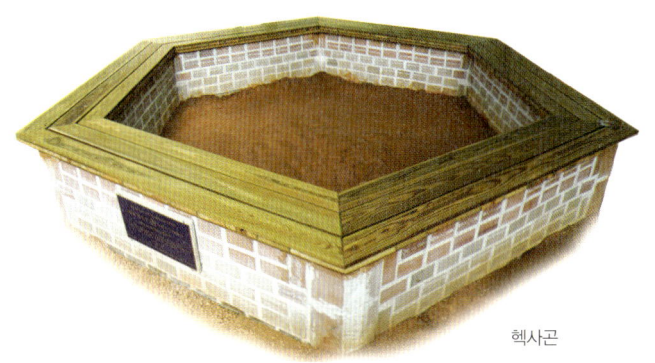

헥사곤

불어 지구 고유 주파수가 감돌고 있으며 지구의 자장으로부터 영향을 받지 않도록 세심한 설계를 하였다. 그리고 이 헥사곤은 우리 몸에 전혀 해가 없이 오로지 이득만 볼 수 있도록 정밀하게 〈밀도〉를 맞추어 만들었다. 맨땅요법의 종류가 해피, 파워, 수퍼, 메가수퍼 4가지인데 그중에 가장 강력한 효과를 발휘하는 곳이 바로 이 헥사곤이다. 그래서 헥사곤에서 하는 맨땅요법을 〈메가수퍼 어스〉라고 한다. 더불어 이곳에서 『싸이파워』를 하면 그 효과 또한 배가 된다.

또 평상시에도 항상 몸에 지닐 수 있는 작은 헥사곤이 있다. 바로 『싸이파워』 메달이다. 내가 뇌출혈로 쓰러졌을 때 만들어서 몸에 지니고 다닌 것이 바로 『싸이파워』 메달이다. 『싸이파워』 메달은 순금과 순은 두 종류가 있는데 순금은 역시 마찬 가지로 분자 구조가 헥사곤으로 되어 있다. 그때부터 나는 항상 이 금목걸이를 몸에 지니고 다녔던 것이다. 『싸이파워』 메달은 또 『싸이파워』를 할 때도 매우 유용한 제품이다. 6각 중 한 각을 손바닥의 노궁혈에 대고 꼭 쥐면 마음이 〈제로보드〉 상태가 된다. 이 때 제로보드에 원하는 최종 이미지를 그리며 우주에 원하는 것을 〈명命〉하는 것이다. 자세한 내용은 『싸이

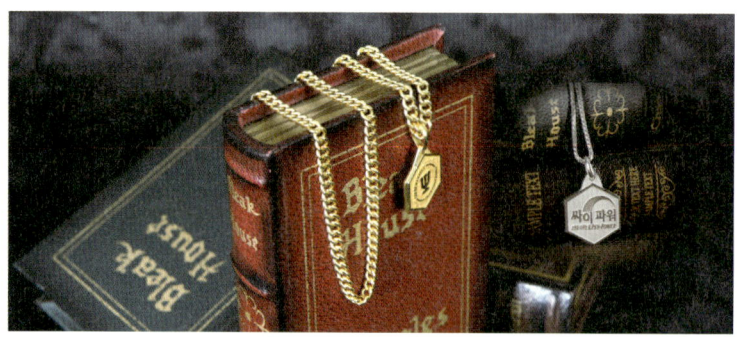

싸이파워 메달

파워』 책을 참고하기 바란다.

　머리가 복잡하고 잡념이 많아 집중이 안 될 때나 두통이 있을 때는 〈똑똑이〉라고 하는 헥사곤을 머리에 쓰고 하면 된다. 똑똑이는 다섯 가지 종류로 구성되어 있는데 가장자리에 있는 것은 목에 걸고, 두 번째의 것은 머리에 쓰고 그리고 세 번째 이하의 것은 화장품을 담아 두든지 아니면 차나 담배 등을 넣어 두었다 마시거나 피우면 맛이 한결 부드러워진 것을 느낄 수 있다. 맨땅요법 책을 읽고 똑똑이를 구입해 사과 실험을 한 독자의 실험 예를 뒤에 소개하겠다.

　2015년 여름은 유난히도 더웠는데 이 작은 헥사곤 안의 사과는 냉방 시설을 사용하지 않은 대구 실험실에서 한여름을 썩지 않고 거뜬히 견뎌낸 것이다. 피라미드가 사람을 썩지 않게 보존할 수 있었던 것도 바로 이와 같은 원리에서다. 헥사곤을 3차원으로 만들면 그것이 바로 피라미드다.

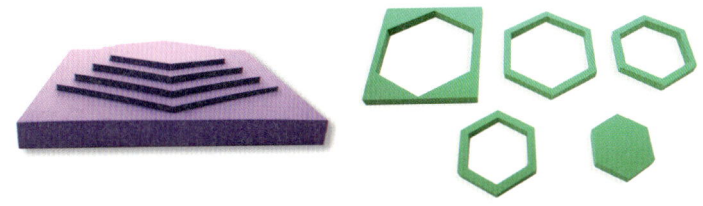

5단 똑똑이

　갑작스럽게 날씨가 변하면 몸에 병이 날 수가 있다. 또, 상한 음식을 잘못 먹어도 몸에 병이 날 수가 있다. 또, 종기가 난 사람 옆에 함께 있다 보면 그 종기가 옮을 수도 있다. 이렇게 몸이 실수한 병은 대체로 모두 고칠 수가 있다. 우리 몸의 체온이 올라가면 면역력은 그만큼 강해진다. 그래서 헥사곤 안에 있게 되면 원적외선 때문에 체온이 올라가 면역력이 증가하는 것이다. 감기에 걸렸을 때 열이 나고 체온이 올라가는 이유도 그 때문이다. 체온이 39도가 되면 감기 균을 박멸시켜 버린다. 또 43도 이상이 되면 〈암〉 세포도 죽여 없앤다. 그래서 옛날 우리 조상들은 몸이 아플 때 구들에 불을 잔뜩 때고 솜이불을 덮고 누워 있었던 것이다. 그러나 마음이 불러들인 병은 쉽게 고쳐지지 않는다. 왜냐하면 그 병은 몸에 생긴 것이 아니라 〈인생〉에 생겼기 때문이다. 불치병이나 고질병 따위가 바로 그것이다.

우리는 어렸을 때부터 병에 걸린 사람을 보고 자란다. 그리고 자기 자신도 병에 걸려본 적이 있다. 물론 병은 나을 수 있는 것과 낫기 힘든 것이 있는데 우리의 자의식은 그것을 구별할 줄 모른다. 다 같은 병인 줄 안다. 단, 대수롭지 않게 생각하는 사람과 염려스럽게 생각하는 사람이 있을 뿐이다. 병에 대한 염려는 곧 〈제로보드〉에 서서히 병을 각인시킨다. 그러면 영혼은 〈제로보드〉에 각인된 병을 서서히 불러들인다. 그러다 어느 날 생각했던 그 병과 비슷한 증세가 나타나면 자의식은 얼른 자신이 난치병에 걸렸다고 인정해버린다. 그러면 그때부터 그 병을 앓는 환자가 되는 것이다. 그런데 병이 아니라 건강을 위해서 운동을 하거나 식이요법을 했는데도 병에 걸리는 사람이 있다. 그 이유는 무엇일까?

제일 먼저, 건강에 대한 〈염려〉 때문이다. 우리는 흔히 건강을 위한다는 말을 많이 하지만 진짜 건강한 사람은 굳이 건강을 위할 필요가 없다. 아니 사실 건강이란 이 우주에는 없는 것이다. 지금까지 알고 있던 지식을 모두 버리고 생각해 보자. 건강이란 무엇인가를! 사실 이 우주에 건강은 없다. 질병이 아닌 상태가 곧 건강이다. 건강이란 말은 질병의 관점에서 생긴 말이지 원래는 없는 것이다. 그래서 건강을 원한다는 것은 그 이면에 질병이 있다는 뜻이다. 보이지 않는 영혼에 질병이 있기 때문에 자의식이 건강을 원하는 것이다. 이것은 마치 〈돈〉을 바라는 마음이 〈빈곤〉인 것과 같다. 영혼이 풍요로우면 부자가 되지만 빈곤한 영혼은 부자가 될 수 없는 것이다. 이것을 〈빈익빈貧益貧, 부익부富益富〉라고 한다. 마음은 돈을 원하는데 〈영혼〉 속에는 자꾸 빈곤이 각인되는 것이다. 그러면 가난한 영혼은 자꾸 돈의 노예가 되어 간다. 그러니 곰곰이 생각해 보라. 건강을 위한다는 자신의 생각 이면에는 건강에 대한 염려가 자리 잡고 있다는 것을 본인 스스로가 더 잘 알 것이다. 그러면 영혼은 서서히 병들기 시작한다.

그러므로 진짜 건강하기 위해서는 건강조차 위하지 않는 마음을 가져야 한다. 이것을 〈즐거움〉이라고 한다. 즐거운 마음으로 하면 활력이 넘치고 그러면 건강한 것이다. 그래서 운동을 할 때도 운동을 즐기기 위해서만 하라. 결코 건강을 위해 운동을 하지 말라. 자의식이 운동에 대한 〈즐거움〉을 끌어당기면 뻗어나가는 에너지는 즐거움을 지키기 위한 〈건강〉을 〈제로보드〉에 각인시킨다. 그래서 즐겁게 사는 사람은 모두 건강하다는 것을 주변에서 볼 수 있다. 그러니 음식도 먹고 싶은 것을 즐겁게 먹고, 운동도 하고 싶은 것을 즐겁게 하라. 단,

〈아프락사스의 공〉을 지켜 무리하게 하지는 말라. 즐겁게 먹되 포만감이 오기 전에 숟가락을 내려놓고 운동 또한 피곤하지 않게 적당한 선에서 멈추라. 그러면 자의식은 즐거움을 끌어안고 〈영혼〉에는 건강이 각인되는 것이다. 영혼이 건강하면 인생은 저절로 건강해진다.

두 번째는 〈무리〉 때문이다. 어쩌면 이 또한 염려가 저지르는 과욕일 수도 있다. 무리한 욕심이 〈아프락사스의 공〉을 넘어가는 것이다. 뱁새가 황새를 쫓아가면 가랑이가 찢어진다. 멀쩡하던 몸이 망가지는 것이다. 그러면 뱁새는 병원에 가야 한다. 우리 몸의 질병은 90%가 활성산소에 의해 생겨난다. 무리하면 활성산소가 증가하는 것이다. 그래서 열심히 운동하는 사람은 근육은 건강해 보여도 얼굴은 쭈그러져 늙어 보인다. 그리고 무리한 운동은 단명의 원인이 되기도 한다. 이렇게 늙고 죽는 것도 무리가 빚어낸 활성산소 때문이다. 그러니 건강하게 살기 위해서는 결단코 〈아프락사스의 공〉을 지켜야만 한다. 문제는 자신의 〈아프락사스의 공〉을 유지하는 정도를 찾아내는 것이다. 그 해답은 황금률에 있다.

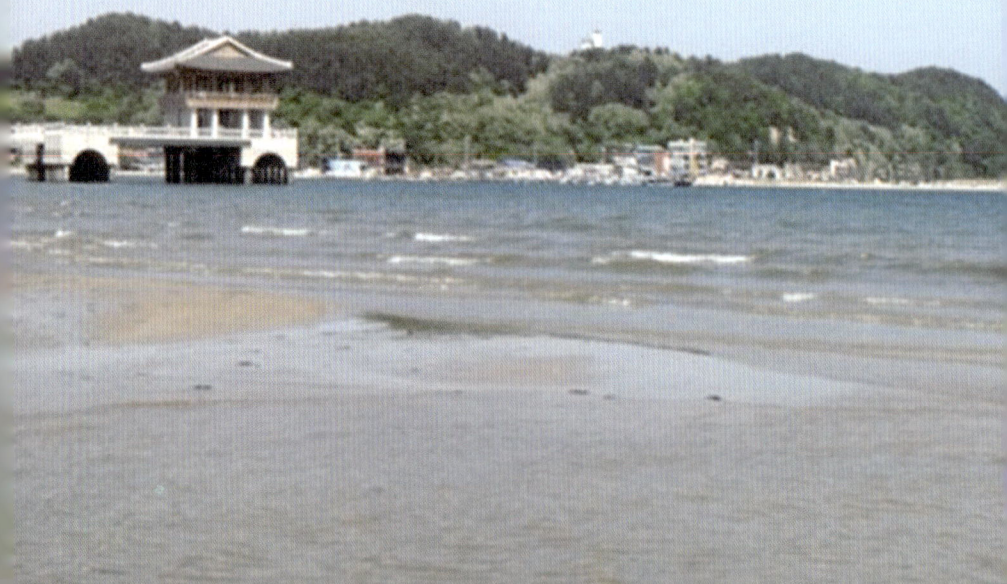

영혼이란 말은 많이 들어서 익히 알고는 있지만 정확하게 모르는 사람이 대부분이다. 어쨌든 영혼에 병이 없으면 우리 몸의 병은 있다가도 사라지는 것이 원칙이다. 그런데 평소에 건강에 문제가 없다고 여기던 사람이 건강진단을 받고 암이 있다고 하면 그때부터 영혼은 그 암을 받아들이고 그리고 수술을 하여 얼마 못 가 세상을 떠나고 만다. 일본 게이오 대학의 방사선과 의사인 곤도 마코토 씨는, 그들이 죽는 이유가 대부분 암 자체보다 치료의 고통을 견디지 못하기 때문이라고 한다. 그리고 암 역시 〈유사암〉으로 그냥 놔둬도 전이되지 않는 것이 대부분이라고 한다. 그래서 마코토 씨는 진짜 암은 현대의학으로도 완치할 수 없고, 유사암은 놔둬도 전이되지 않으니 어느 쪽이건 잘라내는 수술은 하지 말라고 권한다. 차라리 그냥 내버려두고 속편하게 살면서 다른 방법을 찾는 것이 현명하다는 것이다. 물론 치료는 의사와 상의해서 할 일이지만 가능하면 영혼이 그 병을 받아들이지 말고 차라리 즐거운 마음으로 맨땅요법을 하며 하루하루를 행복하게 산다면 어떨까? TV에도 나왔듯이, 시골에 내려가 맨땅을 밟으며 효소를 만들어 먹고 하루하루를 행복하게 살았더니 〈암〉이 없

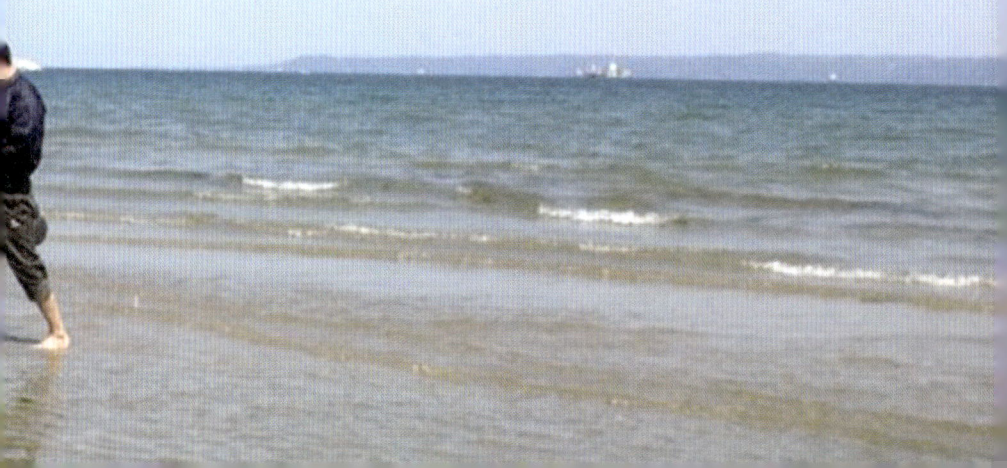

어졌다는 사람들의 얘기가 바로 그 산 증거가 아닐까?

　자의식이 〈건강〉을 염려하면 제로보드에는 질병에 대한 〈염려〉가 각인되고, 자의식 안에 〈즐거움〉이 가득 차면 제로보드에는 〈건강〉이 각인된다.

　제로보드의 염려는 영혼을 병들게 하고 제로보드의 즐거움은 영혼을 활력이 넘치게 한다. 그러므로 무엇이든지 항상 즐겁게 하라. 그리고 만약 누군가가 〈장수의 비결이 무엇입니까?〉 하고 묻는다면 자신 있게 대답하라. 〈즐겁게 사는 것입니다!〉라고.

　세 번째는, 역시 식습관이나 운동부족 때문이다. 입자문명의 입장에서 보면 〈고기가 좋다〉든지 〈야채가 좋다〉는 등 여러 가지 연구 결과가 있는데 그 결과는 병이 생겼을 때는 모두 맞지만 그렇지 않은 경우에는 결코 맞는 말이 아니다. 아무리 몸에 해로운 독약이라도 그것을 많이 먹으면 죽지만 아주 적은 양을 먹었을 때는 죽어가는 사람도 살릴 수 있다. 마찬가지로 고기나 야채도 많이 먹으면 독이 될 수 있지만 적당히 알맞게 먹으면 비상약처럼 아주 요긴할 수 있는 것이다.

　살아 있는 우리 몸은 항상 피가 흐른다. 이때 혈관 벽과 혈류 사이에는 정전기가 발생한다. 만약 고기를 계속 먹게 되면 혈관 벽에는 〈양전하〉가 쌓인다. 그러면 혈액 중에 〈음전하〉를 가진 적혈구 등이 달라붙게 된다. 이렇게 계속되면 결국 혈관이 막히는 현상이 발생한다. 반대로 채식만 계속하면 혈관 벽에는 〈음전하〉가 쌓인다. 그러면 혈류 속의 양전하를 가진 적혈구 등이 달라붙어 고기를 먹었을 때와 똑같은 현상이 발생한다. 그러므로 이와 같은 현상이 벌어지지 않기 위해서는 고기와 채소를 번갈아가며 먹어야 한다. 그러면 혈관 벽에 뭉쳐 있던 적혈구 등이 분리되어 혈액순환이 잘 되는 것이다.

〈입자문명〉에만 익숙해져 있는 요즘 사람들은 객관적인 신체 구조에는 별 관심이 없고 〈보약〉이나 〈영양제〉 같은, 몸에 좋다는 것만 찾는 경향이 있다. 우리 몸은 갓 태어났을 때는 물이 80~90% 정도 되며, 가장 왕성한 청년기에는 물과 살의 비율이 7:3쯤 된다. 지구 역시 물과 땅의 비율이 7:3쯤 된다. 그래서 7:3은 〈건강의 황금률〉인 것이다. 그러다 점점 몸이 늙어 가면 피부도 쭈그러지고 결국은 이 세상을 하직하고 만다. 이렇게 몸이 쭈그러져 죽는 이유는 영양이 부족해서가 아니라 바로 〈물〉이 부족하기 때문이다. 여기서 주의해야 할 점은, 차나 음료수는 〈물〉이 아니라는 점이다. 차나 음료수 속에는 〈이뇨제〉가 들어 있어서 오히려 몸속의 물을 빼앗아간다. 결론적으로 말하면 우리 몸에 필요한 영양제 중 가장 좋은 으뜸은 바로 〈물〉이다. 때문에 〈어떤 음식이 우리 몸에 좋을까〉는 그다지 중요하지 않다. 단 먹고 싶은 것은 모두 다 먹되 포만감을 100%라고 했을 때 70%만 먹는 것이 가장 중요하다. 이 또한 〈건강의 황금률〉이기 때문이다. 그리고 이것은 많은 사람들이 〈소식小食이 건강에 좋다〉고 말하는 것과 같은 이치이다. 그리고 몸이 건강하기 위해서는 몸속에 6각 구조의 물이 많아야 한다. 왜냐하면 생명력은 육각 속에 존재하기 때문이다. 이 물을 〈육각수〉라고 한다. 육각수는 암세포도 물리칠 수 있다. 암세포는 오각형 구조를 하고 있기 때문이다.

건강의 황금률

이 세상에 존재하는 모든 에너지는 〈아프락사스〉의 원리에 의해 끌어당기는 힘과 뻗어나가는 힘을 동시에 갖고 있다. 그래서 지금 우리 눈앞에 보이는 모든 물체들도 사실은 가만히 정지해 있는 것 같지만, 나름대로 그 분자 알맹이들은 바쁘게 움직이고 있다. 단지 그 움직임이 우리 눈에 보이지 않을 뿐이다. 그러다가 뻗어나가는 힘이 점점 더 강해지면서 끌어당기는 힘이 약해지면 그때부터는 서서히 부서지기 시작한다. 그래서 이 세상에 존재하기 위해서는 끌어당기는 에너지 70%와 뻗어나가는 에너지 30%를 지켜야 한다. 이때가 가장 이상적이다. 그리고 이와 같은 배분율을 〈황금률〉이라고 한다.

안전지대라고 할 수 있는 〈아프락사스의 공〉 또한 황금률에 준해서 생각하면 된다. 70%를 넘어서면 무리라고 생각하고 30% 이하가 되면 이 또한 존재가치가 없다고 생각하면 된다. 먹을 때도 항상 위장의 70%까지만 채우면 무엇을 먹더라도 아무 문제가 없다. 어차피 이 세상의 모든 것은 〈아프락사스〉이기 때문에 황금률을 넘어가면 〈득〉이 〈해〉로 바뀌기 때문이다. 건강한 우리 몸속의 물은 〈육각수〉가 65% 이상, 〈오각수〉가 25% 이하 그리고 나머지는 나선형 구조로 되어 있다.

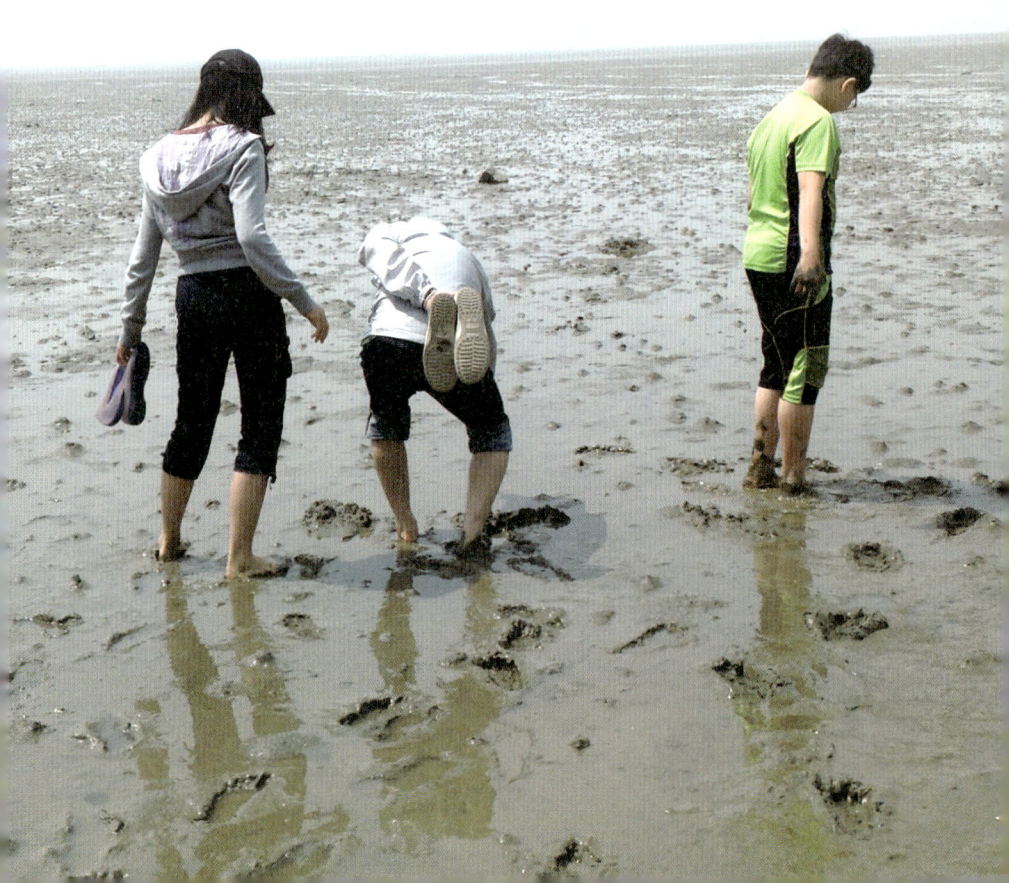

우주의 6대 원칙

우주가 영원할 수 있는 것은 단 하나의 본능과 서로 상반된 성질의 작용, 그리고 그 본능을 지키기 위한 여섯 가지 원칙이 있기 때문이다. 단 하나의 본능은 바로 우주가 스스로 자신을 지키고자 하는 〈보존본능〉이다. 또 아프락사스의 작용은 그 보존본능을 지키기 위한 작용이다. 그래서 우주는 〈존재〉와 〈작용〉을 동시에 갖고 있는 것이다. 주변에 있는 모든 것들이 어제도 있었고 오늘도 있고 또 내일도 있을 수 있는 것은 이와 같은 우주의 보존본능이 지켜주고 있기 때문이다. 그리고 수많은 물체가 허물어져 사라지는 것 또한 우주가 스스로를 보존하기 위한 조치이다. 그래서 우주는 영원히 존재하는 것이다.

그러나 우주의 피조물인 삼라만상은 영원히 존재할 수가 없다. 왜냐하면 피조물은 우주가 존재할 수 있도록 〈작용〉을 해야 하기 때문이다. 그래도 그런 와중에 피조물이 존재하기 위해서는 우주가 영원히 존재하듯이 어떤 원칙이 있다. 이 원칙이 지켜지면 우주처럼 존재할 수 있는 것이고, 이 원칙에 위배되면 우주는 소멸시켜버린다. 이 원칙을 〈우주의 6대원칙〉이라고 한다.

  우주의 작용은 아프락사스에 의해 서로 상반되는 생멸을 통해 이루어진다. 때문에 피조물의 작용과 변화는 곧 우주의 본능을 위해서 있는 것이다. 이렇게 세상 모든 피조물은 6대원칙에 의해 생겼다가 소멸한다. 그리고 이 여섯 가지 원칙은 우주의 〈축〉과 같아서 지구가 일정한 〈축〉을 통해 안전하게 활동하듯 우주 또한 여섯 가지 원칙을 통해 안전하게 변화를 일으키는 것이다. 그리고 이와 같은 변화 속에 〈복〉과 〈재앙〉이 숨겨져 있다.

  우주가 스스로 영원히 존재할 수 있는 것은 6대원칙이 있기 때문이다. 이 6대원칙을 통해 소멸하는 피조물을 바라보고 우주는 스스로의 존재를 소중하게 간직하는 것이다. 피조물의 작용이 자기도 모르게 우주의 6대원칙과 부합하면 〈행운〉이 따른다. 그리고 6대원칙을 어기면 〈재앙〉을 받는다. 재앙은 소멸을 예고하는 우주의 경고다. 그래서 재앙은 반드시 고통을 수반한다. 우리는 고통을 벗어나는 순간 행복을 느끼지만, 항상 행복 속에 있게 되면 그 행복의 존재를 모른다. 그래서 고통은 빨리 〈행복으로 돌아가라〉는 경고인 것이다. 질병을 통한 고통 또한 이와 같다. 아픔을 통해 건강으로 돌아가라는 메시지인 것이다. 우주가 스스로를 보존하듯이 경고를 통해 행복과 건강의 세계를 소중하게 간직하라는 배려인 것이다. 그래도 행복과 건강의 고마움을 모르면 우주는 가차 없이 그 존재를 소멸시켜 버린다. 그리고 존재 자체를 소중하게 지키면 우주는 〈복〉을 통해 〈보존본능〉을 장려하는 것이다.

1. 존재의 원칙

우리가 어제도 살았고, 지금도 살며, 내일도 살 수 있는 것은 이 우주에 존재의 원칙이 있기 때문이다. 또 수많은 것들이 계속 바뀌거나 변할 수 있는 것도 이 우주에 존재의 원칙이 있기 때문이다. 존재는 눈앞에 보이는 〈입자〉와 계속해서 움직이는 〈작용파동〉 두 가지가 있다. 그리고 계속해서 움직이는 〈작용〉에 의해 〈입자〉는 변하게 된다. 결국 작용 없는 입자는 〈멸滅〉하게 되고 입자 없는 작용은 있을 수가 없다.

이 세상에 존재하기 위해서는 반드시 갖추어야 할 세 가지 조건이 있다. 그것은 〈핵核〉과 〈축軸〉 그리고 〈울타리境界〉이다.

이 세상에 존재하는 모든 것들은 반드시 그 중심에 〈핵〉이 있다. 〈핵〉이 중심이 되어 이 세상에 안주하는 것이다. 우리의 의식도 그 중심에 〈핵〉이 있어 〈자의식〉이 되고, 아스트랄 보디도 그 중심에 〈핵〉이 있어 〈영혼〉이 된다. 이렇게 〈핵〉은 존재의 중심이다.

〈입자와 파동은 아프락사스의 하나〉이기 때문에 모든 〈존재〉는 반드시 그 이면에 〈작용〉도 함께 있다. 이 작용의 중심을 〈축〉이라고 한다. 지구는 하나의 존재이지만 역시 〈축〉을 통해 일정하게 돌고 있다. 덕분에 우리는 낮에는 일을 하고, 밤에는 잠을 잘 수가 있는 것이다. 만약 지구가 축이 없이 제멋대로 돈다면 우리는 살 수도 없을뿐더러 지구 또한 파괴되어 사라져버린다. 이렇게 〈축〉은 작용의 중심인 것이다. 〈핵〉과 〈축〉은 결국 입자와 작용의 중심인 것이다.

넓은 의미에서 우주는 하나지만 그 안에 존재하는 수많은 것들은 반드시 자신의 존재를 구별 짓는 〈경계〉를 갖고 있다. 그 경계를 〈울타리〉라고 한다. 같은 동네에서 내 집과 남의 집을 구별할 수 있는 것도 〈울타리〉가 있기 때문이며, 너와 나를 구별할 수 있는 것도 몸과 몸의 경계가 분명하기 때문이다. 이렇게 〈울타리〉는 존재와 존재를 분명하게 알 수 있는 뚜렷한 경계인 것이다. 결국 이 세상에 존재하기 위해서는 반드시 그 중심에 〈핵〉이 있어야 하며, 그 존재의 작용은 〈축〉을 갖고 움직여야 하며, 그 존재 자체는 〈울타리〉로 형태를 갖추어야 하는 것이다. 그리고 이와 같은 세 가지 조건이 갖추어지면 비로소 이 세상에 존재할 수 있는 자격이 주어진다. 이것을 〈존재의 원칙〉이라고 한다.

2. 락樂의 원칙

우주와 피조물이 다른 점은, 우주는 영원하지만 피조물은 언젠가 〈멸滅〉한다는 것이다. 그래서 우리 피조물의 세계에는 〈슬픔〉이 있지만 우주는 슬픔이 없다. 우주는 단지 즐겁고 기쁜 〈락〉의 파장만 있다. 이것은 매우 중요한 사실로 우리가 건강하게 잘살기 위해서는 반드시 〈기쁜 마음으로 즐겁게 살아야 한다〉. 왜냐하면 우주와 같은 패턴의 사이클로 살아야 건강하게 잘살 수 있기 때문이다. 반면에 피조물의 세계는 소멸하기 때문에 슬픔이 있고, 또 슬픔이 있기 때문에 소멸할 수 있는 것이다. 슬픈 마음은 마음에 응어리를 만들고, 그 응어리가 뭉치면 그것이 몸에 병을 만든다. 그래서 슬픔의 대가는 〈죽음〉, 즐거움의 대가는 〈건강〉인 것이다. 흔히 긍정적인 생각을 해야 정신 건강에 좋다느니, 긍정적인 마음으로 살아야 건강하게 살 수 있다는 이유가 바로 이 때문이다. 우주는 언제나 즐거운 파장으로 움직이고 있는데 우리가 슬픈 파장을 내보이면 우주는 어떻게 하겠는가? 아무리 듣기 좋은 노래라도 슬픈 노래를 부르는 가수가 일찍 죽는 이유가 바로 여기에 있다.

3. 대가의 원칙

우리 인생에서 가장 현명한 삶을 살기 위한 길은 무엇일까? 그것은 바로 〈대가의 원칙〉을 분명히 아는 것이다. 〈성공했다, 실패했다, 사고가 났다, 1등을 했다, 행복하다, 불행하다〉 하는 것들이 모두 어떤 생각과 행동에 대한 〈대가〉이기 때문이다. 특히 본인은 잘 살아보려고 옳은 생각과 바른 행동을 했는데 그 대가가 〈화禍〉를 불러들이는 것이라면 얼마나 끔찍하겠는가? 예를 들면, 잘살기 위해 고생고생하며 살았는데 그 결과가 〈빈곤〉이라면 얼마나 억울하겠는가?

노력과 성과는 정비례하는 것이 아니다. 그 이유는 〈자의식〉적 노력이기 때문이다. 성과는 영혼의 작용이다. 어쩌면 자의식의 노력과 아무런 상관이 없을 수도 있다. 그러나 우리는 일곱 살 이후부터 자의식으로 주로 살아왔기 때문에 그 관계를 잘 모르고 착각할 수가 있다.

풍족한 영혼의 대가는 〈부富〉다. 그리고 결핍의 대가는 〈빈곤〉이다. 궁상의 대가는 〈고생〉이다. 염려의 대가는 〈질병〉이나 〈사고〉고, 즐거움의 대가는 〈건강〉이다. 그러니까 〈부富〉나 〈건강〉이 나타나려면 영혼 속에 〈풍족함〉이나 〈즐거움〉이 들어 있어야 한다. 그러나 대체로 자의식은 이와 반대되는 작용을 한다. 영혼에 없으니까 가지려고 하는 것이다. 영혼이 가난한 사람은 돈에 인색하고, 영혼이 병든 사람은 보약을 찾는다. 그래서 본인은 잘되기 위해 노력했는데 결과가 반대로 나타나면 〈왜 나한테 이런 일이 일어날까?〉 하며 신세를 한탄하는 것이다.

동양 철학 가운데 〈역易〉이라는 원리가 있다. 역은 변한다는 뜻이다. 그리고 역에는 두 가지가 있다. 하나는 〈세상이 변하면 내가 변하는 수동역〉이고, 또 하나는 〈내가 변하면 세상이 변하는 능동역〉이다. 제3성좌가 발달된 사람은 자기 힘으로 모두를 먹여 살릴 생각을 한다. 그러나 마음이 인색한 사람은 세상 속에서 어떻게라도 자기 먹을 것만 챙긴다. 그렇게 시간이 흐르면 두 사람의 현실은 엄청나게 차이가 난다. 수동역으로 산 사람은 여전히 초라하게 살지만 능동역으로 산 사람은 엄청난 부자가 되어 있는 것이다.

그것은 세상으로부터 얻고자 하는 사람과 세상을 움직여 원하는 것을 차지하는 사람의 차이일 뿐이다. 그래서 풍요의 대가는 〈부〉, 인색의 대가는 〈궁핍〉인 것이다. 그리고 능동역으로 사는 사람은 해야 할 활동을 생각할 뿐 병에 집착하지 않는다. 그래서 설사 몸의 어느 한 부분이 아프다 할지라도 아픈 몸을 걱정하거나 염려하지 않고 빨리 일어나 활동할 미래만 생각한다. 마음은 이미 건강상태인 것이다. 그러면 자기도 모르게 병이 사라져 건강하게 사는 것이다. 사실

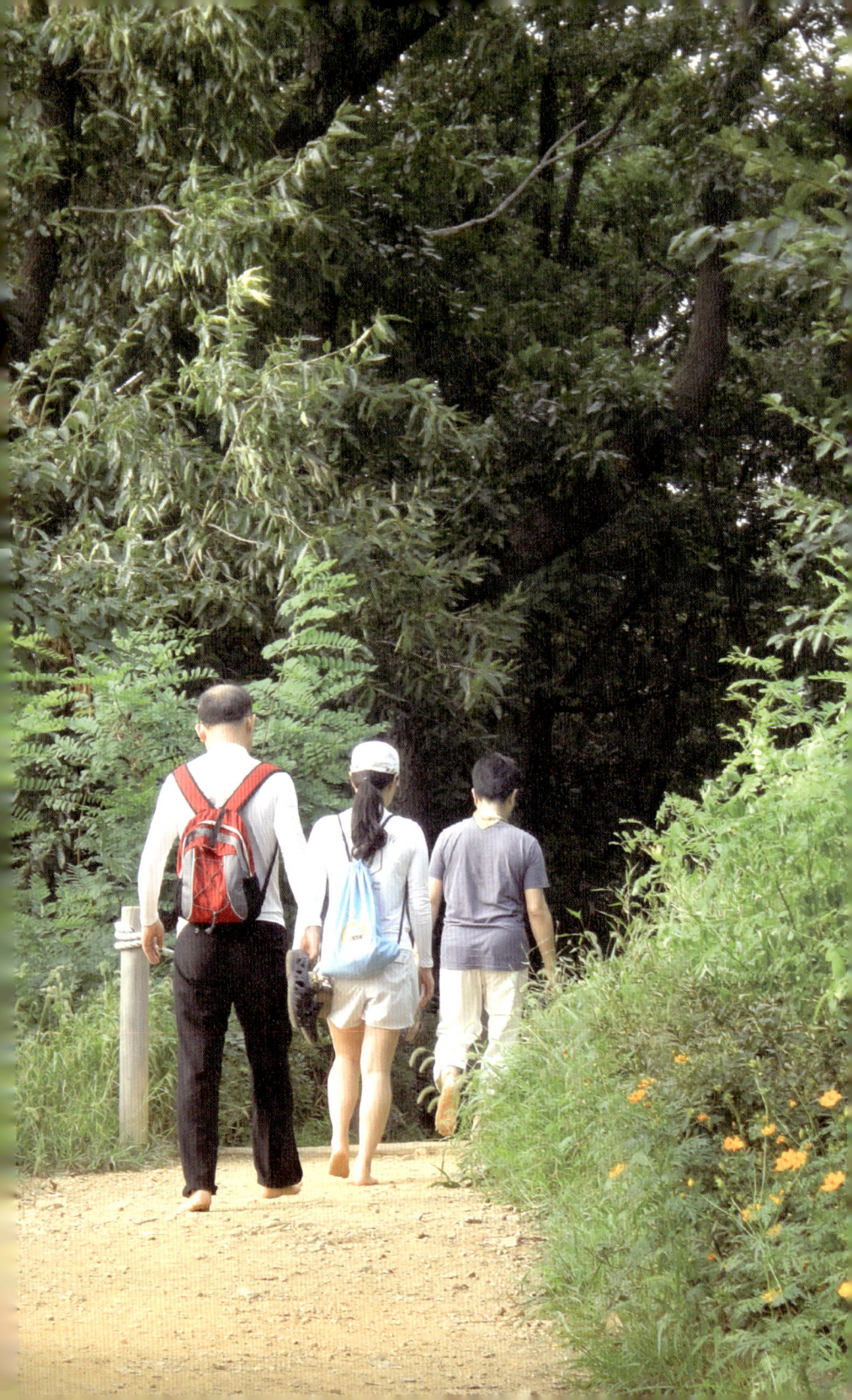

우리 몸은 매일같이 하루에도 수백, 수천 가지 암세포가 생겨난다. 그러나 면역력이 강한 사람은 다음날 그 모든 암세포를 물리치는 것이다. 그러나 자기 염려가 많은 사람은 그 암세포를 몸에 품고 자라도록 숙성을 시킨다. 그러면 훗날 암 환자가 되는 것이다. 이렇게 자의식의 노력과는 상관없이 영혼에 무엇이 들어 있느냐가 중요한 것이다. 그리고 영혼에 들어 있는 그 무엇에 따라 나타나는 현실을 〈대가의 원칙〉이라고 한다.

건강은 즐거움의 대가이다. 때문에 먹고 싶은 것은 무엇이든 가리지 말고 즐겁게 먹고, 일도 하고 싶은 것을 즐겁게 하고, 운동도 무리하지 않게 즐겁게 하라. 그러면 항상 건강할 것이다. 단, 아무리 즐겁더라도 결코 〈아프락사스의 공〉은 넘지 말라. 왜냐하면 무리는 결코 즐거움이 아니기 때문이다.

4. 이득의 원칙

보도블록을 걷다보면 보도블록 사이의 틈새에 꽃이 피어 있는 것을 볼 수 있다. 만약 여러분에게 그곳에 꽃밭을 만들라고 하면 여러분은 절대로 그 틈새에 꽃씨를 뿌리지 않을 것이다. 여러분 눈에는 보도블록만 보이지 그 틈새의 흙이 보이지 않기 때문이다. 그러나 우주는 그 보이지 않는 틈새 속의 흙에도 꽃씨를 심는다. 이것을 이득의 눈 혹은 〈이득의 원칙〉이라 한다.

갈림길에서 어찌해야 할지 모를 때 우주는 항상 이득이 되는 쪽을 선택한다. 손해조차 이득으로 바꿔 생각하는 것이다. 천둥 번개가 치고 지진이 일어나면 지구가 손해 보는 것 아닌가 생각되겠지만, 사

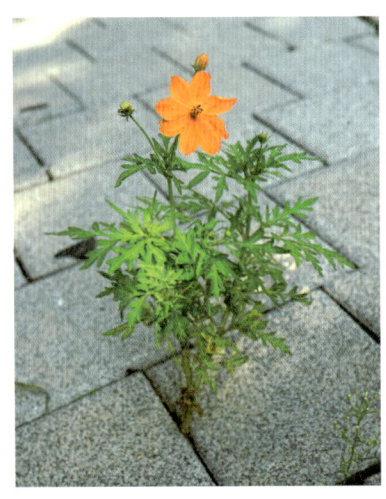
보도블록의 꽃

실은 우주가 지구를 보호하기 위해 일으키는 현상이다. 이런 일이 벌어지지 않으면 지구는 아마 폭발할지도 모른다. 때문에 만약 소중한 것을 잃었다면 그보다 더 좋은 것을 갖도록 노력하라. 그러면 손해가 이득이 될 것이다. 몸이 아플 때는 〈현재 이곳에 이상이 있으니 빨리 고쳐라〉라는 우주의 신호다. 과거의 잘못으로 존재에 이상이 생겼으니 어서 해결하라는 뜻인 것이다. 왜냐하면 해결이 이득이기 때문이다. 꼭 가치를 돈으로 계산할 수는 없지만, 예를 들어 천 원짜리 물건을 잃어버렸다면 이 기회에 만 원짜리를 구입할 것을 계획하라. 우주는 이렇게 〈득〉이 되는 쪽을 선택하고, 또 〈득〉을 베풀어 더 많은 〈득〉이 되도록 노력한다. 물론 우주는 그 득이 〈아프락사스의 공〉을 넘지 않는 범위에서 만족한다. 〈아프락사스의 공〉 또한 우주의 〈득〉을 지키기 위한 조치인 것이다.

죽을병에 걸린 사람은 사실 너무나 자신을 위하기 때문에 그런 병에 걸린 것이다. 어렸을 때부터 주변에 병 걸린 사람을 보고 〈나도 저렇게 아프면 어찌하나〉 하는 자기 〈염려〉가 마음속에 존재했기 때문에 그 〈염려〉가 병을 끌어들인 것이다. 이런 사람들은 〈염려〉가 병을 끌어들인다는 사실을 알게 되면 또다시 자신을 위해 계산을 한다.

〈그렇다면 어떻게 그 염려를 버릴 수 있을까?〉 하고 또다시 고민을 하는 것이다. 이와 같은 생각이 〈자기 애착〉인 줄 모르고 점점 더 깊은 애착을 키워가는 것이다. 사실 염려를 놓아버릴 수 있는 길은 두 가지가 있다. 하나는, 자신이라고 하는 〈자의식〉을 통째로 놔버리는 것이다. 그러면 자의식 속의 염려는 없어지게 되고 그렇게 〈제로보드〉의 염려가 없어지면 병은 자연히 사라지게 된다. 그래서 〈암〉으로 판정받은 사람이 모든 것을 다 버리고 시골로 내려가 자연과 함께 살았더니 기적적으로 나았다는 얘기가 바로 이와 같은 이유에서다. 여기서 모든 것을 다 버렸다는 것은 곧 자의식의 꿈과 인생 그리고 계획했던 생활과 생활여건 등 모든 것을 말한다. 이렇게 자신, 즉 자의식을 버린 영혼이 자연을 찾아가 흙과 함께 하루하루를 만족하며 즐겁게 살면 다시 건강해지는 것이다.

또 하나는 〈파동요법〉으로 『싸이파워』 메달로부터 제로지대의 생명 에너지를 받는 것이다. 그리고 제로지대의 스칼라 파장이 자신을 건강하게 만들어준다고 믿는 것이다. 먼저 송과체가 믿으면 그렇게 작용을 한다. 방법은, 메달을 손에 쥐고 한쪽 모서리를 노궁혈에 댄 채 매일 아침 〈오늘도 활력 있게 할일을 모두 잘 해냈습니다〉 하고 과거 완료형으로 말하고, 그 에너지에 〈잘 해줘서 고마웠다〉고 과거형으로 말한다. 일어날 일을 미리 종료시키는 것이다. 그리고 잘되었다는 〈감사상태〉에 머무르면 우주는 반드시 그렇게 해준다.

영혼은 움직이는 〈나〉이다. 반면에 자의식은 머무르는 〈나〉이다. 영혼으로 사는 사람은 하고자 하는 목표가 정해지면 영혼이 〈예스!〉

하며 그리로 간다. 이렇게 정해진 목표로 이동하는 상태를 〈긍정적 주파수대〉라고 한다. 그리고 목표지점에서 현실 세계에 그 목표가 실현되도록 〈생각〉을 한다. 끝에서 시작하는 것이다. 그러나 자의식으로 사는 사람은 목표를 향해 가질 않는다. 오히려 목표를 저울질하며 〈될까, 안 될까〉를 걱정한다. 그리고 걱정하는 마음은 〈안 될 것이다〉라고 결정짓는다. 이른바 〈부정적 주파수대〉이다.

좋지 않은 상념이 떠오르면 얼른 〈손털기〉로 털어버려야 한다. 그런데 〈부정적 주파수대〉에 있는 사람은 〈손털기〉로 털어도 나쁜 상념이 없어지지 않는다고 한다. 〈손털기〉는 나쁜 생각이 나쁜 현실을 불러오는 것을 막기 위한 이미지 제거법이다. 영혼이 움직이는 사람은 매사 모든 것을 〈긍정적〉으로 생각한다. 그리고 그렇게 되기 위해 영혼이 그 목표로 간다. 〈맨땅요법〉이 좋다고 하면 그 이치를 살펴보고 〈그렇군!〉 하며 그렇게 따른다. 물론 그로 인한 좋은 결과를 〈기대〉하면서 말이다. 그러면 좋은 결과가 나타나기 시작한다. 부정적 주파수대에 있는 사람은 영혼이 움직이질 않는다. 때문에 결과 역시 모두 부정적이다. 결국 되고 안 되는 것은 목표 그 자체의 설정 때문이 아니라 영혼이 성취하기 위해 그 목표에 갔느냐, 아니냐에 의해 나타나는 결과이다. 영혼이 정해진 목표를 향해 이동하면 이루어지는 것, 그것은 우주에 〈이득의 원칙〉이 있기 때문이다.

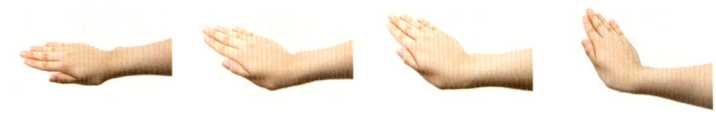

손털기 (이 동작을 연속적으로 두세 번 반복한다.)

영혼으로 사는 사람은 맡은 바 업무가 끝나면 잠에 푹 빠진다. 그러면 꿀 같은 깊은 잠을 자고 또 일찍 일어난다. 그러나 부정적 주파수대에 있는 사람은 깊은 잠을 잘 수가 없다고 하면서 일찍 잠자리에 든다. 그리고 8시간 이상을 누워서 잔다. 그리곤 한잠도 못 잤다고 푸념을 늘어놓는다. 이른바 불면증인 것이다. 사실 8시간 누워 있었으면 잘 만큼 다 잔 것이다. 문제는 영혼이 잠으로 가지 않고 자의식이 깊은 잠을 기다렸기 때문에 못 잔 것처럼 느낄 뿐이다. 결국 긍정적인 삶이란, 영혼이 목표를 향해 나아가는 삶이다. 그리고 부정적인 삶이란, 자의식이 움직이지 않고 결과만 바라는 삶이다. 그래서 긍정적인 삶은 이루어지고 부정적인 삶은 이루어지지 않는 것이다.

이득의 원리는 영혼이 움직여야 한다. 현재가 좋지 않더라도 영혼이 좋은 쪽을 택해 가면 〈이득〉이 되는 것이다. 그러나 자의식은 앉아서 이득만 바랄 뿐 움직이지 않는다. 그러면 결과는 매번 〈손해〉로 나타난다. 영혼은 항상 긍정, 자의식은 대체로 부정을 하는 것이다. 때문에 인생을 풍요롭게 살기 위해서는 원하는 것을 항상 긍정적으로 택해야 한다.

어떤 사람은 육식이 몸에 해롭다며 거부한다. 육식이 몸에 해롭다면 그 이유는, 지방과 같은 나쁜 것을 과다하게 섭취해서 몸에 〈해〉가 쌓이기 때문이다. 그리고 〈해〉는 고기뿐만 아니라 사실 모든 것에 전부 다 있다. 항산화 식품조차도 계속해서 한 가지만 꾸준히 섭취하면 〈독〉이 된다는 보고도 있다. 항산화 식품 역시 자연전자에 의해 만들어진 것이다. 채소는 대지로부터 자연전자를 흠뻑 받고, 등 푸른 생선은 바다로부터 자연전자를 흠뻑 받은 것이다. 여하튼 우리 몸에 꼭 필요한 영양소 중 하나가 단백질인데, 단백질은 뭐니 뭐니 해도 육류의 단백질이 단연 최고다. 그래서 고기를 통해 단백질을 많이 섭취해야 기운도 나고 면역력도 높아지는 것이다. 채식만 계속하면 어지럽고 기운이 없다. 거기다 한 가지만 먹어서 혈액순환마저 잘 안 된다면 오죽하겠는가?

육류가 우리 몸에 〈해〉를 끼친다면 그것은 〈삼겹살〉이나 꽃등심처럼 〈지방〉이 많은 고기를 즐겨먹기 때문이다. 그래서 고기를 먹지 말라, 물을 먹지 말라 하며 〈무엇을 먹지 말라〉고 권하는 것은 〈득〉보다 〈화〉를 불러들이는 것이다. 차라리 건강을 위해서라면 〈먹고 싶은 것은 다 먹되, 포만감이 오기 전에 70% 정도만 먹어라〉라고 말해야 한다. 소식小食이 좋다는 학설은 진리이기 때문이다. 왜냐하면 30% 정도 위장을 비워두는 상태가 곧 식사의 〈황금률〉이기 때문이다.

음식을 먹을 때는 항상 즐겁게 먹으라. 왜냐하면 〈즐거움〉의 대가가 곧 〈건강〉이기 때문이다. 기분 나쁜 상태에서 먹으면 〈제5성좌〉에 영향을 끼쳐 원활하게 소화 작용을 하지 못한다. 그러니 즐겁게 천천히 먹으라. 그러나 포만감을 느끼기 전에 얼른 숟가락을 내려놓아야 한다. 이것만 지키면 〈건강〉은 우주의 〈락의 원칙〉에 의해 보장될 것이다. 건강은 〈락의 원칙〉의 대가인 것이다. 그래서 우주는 죽지 않고 영원히 살 수 있는 것이다. 그러나 〈무엇을 먹을까〉를 선택해야 한다면 가능한 한 야채나 바다 생선을 많이 먹으라. 왜냐하면 야채는 변을 보기가 좋고, 생선은 항산화 작용을 하기 때문이다.

루소는 말했다. 자연으로 돌아가라고. 특히 요즘은 이 말이 진리처럼 느껴진다. 왜냐하면 〈입자문명〉 시대의 발전이 결국 우리를 해롭게 만들고 있기 때문이다. 어쩌면 이것은 〈아프락사스의 공〉을 확실하게 몰라서 그런지도 모른다. 자연의 〈아프락사스의 공〉은 정확한데 인간의 노력은 아직 미숙한 것이다. 그래서 〈병〉의 종류도 점점 더 많아지고 병명도 외울 수 없을 만큼 매우 복잡해졌다. 아스팔트를 깔고 흙먼지가 없어 좋다고 한 지 50년 만에 환자는 더욱 많아졌으며, 이빨을 썩지 않게 하기 위해 불소를 치약에 넣은 것이 사람을 바보로 만들고, 음이온이 몸에 좋다고 하여 만들어낸 수많은 전자제품이나 코팅제에서 〈방사능〉이 검출되고 있으며, 머리나 몸을 깨끗하게 씻기 위해 계면활성제를 넣어 만든 제품들이 탈모나 뇌신경 질환을 일으킨다고 한다. 그 밖의 화장품이나 음식물 중에도 시작은 〈득〉을 위해 했으나 결과는 〈해〉가 되어 더 큰 장애를 일으키는 제품들이 많이 있다. 한때는 〈나노 제품〉이 좋다고 여기저기서 떠들더니 이제는 나노 제품의 입자가 몸에 해를 끼친다 하여 거의 모두 사라졌다. 이제 우리는 〈해〉를 피하고 〈득〉만 얻을 수 있는 자연요법에 눈을 떠야 한다. 그 중 으뜸이 바로 〈맨땅요법〉이다.

5. 계산의 원칙

계산은 크게 나누어서 두 가지가 있다. 하나는 〈입자적 계산〉이고 또 하나는 〈파동적 계산〉이다. 대부분 여러분이 사용하는 계산은 입자적 계산이다. 있는 것 하나에다 또 다른 것 두 개를 합하면 세 개가 된다는 것이 입자적 계산이다. 파동적 계산은 눈에 보이지 않는다.

왜냐하면 〈작용〉이기 때문이다. 계란 10개를 갖고 가면서 〈닭 10마리를 만들어 또 다시 알을 낳으면…〉 하는 입자적 계산에 몰두하다가 달려오는 자전거를 보지 못하고 부딪쳐 계란을 모두 깨뜨렸다면 그 것은 〈파동적 계산〉을 몰랐기 때문이다.

대체로 뜻대로 안 되는 이유는, 그 〈뜻〉이 입자적 계산에 의한 뜻이었기 때문이다. 적당한 선에서 멈출 수 없는 이유도 바로 입자적 계산에 의해 했기 때문이다. 무리를 할 수 있는 이유도 입자적 계산에 의한 욕심 때문이다. 입자적 계산은 자의식이 한다. 반면에 파동적 계산은 〈자의식〉이 아니라 〈영혼〉에 의한 〈기감氣感〉으로 하는 계산이다. 때문에 상황이나 벌어질 일 등을 미리 감지해서 대처하는 것이다. 무사는 파동적 계산으로 살아야 한다. 파동적 기감을 모르면 자신을 지킬 수가 없다. 적을 느끼고 적의 행동을 느껴야 적을 제압할 수 있는 것이다. 이렇게 느껴서 아는 계산을 파동적 계산이라 한다. 입자의 세계는 크고 작은 대소大小와, 많고 적은 다소多少가 있다. 그리고 파동의 세계는 강하고 약한 강약强弱과 길고 짧은 장단長短이 있다. 이와 같은 특성을 잘 혼합하여 존재할 수 있도록 사용하는 것이 곧 계산의 원칙이다. 자세한 내용은 〈제로지대〉라는 책을 참고하기 바란다.

건강에 필요한 또 하나는 당연히 운동이다. 그러나 운동도 무리하게 욕심을 부리면 오히려 건강을 해친다는 사실을 사람들은 잘 모른다. 운동을 입자적 계산으로 욕심껏 하기 때문이다. 운동선수들이 건강한 것 같지만 무리하게 하다 보면 골절 등 외관상의 병을 만들기도

하고 무리한 근육 운동을 많이 하다 보면 몸에 활성산소가 많이 만들어져 오히려 일찍 늙는 난센스를 일으킨다. 그래서 운동은 걷기운동이나 가벼운 맨손체조를 통해 땀이 촉촉이 날 정도로 몸을 원활하게 움직이는 것이 좋다. 단 젊었을 때는 힘을 기르기 위해 운동 기구를 사용하되 결코 무리해서는 안 된다. 물론 젊었을 때는 심한 운동이나 일광욕을 하더라도 신체에서 생산되는 산화방지효소 SOD Super Oxide Dismutase의 충분한 생성으로 과잉 발생한 활성산소를 없애 그것이 정상세포를 공격하는 것을 방지한다. 그러나 SOD는 25세가 지나면서 점점 생성이 줄어들기 시작해 40세가 넘으면 갑자기 쇠퇴한다. 그러면 몸속의 〈코엔자임 Q10〉이라고 하는 비타민이 줄고, 그 속에 〈자연전자〉가 부족하여 여러 가지 질병이 발생한다. 이것을 모르면 사람들은 나이를 먹어서 병이 생기는 이유가 〈피로〉 때문이라고 생각한다. 또 건강을 위한 운동으로는 교감신경을 사용하는 근육운동보다는 오히려 부교감신경을 통해 긴장을 풀어주는 〈싸이파워 체조〉를 익혀야 한다. 교감신경 70%의 활동과 부교감신경 30%의 〈싸이파워 체조〉를 꾸준히 하는 것을 〈운동의 황금률〉이라고 한다. 〈싸이파워 체조〉는 뒤에 설명하겠다.

여기서 한 가지 중요한 것은 호흡이다. 호흡은 당연히 몸속에 나쁜 것이 들어가지 않도록 코로 마시고 코로 뱉는 것이 좋다. 그리고 수명은 〈누가 더 빨리 많은 호흡을 했는가에 따라 결정된다〉고 해도 과언이 아니다. 그 이유는 빠르게 많은 호흡을 하면 산소 소비가 그만큼 증가하기 때문이다. 같은 횟수라도 산소의 〈소비 속도〉가 적은 코

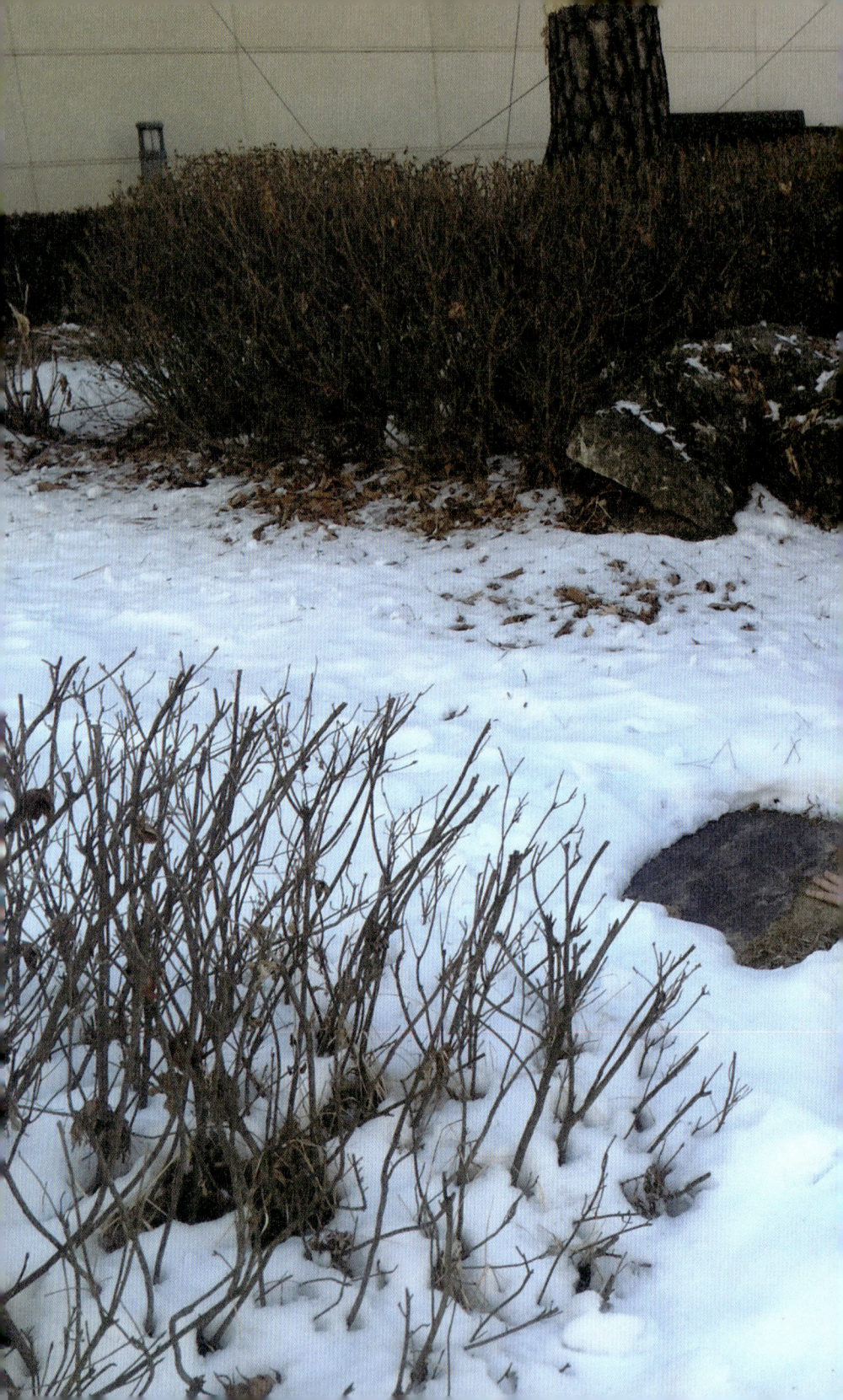

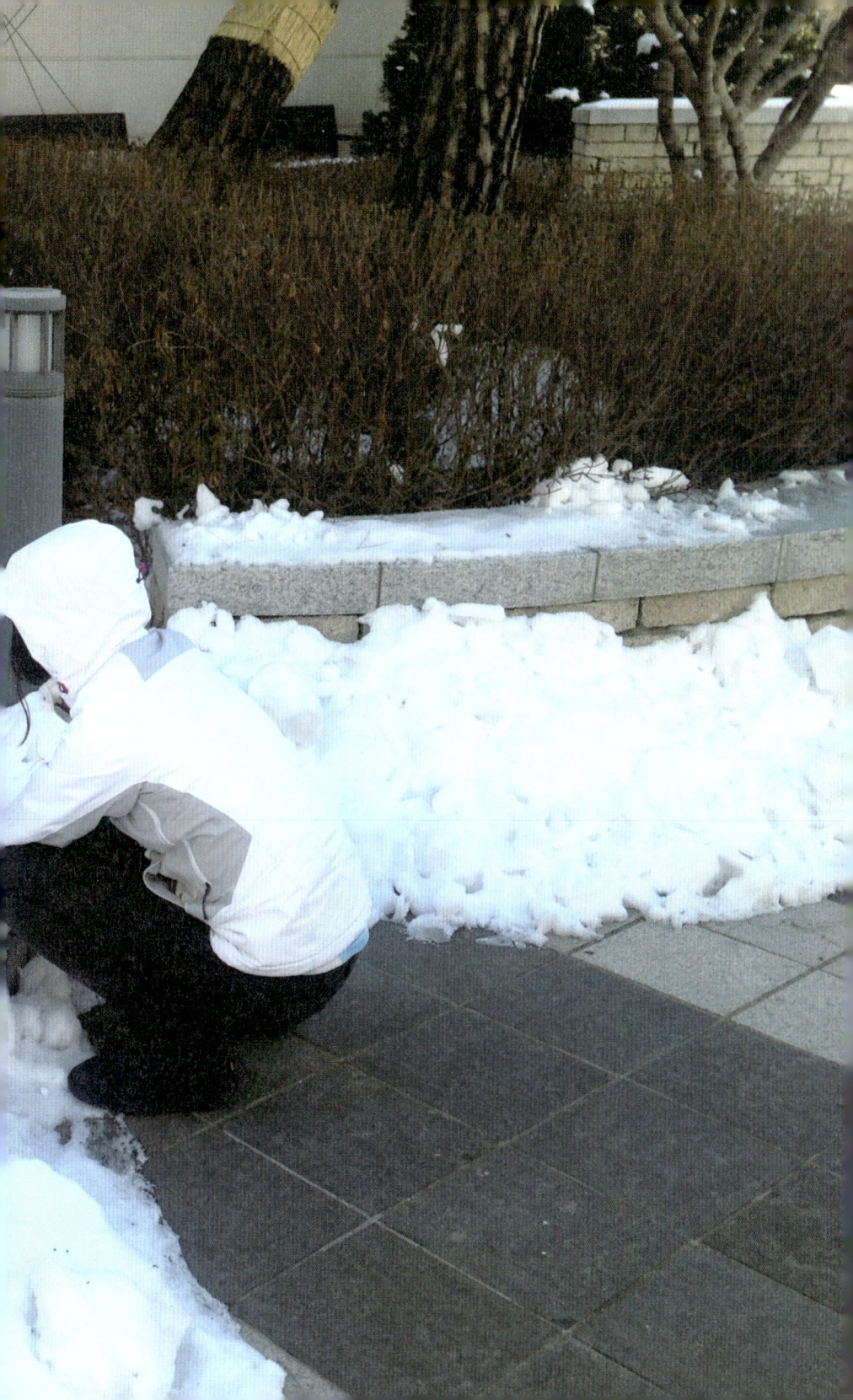

끼리나 소는 〈소비 속도〉가 큰 쥐나 개보다 오래 산다. 대체로 코끼리는 60년을 사는데 쥐는 2년 반 정도밖에 못 사는 것이다. 그래서 호흡을 빨리 하면 산소 소비가 많아져 단명을 하고, 천천히 오래하면 산소 소비가 줄어들어 장수를 하는 것이다. 그리고 천천히 깊은 호흡을 하기 위해서는 흉식호흡보다는 단전을 사용하는 단전호흡이 훨씬 더 효과적이다. 그러니 오래 살기 위해서는 숨 가쁘게 헐떡거리지 말고 단전을 통해 몸과 마음을 컨트롤하며 체내의 산소 소비를 줄여야 한다.

최근에는 매스컴 등에서 유산소 운동이 좋다고 하니까 또 입자적 계산으로 무리하게 열심히 유산소 운동을 하는 사람들이 많아졌다. 무리하면 운동의 〈황금률〉을 어기게 되어 도리어 해롭다는 사실을 모른 채 말이다. 헉헉거리면서 무리하게 오랫동안 뛰어다니면 과다한 산소를 들이마시게 되고, 그러면 대사과정에서 다량의 활성산소가 만들어져 오히려 몸에 해롭다. 그리고 혈액순환도 매우 빨라져 다량의 정전기가 발생한다. 정전기는 마찰에 의해 발생되며 혈액순환이 빨라지면 마찰도 역시 커진다. 그래서 운동은 호흡과 맥박이 약간 빨라지고 땀이 촉촉이 나는 정도로 오래 하는 것이 좋다. 이때 호흡을 조절하여 일정하게 산소를 마실 수 있게끔 하는 것이 곧 단전호흡이다. 그래서 단전은 〈원기〉를 주관하는 〈제6성좌〉인 것이다.

여기서 아주 중요한 것은, 호흡을 통해 섭취할 수 있는 영양제를 마음껏 마시는 것이다. 그 영양제는 바로 〈음이온〉이다. 폭포가 있는 주변에는 많은 〈음이온〉이 발생한다. 그리고 숲속에는 〈피톤치드〉 또한 많다. 그러니 맨발로 숲을 걸으며 정전기도 제거하고 음이온을 많이 마시자. 우리 몸속의 정전기를 제거하기 위해서는 맨발로 땅을 밟는 것이 좋고, 활성산소를 중화시키는 작용으로는 〈음이온〉이 으뜸이기 때문이다. 주의할 점은, 이렇게 〈자연산 음이온〉을 섭취하는 것은 매우 좋지만 인간이 만든 음이온을 섭취하는 것은 오히려 해가 될 수도 있다는 것이다. 수많은 전자제품이나 〈음이온 입자〉를 첨가한 대부분의 제품에서 방사능이 검출되어 오히려 몸에 악영향을 끼친다는 연구 결과가 있다.

6. 귀소의 원칙

이 세상에 존재하는 모든 것들은 언젠가는 만들어지기 이전의 상태로 다시 돌아가야 한다. 이것을 〈귀소歸素의 원칙〉이라 한다. 끌어당기는 에너지에 의해 뭉쳐 있던 것들이, 뻗어나가는 에너지가 강해지면서 끌어당기는 힘이 약해지면 처음 소립자의 상태로 되돌아가는 것이다. 그러나 〈아프락사스〉에 의해 끌어당기는 힘이 뻗어나가는 쪽으로 바뀌었을 뿐 그 양이 줄어든 것은 결코 아니다. 그래서 이것을 〈에너지 불변의 법칙〉이라고 한다.

이렇게 우주는 6대 원칙을 통해 작용하며, 원칙에 부합하면 존재하고 원칙에 어긋나면 소멸시켜 세상을 다스리는 것이다.

영혼의 집, 송과체

사람은 처음 정자와 난자가 만나면 6각 구조를 이루며 시작한다. 6각 구조는 공간의 〈제로지대〉가 존재하는 곳으로 그 안에 생명력이 있기 때문이다. 피라미드 안의 시체가 썩지 않는 이유도 피라미드가 제로지대를 갖고 있기 때문이다. 육각 구조를 영어로 헥사곤Hexagon이라고 부른다. 이 6각 구조를 3차원으로 변환하면 피라미드 모양이 된다. 그리고 〈제로지대〉는 그 꼭짓점 아래 1/3 되는 지점에 있다. 이와 같은 공간 제로지대를 다시 2차원으로 환원하면 〈정육각형 Hexagon〉이 되는 것이다. 그래서 〈정육각형〉 안에는 〈생명 에너지〉가 들어 있다. 벌집은 6각 구조로 되어 있기 때문에 부화율이 100%이며, 활동력 역시 매우 강하다. 거북이는 등에 6각 무늬를 짊어지고 다니며 그 안에서 살고 있기 때문에 몇 백 년을 살 수 있는 것이다. 건강한 우리 몸속의 물도 〈6각수〉로 되어 있으며, 엄마 뱃속의 양

수 또한 〈6각수〉로 되어 있다. 그리고 〈암〉에 걸렸을 때 효과가 좋다고 하는 게르마늄도 그 분자 구조가 6각형이며, 순금 또한 분자 구조가 6각형이다. 그리고 황토 역시 분자 구조가 6각형인 것이다. 거기에 반해 〈암〉의 분자 구조는 5각형으로 되어 있다.

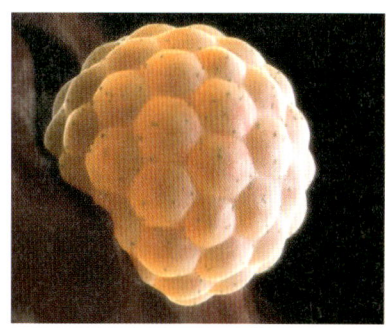
정자와 난자가 만난 직후

  6각 구조 상태에서 우리 몸은 생명 에너지를 통해 49일 만에 〈송과체〉를 만들어낸다. 그리고 송과체에 의해 머리, 팔, 다리 등 몸이 만들어진다고 한다. 송과체는 그 모양이 솔방울 같다 하여 그렇게 붙여진 것이다. 그리고 송과체는 〈제3의 눈〉이라 하여 끌어당기는 힘에 의해 보는 육체의 눈이 아니라, 우주심을 통해 직접 대상을 느낄 수 있는 〈현시안現視眼〉을 작동시킨다. 〈현시안〉은 있는 현실을 바로 볼 수 있는 눈이다. 그리고 이렇게 에너지의 흐름을 느낄 수 있기 때문에 미래를 예측하는 파동적 계산을 할 수 있다. 그것을 〈예감〉이라 한다. 이처럼 송과체는 육체의 5감 외의 〈필feel〉을 받는다고 하는 육감이나 직감 그리고 영감 따위를 느끼는 것이다. 흔히 말하는 〈촉觸〉이 곧 송과체의 시선인 것이다.

  송과체는 3층 구조로 되어 있다. 그 중 맨 아래 부분은 속이 텅 빈 진공 상태로 되어 있다. 그리고 그 안에는 무수히 많은 작은 알맹이들이 쉬지 않고 끊임없이 움직이고 있다. 이것이 바로 〈영혼〉이 원하

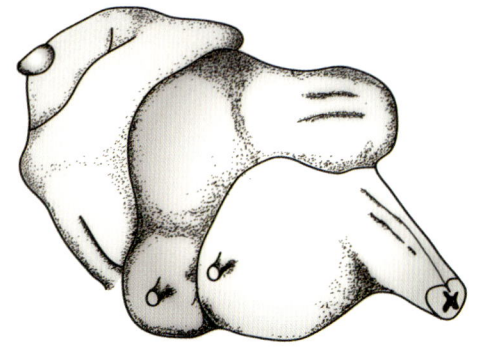

송과체의 3층 구조

는 세계를 세상에 내보낼 때 그 파장을 증폭시켜 〈공간과 온도〉 제로지대에 파동을 일으키는 작용이다. 이렇게 내보낸 파장은 〈공명현상〉을 통해 원하는 이미지와 만나고, 『싸이파워』가 그렇게 만난 입자를 현실세계에 끌어오면 그것이 바로 원하는 것을 성취하는 길이다. 그런 의미에서 송과체는 〈영혼의 집〉이라고 할 수 있다.

송과체는 이렇게 〈우주심〉이 직접 활동을 하는 기관이다. 그리고 일곱 살이 될 때까지는 그 크기도 매우 크고 작용 또한 많다가 일곱 살 무렵부터는 차츰 그 크기가 줄어들기 시작한다. 그러면서 반대로 〈제로지대〉의 끌어오는 힘이 강하게 작용하여 이때부터는 〈기감 능력〉보다는 5감과 기억에 의지하는 〈자의식〉적 삶으로 변하게 된다. 아기가 가르쳐주지 않아도 젖을 빨고 원하는 것을 엄마에게 알려주는 텔레파시 현상 따위가 모두 송과체의 작용인 것이다. 이 송과체의 작용이 둔화되면 사람은 총기聰氣를 잃고 끝내는 바보처럼 아무것도 못 느끼며 미련하게 살게 된다.

송과체는 두 가지 호르몬을 만들어낸다. 하나는 〈멜라토닌melatonin〉이라고 하는 호르몬인데, 이것은 우리가 밤에 깊은 잠을 잘 때 만들어진다. 그리고 이것은 우리 몸의 피부를 하얗게 만들고, 사춘기 이후에는 뼈의 생성을 촉진하는 등 우리 몸의 면역력을 증가시킨다. 더불어 성적 욕구를 억제시키는 기능도 갖고 있다. 또 하나는 〈세로토닌serotonin〉인데, 이 호르몬은 낮에 만들어진다. 세로토닌이 분비되면 기분도 좋아지고 매사 긍정적이고 적극적인 활동을 하게 된다. 그래서 세로토닌을 〈행복 호르몬〉이라고도 부른다. 반대로 세로토닌이 부족하면 우울증, 불안증, 죄책감, 무력증 따위가 나타난다.

송과체는 이렇게 〈기감 생활〉을 하는 데 매우 중요한 기관이다. 자의식이 보고 배우는 기능이라면, 기감 능력은 가르쳐 주지 않아도 스스로 찾아가는 파동적 계산의 주인공이다. 인류 역사에서 위대한 공헌은 모두 기감 능력에 의해 이루어졌다 해도 과언이 아니다. 그리고 이와 같은 기감 능력을 담당하고 있는 신체기관이 바로 〈송과체〉인 것이다. 그런데 송과체는 나이를 먹으면서 그 크기가 점점 줄어든다. 21세 정도가 되면 쌀알만 하게 작아진다. 그러면서 멜라토닌도 점점 더 줄어들어 성 억제력이 약해진다. 이렇게 성 억제력이 줄어들기 시작할 무렵을 사춘기라고 한다. 그리고 21세부터는 〈송과체〉 주변에 지방 변성이 일어난다. 지방 변성은, 정상조직이 위축되면서 지방이 축적되거나 아니면 지방으로 바뀌는 현상인데, 21세가 넘으면 그때부터 송과체 주변에는 지방이 서서히 쌓이기 시작하는 것이다. 그리고 송과체 주변에 지방이 점점 더 많이 쌓이면 송과체는 지방에 눌려 압박을 당하고, 그러면 진공 상태 속의 알맹이들은 그 진동 속도가 점점 느려진다. 이것이 곧 늙는다는 현상이다. 그리고 이렇게 알맹이들끼리 달라붙어 움직임이 멈추면 그때가 바로 죽음인 것이다. 이렇게 송과체는 우리 인생에 매우 중요한 기관이다. 그리고 우리 인생은 송과체의 작용이 멈추면 그와 동시에 끝나는 것이다. 이것을 〈귀소의 원칙〉이라고 한다.

그렇다고 죽음을 너무 두려워할 필요는 없다. 우리 몸은 견디기 힘든 상황이 오면 그것을 극복할 수 있는 호르몬을 내보내기 때문이다. 그 호르몬을 〈엔도르핀endorphin〉이라고 한다. 엔도르핀은 고통을 이기기 위해 몸 안에 생기는 모르핀마약과 같은 것이다. 운동선수들이 운동의 묘미를 느끼는 것도 바로 이 때문이다. 물론 운동은 고통스럽다. 그러나 그렇게 고통스러울 때 엔도르핀이 분비된다. 그래서 운동선수들은 고통스러운 줄 모르고 즐겁게 운동을 하는 것이다. 운동뿐만 아니라 모든 일이 다 마찬가지다. 〈고통 뒤에는 반드시 즐거움이 있다〉고 말하는 것도 바로 이와 같은 이유 때문이다. 그리고 엔도르핀은 우리 몸이 죽을 때 가장 많이 분비된다. 그래서 죽을 때는 누구나 밝은 빛과 함께 황홀하게 죽을 수 있는 것이다. 엔도르핀은 결국 스트레스 억제 호르몬인 것이다.

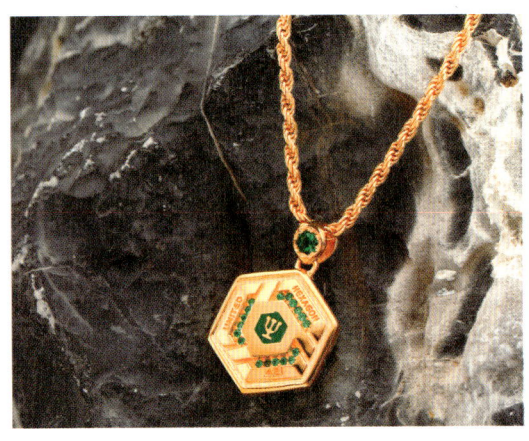

레무리안 송과체 활성 메달

건강과 온도

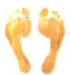

우리의 건강에 문제가 되는 요인은 무엇일까? 그 중의 하나는 기후와 온도다. 어느 한 계절만 계속해서 있는 것보다는 4계절이 번갈아가며 있는 것이 몸과 머리 그리고 기분에도 좋다. 더운 지방에만 살면 피부가 이완되어 땀구멍이 크게 열린 상태가 되고, 추운 지방에만 살면 근육이 항상 수축되어 혈액순환이 원활하지 못하게 된다. 그래서 4계절이 있는 지방의 사람들이 머리도 좋고 또 생명 에너지의 활동도 활기찬 것이다. 그러나 계절이 바뀔 때마다 환절기라 해서 감기나 기타 잔병치레가 많을 수는 있다.

   우리 몸의 체온은 36.5℃이다. 한편 생각하면 대수롭지 않게 생각될 수도 있지만 우리 몸은 체온이 2~4도만 변해도 금방 병이 든다. 체온이 1도 낮아지면 면역력은 30% 이상 떨어지고, 체온을 1도를 올리면 면역력은 5배 이상 상승하기도 한다. 그리고 32도 이하거나

44도 이상이면 사망에 이를 수도 있다. 온도는 〈제로지대〉로 통하는 우주의 신비 중의 하나다. 그래서 온도에 따라 색깔이 변하기도 하고, 고체가 액체로 또 액체가 기체로 상태가 변하기도 한다. 이렇게 상태가 변하면 그것은 곧 죽음을 뜻하는 것이다. 얼음이 물이 되면 그 얼음은 곧 죽은 것이다. 이렇게 온도는 무서운 것이다. 또 땅기운이나 햇빛에 따라 기운이 모이고 흩어지는 것에 의해 건강이 바뀌는 것도 이와 같은 이유 때문이다. 〈땅기운〉은 사실 여러 가지가 있지만 〈자연전자〉〈지구 고유주파수〉〈지전류〉〈수맥〉 그리고 〈모이는 기운〉과 〈흩어지는 기운〉 등 모두를 통틀어 말하는 것이다.

온도의 〈제로지대〉는 섭씨 4℃이다. 물은 다른 물질과 달라서 영하 쪽에서 4℃가 되면 물 분자가 육각 구조를 이루게 된다. 그 속에 〈제로지대〉가 존재하는 것이다. 그리고 물은 4℃일 때 밀도가 가장 높다. 4℃ 이상이 되거나 이하가 되면 밀도는 내려간다. 왜냐하면 4℃가 곧 온도의 〈제로지대〉이기 때문이다. 그래서 4℃의 물을 마시면 건강에 매우 좋다. 꽁꽁 언 강 밑에서 물고기들이 놀 때 그 물의 온도가 4℃이다. 4℃ 안에는 생명의 힘이 들어 있어 이때 잡은 물고기는 매우 싱싱하고 맛도 좋다. 그리고 무엇보다 자연전자가 듬뿍 들어 있다. 사람도 가장 맑은 정신 상태를 맛보고 싶으면 체온의 변화를 느끼지 않게 옷을 충분히 갖춰 입고 4℃ 되는 곳에서 생활하면 된다. 그러면 그때 〈스칼라〉 파장이 나와 우리 몸을 싱싱하게 바꿔 놓을 것이다.

그리고 물을 헥사곤 안에 24시간 이상 놔두면 6각수로 변하기도 한다. 그래서 우리 몸의 물을 〈6각수〉로 만들기 위해서는 물을

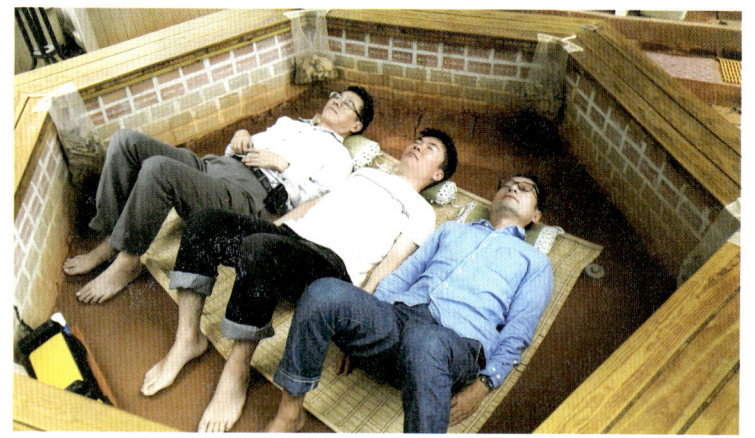
일본에서 온 헥사곤 체험자들

-20℃ 상태에서 4℃ 상태로 만들어 마시든가 아니면 더 간단한 방법으로 〈헥사곤〉 안에 들어가 누워 있으면 된다.

사실 우리 몸의 체온이 4℃라면 우리는 죽지 않고 영원히 살지도 모른다. 체온이 36.5℃인 이유는, 우주의 작용을 위해 죽어야만 하기 때문일 수도 있다. 이 세상에 영원히 존재할 수 있는 것은 〈우주〉 하나뿐이어야 하기 때문이다. 그러므로 우리가 존재하기 위해서는 몸 밖의 온도가 변하더라도 체온을 항상 일정하게 36.5℃로 유지해야 한다. 그래서 추우면 입고 더우면 벗기를 게을리하지 말아야 한다. 액체가 기체가 되듯 또 고체가 액체가 되듯 우리 몸도 온도에 따라 변화가 일어난다는 사실을 잊지 말라. 물론 때에 따라서는 체온의 변화를 통해 병을 치료할 수도 있다. 그러나 건강을 유지하기 위해서는 항상 36.5℃라는 일정한 체온을 유지해야만 한다. 특히 체온은 온도가 떨어질수록 면역력이 떨어진다. 그래서 원적외선을 쪼이면 면역력이 올라가는 것이다.

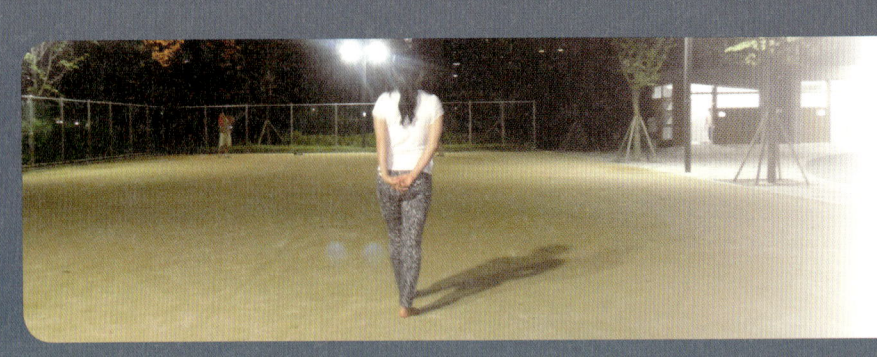

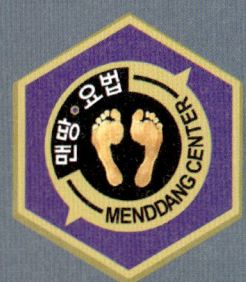

PART _03

맨땅요법

대지는 건강의 어머니

우주에 존재하는 모든 것은 그 자체가 물질이자 에너지이다. 단지 우리 눈에 보이면 〈물체〉라고 하고 우리 눈에 보이지 않으면 〈파동체〉라고 한다. 또 이 에너지는 상반된 성질을 동시에 갖고 있어서 밀거나 당기는 작용을 끊임없이 한다. 이렇게 당겨진 것들이 서로 뭉치면 우리 눈에 보이는 물체가 되고, 그 물체는 또다시 서로 밀어내는 작용을 끊임없이 계속한다. 우리 몸도 우주의 입장에서 보면 그렇게 생겨난 것이고, 우리가 살고 있는 지구 역시 그렇게 만들어진 것이다.

그렇다면 우리가 살고 있는 이 땅에서 우리에게 가장 큰 영향력을 행사하고 있는 것은 무엇일까? 물론 넓게는 태양도 있고 달도 있지만 그러나 직접적으로 가장 큰 영향을 주는 것은 바로 다름 아닌 이 〈지구〉다. 에너지 측면에서 보더라도 사람보다 지구가 월등히 크게 작용하고 있으며, 지구의 크나큰 에너지의 혜택을 받지 못하면 사람은 지구로부터 버림받아 사라져버리게 된다. 지구는 우주의 〈존재의 원칙〉을 지키고자 자신의 에너지를 통해 지구 안의 모든 것을 감싸 안고 지키고 있는 것이다. 때문에 지구 밖으로 나가면 우리는 죽게 된다. 우주인들이 다른 별에 갔다 올 수 있는 것은 우주선 안에 지구와 똑같은 고유 주파수를 장착했기 때문이다. 지금 우리가 편하게 앉거나 걸을 수 있는 것도 지구가 우리를 끌어당기는 〈만유인력〉이 있기 때문이다. 이렇게 지구는 가장 가까운 거리에서 우리를 지켜주며 우리의 생명에 절대적인 영향을 끼치고 있다. 그리고 그 지구는 간단하게 설명하면, 바로 지금 우리 발아래 있는 〈땅〉인 것이다.

  물론 땅이라 해서 모두 좋은 것은 아니다. 피톤치드가 사람한테는 좋지만 벌레들한테는 살충제인 것처럼, 지구도 우리 몸에 좋은 〈자연전자〉를 제공함과 동시에 땅 속에는 〈지전류〉도 존재하기 때문이다. 독일인 구스타프는 1932년에 펴낸 〈지전류〉라는 책에서, 암으로 사망한 사람들이 살던 집은 지전류가 유달리 강하다는 것을 확인했다고 주장했다. 지전류란, 지표면에 평행한 방향으로 지표면 위아래로 흐르는 자연 전류로, 수면 중 사람의 세포활동 능력을 저하시킬 뿐만 아니라 기형아를 유발하는 원인이 될 수도 있다고 하였다. 같은 맥락에서 〈수맥〉 또한 우리 몸에 〈해〉가 되는 작용을 일으킨다. 지전류와 수맥의 공통점은 위아래로만 작용한다는 것이며, 강하기는 지전류가 수맥보다 훨씬 더 강하게 작용하여 그 〈해〉가 또한 크다. 이와 같이 〈지전류〉나 〈수맥〉이 흐르는 곳은 〈땅기운〉이 좋지 않아 이런 곳에 오래 살면 여러 가지 질병에 시달려 장수하지 못한다고 한다.

어쨌든, 지구는 우리가 살 수 있도록 오존층을 통해 뜨거운 태양광선을 막아주며, 또 맑은 공기를 제공하기 위해 폭포로부터는 〈음이온〉을, 식물로부터는 〈피톤치드〉를 발생시키는 등 여러 가지 혜택을 제공하고 있다. 그러나 21세기 전자 시대에 살고 있는 우리는 이와 같은 지구의 고마움을 잊은 채 〈문명〉이라는 이름하에 커다란 실수를 저지르고 있다. 그것은 바로 다름 아닌 〈구두〉를 신고 땅의 특혜를 차단하며 사는 것이다.

옛날부터 인도에서는 사람이 죽을병에 걸리면 땅 속에 구덩이를 파서 목 아래까지 묻은 후 하루에 1시간 이상씩 며칠을 계속하면 병이 씻은 듯이 낫는 치료법이 있다. 또 인도네시아 사람들은 기차 철로에 드러누워 땅에 몸을 대고 누워 있으면 몸이 낫는다고 하면서 지금도 그렇게 하고 있다. 일본에서는 수많은 노천탕이 고혈압, 암, 당뇨, 치매 등 온갖 병이 낫는다고 하면서 광고를 하고 있다. 우리나라에서도 암에 걸려 살 가망이 없다고 병원에서 진단을 받으면 시골에

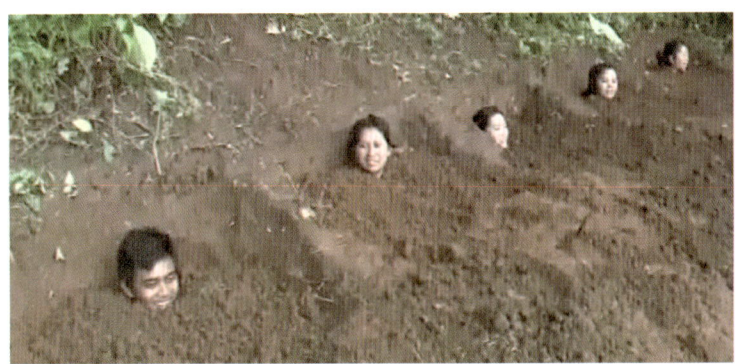

인도네시아 사람들

내려가 황토 집을 짓고 채소를 키우며 발효식품을 먹으면서 건강해졌다는 사람들의 이야기가 최근 TV에 무척 많이 방영되고 있다. 도대체 땅 속에는 무엇이 있기에 그와 같은 기적이 일어날까?

시골은 도시보다 배기가스 등으로 인한 공기오염이 적다. 또 농약이나 비료 등 인공제품을 쓰지 않고 재배한 채소는 항산화제가 많이 들어 있어 질병이 생길 수 있는 요인들을 제거해 준다. 물이 흐르는 폭포수는 음이온을 다량 방출하고, 아스팔트나 시멘트로 포장되어 있지 않은 맨땅은 자연전자를 충분히 우리 몸에 공급해 준다. 기적은 이렇게 숲에서 내뿜는 〈음이온〉과 아스팔트가 아닌 〈맨땅〉이 만들어내는 것이다. 땅은 도체다. 도체란, 전기가 흐를 수 있는 물체다. 우리 몸도 도체다. 그래서 맨발로 맨땅을 밟으면 몸속의 정전기가 〈땅〉으로 흘러가 〈정전기〉를 제거하고, 또 땅 속의 자연전자가 우리 몸에 유입되어 활성산소와 지방에 쌓인 정전기를 제거해 주는 것이다. 땅의 전압은 0v이기 때문에 우리 몸의 정전기를 제거하는 것이다. 음이온도 물론 우리 몸의 활성산소를 제거한다. 때문에 인도 사람들은 죽어가는 사람을 목만 내놓고 땅 속에 파묻는 것이고, 인도네시아 사람들은 철로 위에 드러눕는 것이다.

그런데 땅은 일반 땅을 맨발로 걷는 것보다 황토 땅을 맨발로 밟는 것이 훨씬 더 효과적이다. 그 이유는, 황토는 분자가 6각 구조로 되어 있어 〈제로지대〉 에너지를 함유하고 있고, 또 원적외선을 방출하여 우리 몸 속 깊은 곳까지 영향을 끼치기 때문이다. 그래서 황토 땅을 밟으면 〈제로지대〉 에너지가 스칼라 파장을 내보내 우리 몸의 피로를 말끔히 씻어준다. 그렇지만 바다가 가까우면 바닷물이 있는 해변을 맨발로 걷는 것이 더욱 효과적이다. 바닷물은 염분이 있어 우리 몸의 정전기를 말끔히 제거해 주는 동시에 다량의 〈자연전자〉를 방출하여 우리 몸의 활성산소를 크게 줄여 주기 때문이다. 도체가 전기를 쉽게 흐르게 하는 단위를 〈모우 매 미터δ/m〉라고 한다. 일반적인 땅의 전도율이 8 〈모우 매 미터〉라면 바닷물은 5천 〈모우 매 미터〉나 된다. 자연전자가 우리 몸에 유입될 수 있는 전도율이 훨씬 더 큰 것이다. 그래서 바닷가 〈맨땅요법〉을 하는 사람들의 말에 의하면,

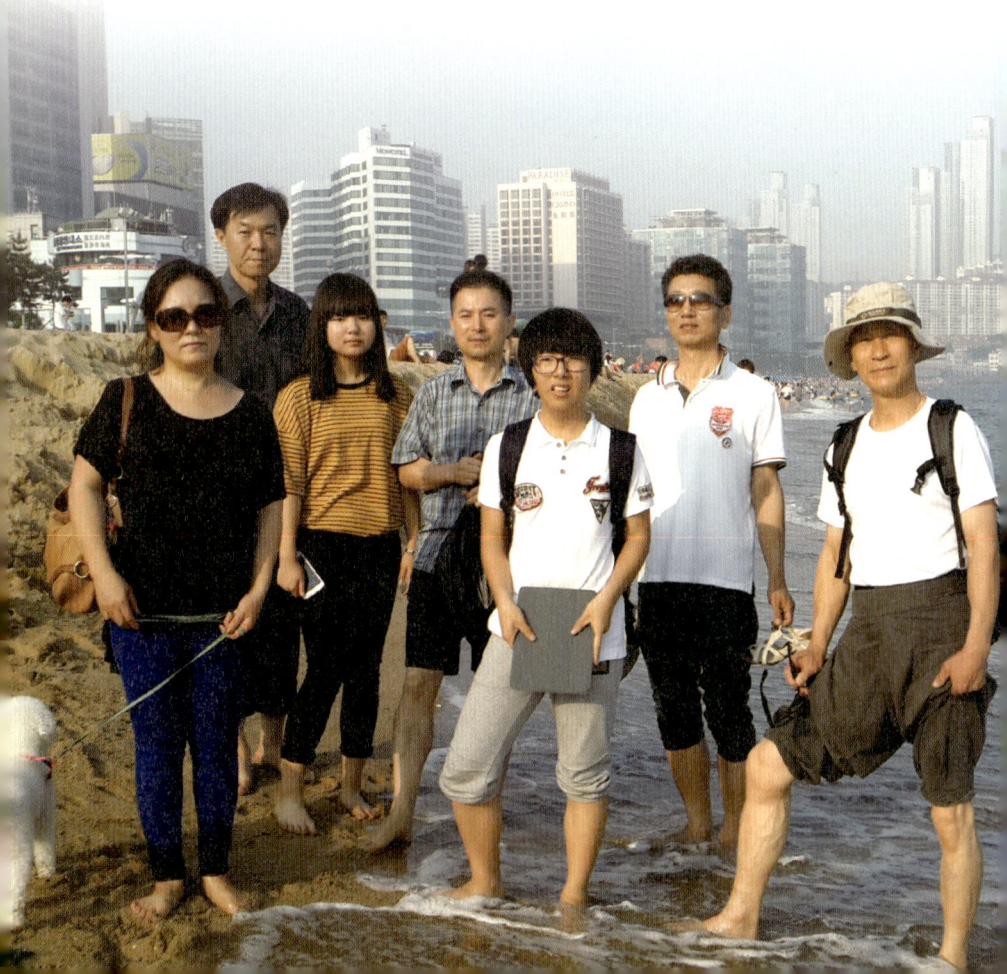

살이 빠지고 정신이 맑아지며 피부에 윤기가 흐르고 흰머리가 검은 머리로 변하거나 대머리에 머리카락이 나는 등의 외관상의 변화가 크다고 한다.

미국의 존스 홉킨스 대학 의학부는 〈인류가 앓고 있는 병 가운데 90%는 활성산소로 인한 것〉이라고 하였다. 그래서 음이온이 많은 숲속에서 땅과의 접촉은 지구의 엄청난 특혜인 것이다. 성경도 말했다. 〈네가 선 곳은 거룩한 땅이니 네 발에서 신을 벗으라-출애굽기〉라고. 그러나 우리는 문명생활이라는 이름하에 도시에서 길을 아스팔트로 깔고 그 위에 구두를 신고 다님으로써 그 특혜를 완전히 외면하고 있는 것이다.

우리 몸을 지켜주는 생체 에너지

우리의 〈마음〉이나 〈정신〉이라고 하는 눈에 보이지 않는 영역을 움직이는 에너지를 〈생명 에너지〉라고 한다면, 우리 눈에 보이는 신체를 움직이는 에너지는 〈생체 에너지〉라고 한다. 생명 에너지는 잠을 잘 때 〈아스트랄 보디〉인 〈칠성좌〉의 〈제1성좌〉가 우주로부터 충전을 받는데 그렇다면 생체 에너지는 어떻게 만들어지는 것일까? 그 답은 바로 우리가 평소에 먹는 〈음식물〉에 있다.

생명 에너지가 우주로부터 오라를 통해 〈칠성좌〉에 보관된다면 생체 에너지는 음식물을 통해 만들어지는 것이다. 먼저 음식물을 소화해 포도당을 만든 뒤, 그것을 핵이 들어 있는 세포 안의 소기관인 〈미토콘드리아mitochondria〉에서 아데노삼인산ATP이라고 하는 우리 몸에 필요한 에너지를 만드는데, 이것이 바로 생체 에너지이다. 미토콘드리아는 한자어로 사립체絲粒體라고 하며 세포 호흡에 관여한다. 그

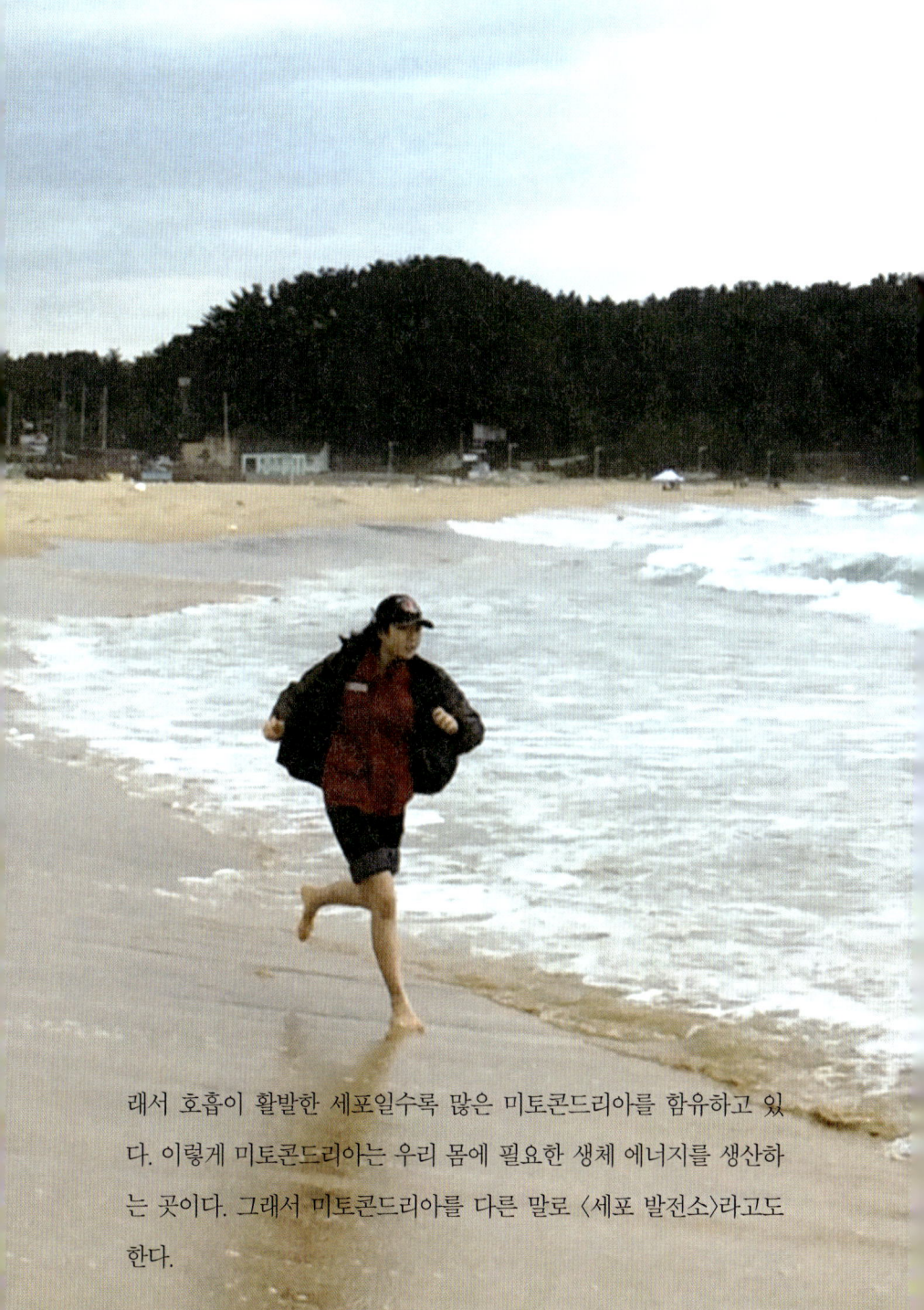

래서 호흡이 활발한 세포일수록 많은 미토콘드리아를 함유하고 있다. 이렇게 미토콘드리아는 우리 몸에 필요한 생체 에너지를 생산하는 곳이다. 그래서 미토콘드리아를 다른 말로 〈세포 발전소〉라고도 한다.

미토콘드리아와 활성산소

현대인들에게 가장 무서운 질병이 있다면 그것은 바로 〈암〉이다. 그리고 세균이나 바이러스에 의한 감염을 제외한 90% 이상의 질병 뒤에는 그 질병이 일어날 수 있는 원인을 제공하는 활성산소active oxygen가 있다. 활성산소는 세포 내부의 작은 기관인 미토콘드리아에서 주로 만들어지는데 미토콘드리아는 몸속에 들어온 영양분과 산소를 이용해 생체 에너지를 만들어내는 공장이다. 그리고 활성산소는 생체 에너지를 생산하는 도중에 만들어지는 오염 물질이라고 생각하면 된다. 산소와 휘발유가 엔진에서 섞여 에너지로 변환될 때 생기는 배기가스와 같은 것이다. 그렇다면 활성산소와 일반산소는 어떻게 다른가?

모든 물질을 구성하는 가장 작은 최소단위를 원자라고 한다. 원자를 다시 들여다보면 중심부에 양자와 중성자가 있고 그 주변에 전자가 있는데 이때 전자는 항상 쌍pair으로 짝을 지어 존재한다. 일반산소는 이렇게 전자가 2개씩 짝을 지어 결합한 정상적인 분자구조를 갖고 있다. 그러나 쌍을 이루지 못한 전자를 가지고 있으면서 짧은 시간이나마 일정 시간 동안 혼자 독립적으로 존재할 수 있는 물질이 있다. 이 물질을 〈자유기〉 혹은 〈자유 라디칼Free Radical〉이라고 한다. 자유 라디칼은 쌍을 이루지 못한 전자를 하나 이상 가지고 있는 분자인 것이다. 이때 산소가 주인자主因子가 되어 짝을 못 이룬 전자를 가진 물질이 만들어지면 이를 〈산소 라디칼〉이라고 한다. 〈산소 라디칼〉을 우리말로 번역하면 그것이 바로 〈활성산소〉다. 활성산소는 곧 자유 라디칼인 것이다. 이렇듯 활성산소는 매우 불안정하여 수명이 길게는 몇 초, 짧게는 100만~10억 분의 1초밖에 되지 않아 생기자마자 곁에 있는 물질과 반응해버리는 성질이 있다. 쉽게 말하면 전자가 짝을 이루기 위해 옆에 있는 다른 물질에서 전자 하나를 빼앗아오거나 아니면 자신의 전자 하나를 다른 물질에게 건네주는 것이다. 우리가 마신 산소의 2% 정도는 대사 과정에서 이렇게 활성산소가 된다. 다시 한 번 자동차로 쉽게 설명하면, 산소와 휘발유를 엔진에서 섞어 에너지를 만들 때 배기가스가 만들어지는 것과 같은 이치이다. 여기서 휘발유는 영양분, 엔진은 미토콘드리아에 해당된다. 물론 배기가스가 곧 활성산소다. 그리고 활성산소라고 해서 반드시 산소만을 말하는 것은 아니고 〈과산화수소H_2O_2〉, 〈수퍼옥사이드O_2-〉, 〈하이드록시라디칼OH〉 같은 것도 역시 전자 하나가 부족하거나 남는 활성산소다. 여기서는 그 모든 것을 통칭하여 활성산소라고 하겠다.

현대 의학이 밝힌 바에 의하면, 세균 감염이나 외상 혹은 정신질환 따위의 병을 제외한 거의 모든 병의 원인은 〈활성산소〉라고 해도 과언이 아니다. 그렇다고 하여 활성산소가 꼭 나쁜 것만은 아니다. 활성산소가 우리 몸에서 황금률처럼 30% 이하로 줄어들면 그때는 우리 몸에 더 없는 보약이 된다. 그리고 활성산소가 너무 적으면 세포는 자라지도 분열하지도 못하여 오히려 생명 현상이 둔화된다.

활성산소는 세포를 증식시키는 작용도 하기 때문이다. 그래서 임신을 했을 때나 수술 후의 회복기 때에는 활성산소가 절대적으로 필요하다. 이렇게 활성산소가 우리 몸에 30% 정도가 있으면 세포의 성장을 돕고 장내 세균의 증식을 억제해 염증을 막으며 몸 안의 살균작용을 하여 건강한 생명 활동을 할 수 있게 한다. 우리 몸속에 나쁜 세균이나 바이러스가 들어오면 활성산소는 백혈구와 함께 출동하여 얼른 세균의 전자 하나를 빼앗아오는 것이다. 그러면 세균은 죽는 것이다. 이처럼 활성산소는 장내의 세균 증식을 억제하며 염증을 막는다.

그러나 산화력이 강한 활성산소의 수가 많아지면 활성산소는 자신의 안정을 위해 건강한 세포나 생체 조직, 세포막이나 DNA 등에서 전자 하나를 빼앗아 와 우리 몸을 파괴시킨다. 특히 지질_{지방을 구성하는 성분}로 구성된 주변 세포막을 파괴하고 심지어 세포속의 유전자를 망가뜨리기도 하며 몸 안의 세포를 산화시켜 피부노화 등 여러 가지 질병의 원인을 만든다. 또 피부노화의 주범인 자외선을 많이 쪼이면 활성산소는 더욱 활발하게 진행되어 기미, 주근깨 등을 발생시켜 피부를 손상시킨다.

농촌에서 농부들이 쉽게 늙는 이유가 바로 이렇게 자외선을 통해 활성산소가 많이 만들어졌기 때문이다.

 우리 몸이 부상이라도 입으면 면역체계는 즉시 그곳으로 백혈구를 급파한다. 이렇게 아픈 부위에 도착한 백혈구는 그곳에서 자유 라디칼_{활성산소}을 분출한다. 자유 라디칼은 그 주변의 모든 것을 파괴시켜 버리는 아주 무서운 분자이다. 예를 들어 피부를 통해 박테리아가 유입되면, 이 자유 라디칼이 급파되어 신속하게 박테리아를 처치해 버리는 것이다.

 그리고 체내에 손상된 세포가 있으면 역시 자유 라디칼이 투입되어 깨끗하게 청소해 버린다. 문제는, 이 과정에서 자유 라디칼이 아픈 부위뿐만 아니라 주변의 건강한 조직까지 망가뜨린다는 것이다. 그러면 그곳에 유전자 변이가 일어난다. 〈암〉이 생기는 것이다. 이것이 암의 메커니즘이다. 자유 라디칼은 곧 활성산소다. 쌍을 이루지 못한 전자나 이온인 것이다. 깎은 사과는 시간이 지남에 따라 점점 갈색으로 변한다. 이는 사과 속에 들어 있는 철분이 공기 중의 산소와 결합하여 산화된 것이다. 다른 말로 표현하면 녹이 슨 것이다. 마치 마당에 놓아둔 쇠파이프가 빨갛게 녹이 슨 것처럼 산화된 것이다. 싱싱했던 음식이 시들해지는 이유도 마찬가지다. 산화를 화학적인 용어로 표현하면 물질과 산소가 결합한 것이며, 이것을 바꿔 말하면 물질이 전자를 잃어버린 상태를 뜻한다.

 이렇게 자유 라디칼인 활성산소는 생체막을 산화시켜 세포 속으로 영양분이 주입되는 기능과 노폐물 배출기능을 상실하게 한다. 또 핵 속의 DNA를 손상시켜 암과 당뇨병의 원인이 되기도 한다. 그리

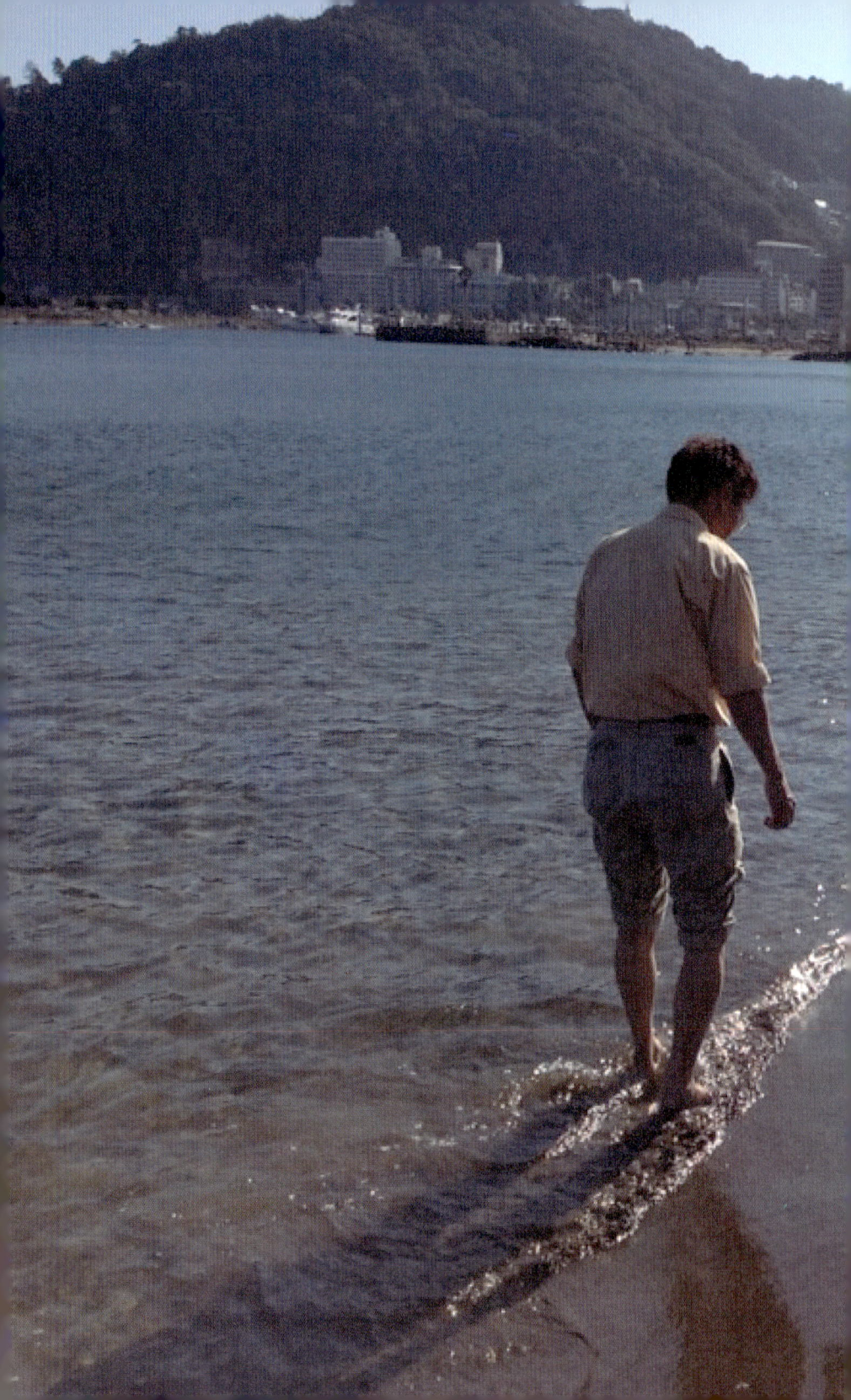

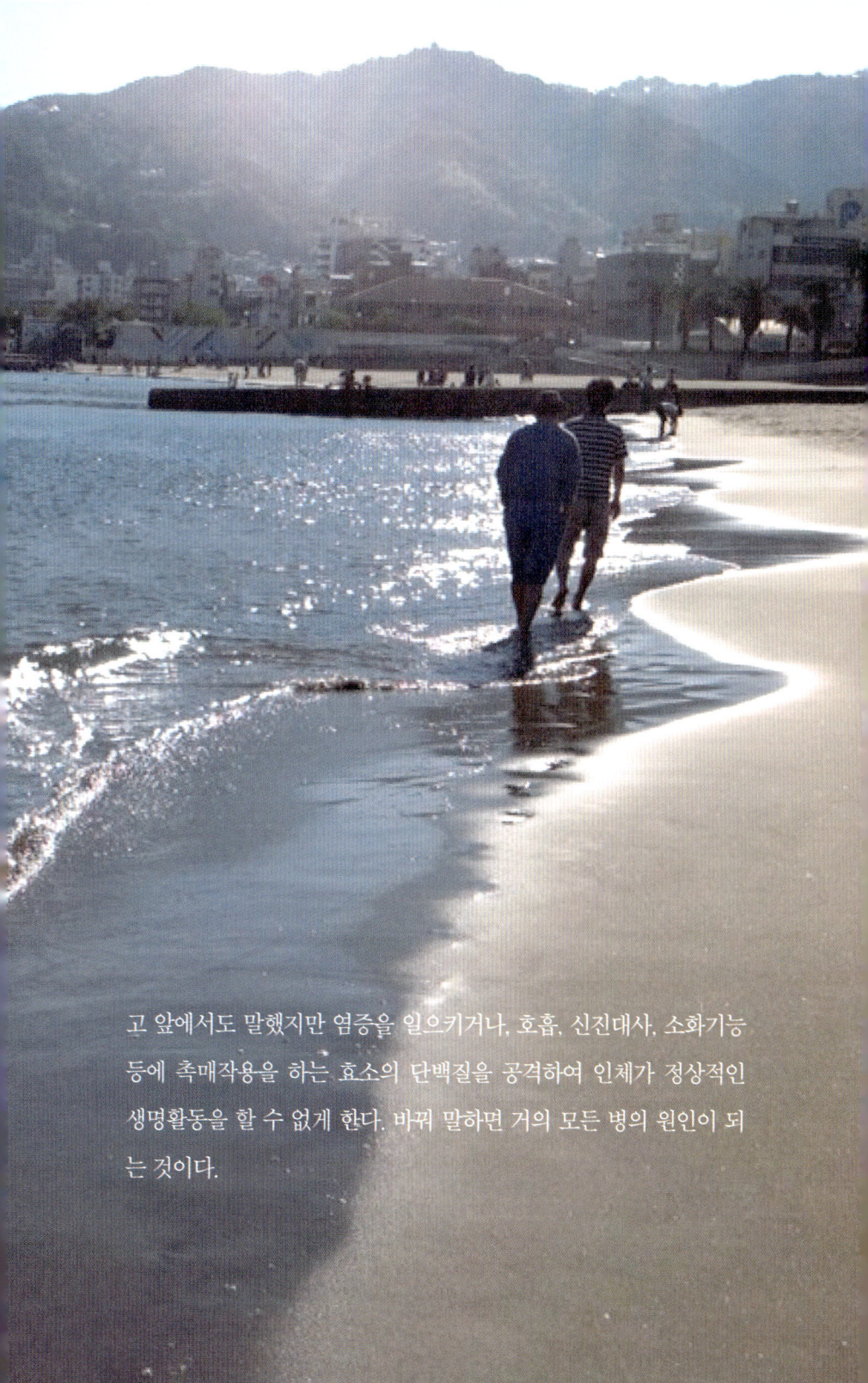

고 앞에서도 말했지만 염증을 일으키거나, 호흡, 신진대사, 소화기능 등에 촉매작용을 하는 효소의 단백질을 공격하여 인체가 정상적인 생명활동을 할 수 없게 한다. 바꿔 말하면 거의 모든 병의 원인이 되는 것이다.

참고로 활성산소로 인해 유발되는 병은 다음과 같다.

■ 암

DNA는 당과 인산을 연결하여 두 개의 리본을 비틀어 놓은 것처럼 나선형의 구조를 하고 있다. 활성산소가 DNA를 공격하면 수소의 전자를 빼앗아버리므로 DNA 구조가 잘리게 되고 그 안에 들어 있던 유전정보에 이상이 발생한다. 따라서 새로운 세포 합성 시스템에 문제가 발생함에 따라 돌연변이 암세포가 생기게 된다. 그리고 활성산소는 암세포의 증대를 촉진하는 것으로 알려져 있다.

■ 당뇨병 인슐린 비의존형

당대사혈액 중의 포도당을 에너지로 전환하여 사용하거나 글리코겐으로 바꾸어 간과 근육 내에 저장하는 기능에 관계하는 췌장 내 베타 세포의 DNA가 활성산소의 공격을 받아 상해를 입으면 정상적인 인슐린 생산이 이루어지지 않아 불완전한 인슐린을 생산하게 된다. 따라서 당대사 작용이 둔해져 혈당치가 높아진다. 높아진 혈당은 몸 속 단백질과 결합하게 되는데 이를 글리케이션glycation이라고 한다. 항산화 효소 SOD도 단백질의 일종이므로 당과 결합, 글리케이션되면서 성질이 변한다. 결국 SOD가 항산화 능력을 상실하고 오히려 활성산소를 만들어내는 물질로 바뀌게 되어 당뇨병의 합병증으로 이어지게 되는 것이다.

■ 간염, 위염, 관절염, 신장염 등의 염증

몸 안에 이물질이 침입하면 백혈구 등이 이물질을 공격한다. 이때 발생하는 활성산소가 바로 과산화수소와 염소가 결합된 차아염소산이다. 이 활성산소는 이물질을 살균하지만 여분의 활성산소는 그 주변 세포를 공격해 피부 가까운 곳에 염증을 일으켜 그 주변이 빨갛게 된다. 이런 상태가 위에서 발생하면 위염, 관절에서 생겨나면 관절염이 되는 것이다. 신장의 사구체를 파괴하면 신장염이 되어 신부전증으로 발전한다.

■ **심장병, 뇌졸중**

심장병, 뇌졸중 등은 주로 동맥경화에 의해 발생한다. 동맥경화의 큰 원인은 지질脂質의 산화, 즉 과산화지질에 있다. 지질이 활성산소 때문에 산화되어 혈관벽에 쌓이게 되면 혈관벽은 서서히 부풀어 탄력을 잃게 된다. 이것이 동맥경화이며, 관상동맥이나 뇌에서 생겨나면 심근경색이나 뇌경색 등으로 발전하게 된다.

■ **기미, 주근깨, 주름**피부노화

자외선을 쪼이게 되면 멜라닌 색소가 형성되고 신진대사가 쇠퇴하면 기미, 주근깨가 생긴다. 그리고 활성산소는 피부를 구성하고 있는 콜라겐을 산화시킨다. 콜라겐이 산화되면 결합력이 약해져서 탄력을 잃게 되어 주름이 생긴다. 이른바 피부의 노화현상이다. 이 밖에 백내장, 치매, 천식, 류머티즘, 아토피성 피부염도 활성산소와 관련이 있다.

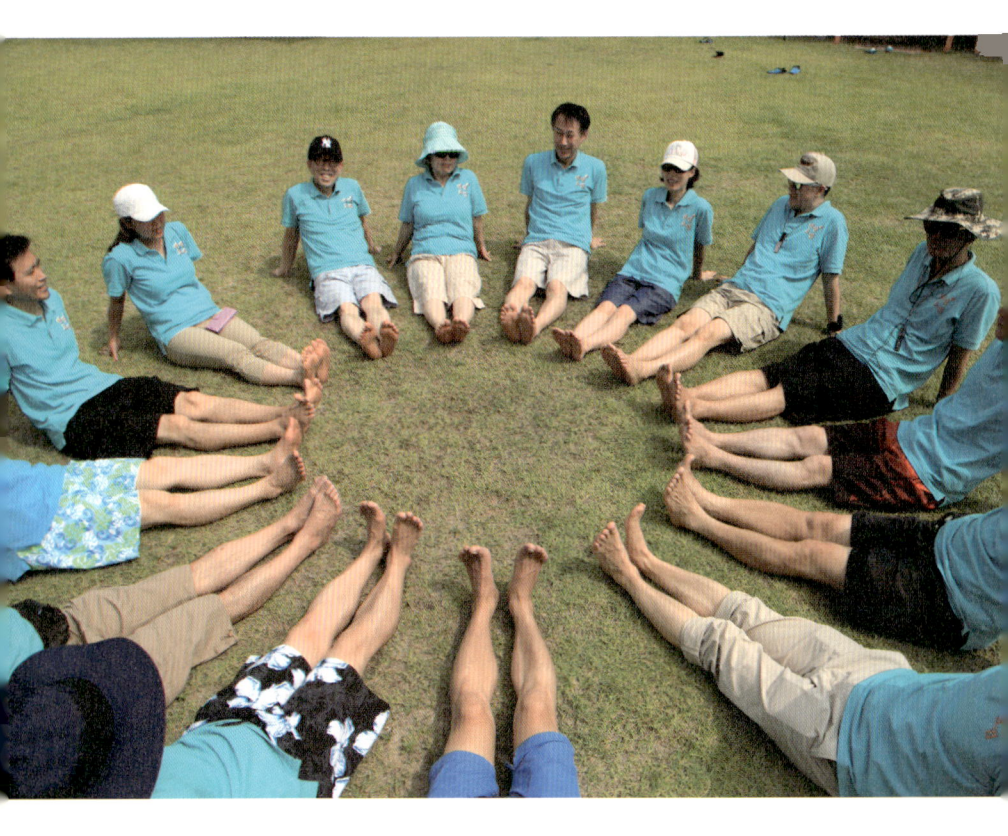

활성산소가 주로 생길 때

그렇다면 활성산소는 언제 주로 생길까? 일상생활에서 크게 조심해야 할 것은 여섯 가지가 있다.

첫 번째는 과식이다. 음식을 많이 먹게 되면 더 많은 산소가 필요하게 된다. 따라서 활성산소도 더 많이 발생한다. 결국 과식은 조절 불가능할 정도의 활성산소가 발생하고 과잉 칼로리를 보관하기 위해서는 더 많은 산소가 필요해서 활성산소도 더 많아지게 된다. 소식하는 분들이 장수하는 것도 바로 소식이 활성산소의 생성을 억제하기 때문이다. 그래서 포만감의 70%가 식사의 황금률인 것이다.

두 번째는 과도한 운동이다. 운동은 많은 산소가 필요하고 그에 따른 활성산소 역시 많이 발생한다. 때문에 운동을 과도하게 하면 호흡량이 증가하여 필요이상으로 많은 산소가 체내에 들어가게 되어 활성산소가 몸에 더 많이 남게 된다. 이처럼 과도한 운동은 활성산소를 많이 발생하게 하지만, 이미 몸 안에 생성된 활성산소를 없애주고 막아주는 데 가장 효과적인 운동은 바로 달리기와 같은 유산소 운동이다. 유산소 운동을 하면 심폐 활동이 증가해 혈액순환, 호흡, 땀 등을 통해 활성산소를 배출하기 때문이다. 단, 숨이 차지 않고 땀이 촉촉하게 나는 정도의 달리기가 가장 효과적이다.

세 번째는 높은 곳에 있을 때이다. 대지로부터 몸이 높은 곳에 있을수록 압력이 커지고 그러면 전압이 높아져 머릿속에서 번개가 치듯이 활성산소가 많아진다. 때문에 높은 아파트나 건물보다는 땅이 있는 1층이 가장 좋은 것이다.

네 번째는 자외선 노출이 심할 때이다. 자외선을 많이 쬐는 일을 하는 사람은 피부노화가 빠르다. 왜냐하면 자외선 속에 들어 있는 활성산소가 피부의 기름기와 만나면 과산화지질이 되어 피부를 건조하게 하고 주름을 만들기 때문이다. 또 활성산소가 피부의 단백질과 만나면 인돌이 생겨 기미, 잡티가 생긴다. 때문에 피부암의 원인이 되기도 한다. 따라서 운전을 할 때는 선글라스를 착용하고, 찜질방의 열원적외선도 피부노화를 촉진하니 주의해야 한다. 이렇게 자외선은 피부노화와 기미, 주근깨의 원흉인 것이다.

다섯 번째는 장시간 전자파에 노출되어 있을 때이다. 컴퓨터를 장시간 사용할 때는 중간에 휴식을 취하는 것이 좋고, 가능한 한 장시간 사용을 피해야 한다. 또 사용하지 않는 전자제품은 코드를 뽑아두는 것이 좋다. 그리고 거리가 멀수록 전자파 피해가 적으므로 TV는 2m 이상, 컴퓨터는 1m 이상, 전자레인지는 3m 이상, 휴대폰은 3cm 이상 거리를 두고 사용해야 한다. 전기장판, 면도기, 헤어드라이기 등 몸에 밀착시켜 사용하는 제품은 이용횟수를 줄이는 것이 좋다.

여섯 번째는 호흡이 빠를 때이다. 호흡이 빠르면 활성산소가 많이 발생하여 수명을 단축시킨다. 그리고 스트레스 역시 활성산소를 증가시킨다. 개나 쥐가 코끼리보다 일찍 죽는 것도 그 때문이다.

그밖에 환경오염이 많은 곳에 있게 되면 이때도 역시 활성산소가 많아지게 된다. 우리 몸의 자연면역기능이 먼지나 기타 오염물질로부터 몸을 보호하기 위하여 활성산소를 많이 만들어내기 때문이다. 이것을 정리하면 다음과 같다.

① 과식을 하였을 때.
② 격렬한 운동으로 산소를 다량으로 소비할 때.
③ 흡연 과다와 알코올을 과잉 섭취하였을 때.
　담배 1개비를 피우면, 몸에는 100조 개의 활성산소가 발생한다. 과음을 하면 간에서 알코올이 분해될 때 다량의 활성산소가 발생한다.
④ 높은 곳에 장시간 체류할 때.
⑤ 스트레스가 쌓일 때.
⑥ TV, 컴퓨터, 전자레인지, 핸드폰cellular phone 등에서 장시간 전자파를 받을 때.
⑦ 방사선을 쏘였을 때와 자외선을 많이 받을 때.

⑧ 자동차 배기가스나 유해한 화학가스 또는 공장연기, 쓰레기 소각 등으로 발생하는 다이옥신을 마셨을 때.

⑨ 병원균이 침입하여 염증을 일으킬 때.

⑩ 대기오염, 환경오염, 과로, 장내 이상발효 등에 노출되었을 때.

⑪ 혈액의 흐름이 일시 두절되었다가 다시 흐를 때.

⑫ 탄 음식이나 염장식품, 가공식품, 오염된 물, 식품 첨가물, 농약, 살충제 등 유해 화학물질이나 염소로 소독한 수돗물, 오래된 기름 등 유해물질을 먹었을 때.

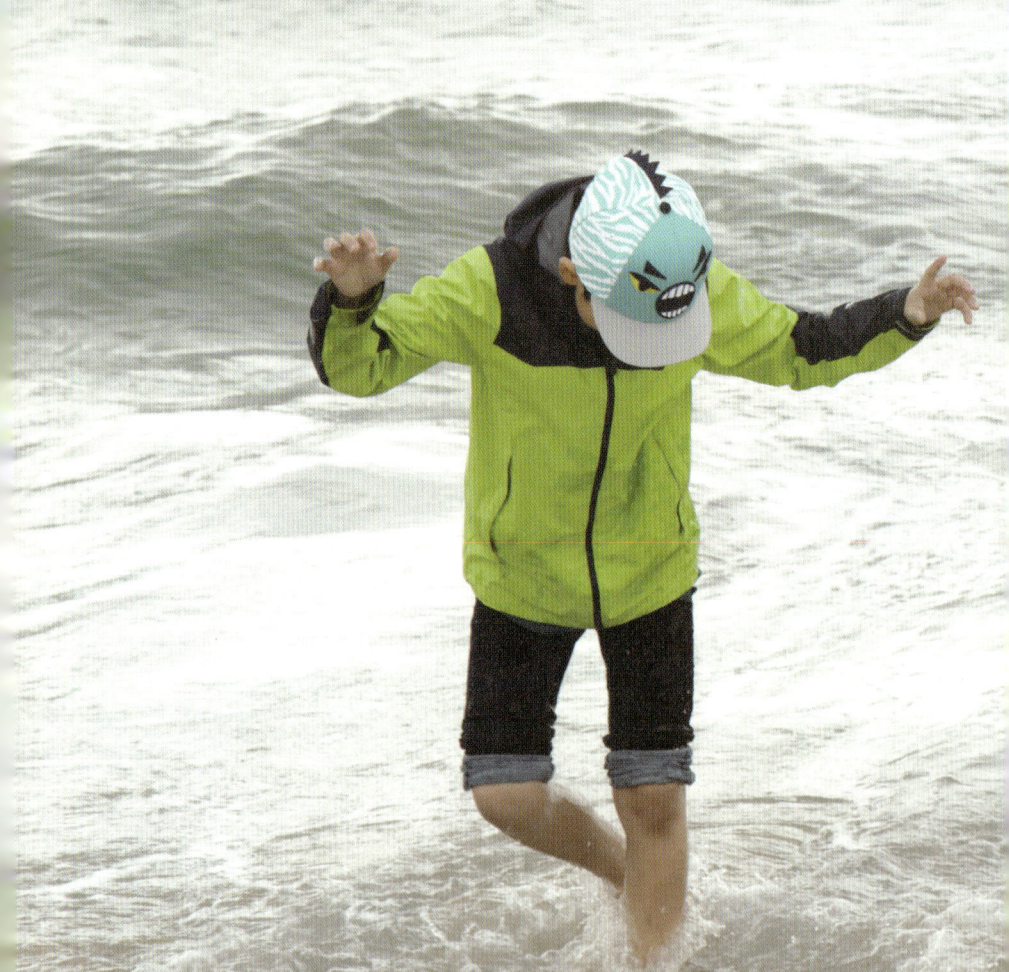

활성산소는 몸속에 많으면 많을수록 노화를 앞당기고 질병을 유발하며 수명을 단축시킨다. 그래서 활성산소를 발생하게 하는 과한 행동, 즉 과식과 과도한 운동을 삼가고, 스트레스, 과음, 흡연 등의 습관은 버려야 한다. 대신 소식과 적당한 운동, 원하는 바를 추구하는 긍정적 사고, 금연, 절주 하는 생활태도는 활성산소를 낮춰 젊고 건강하게 오래 살게 해준다.

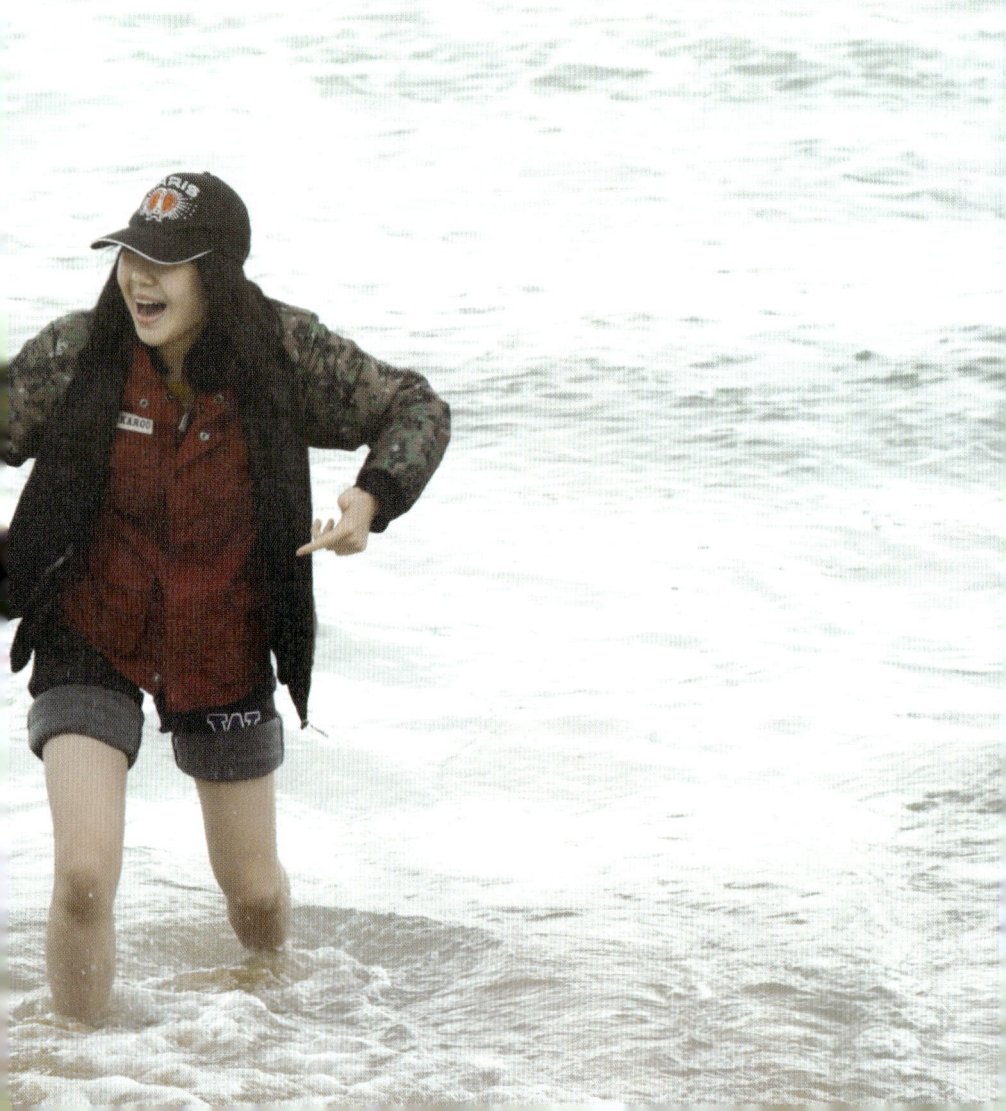

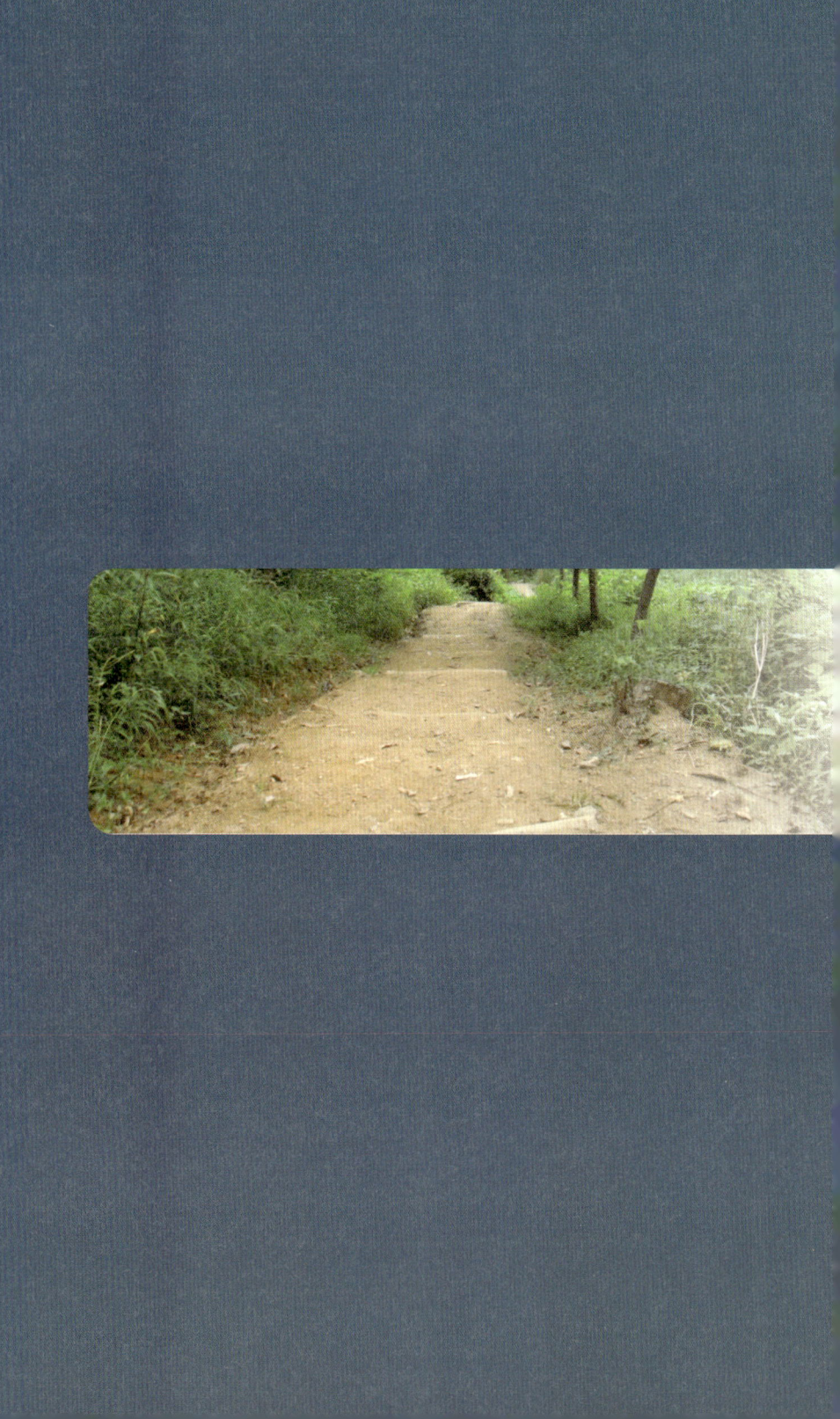

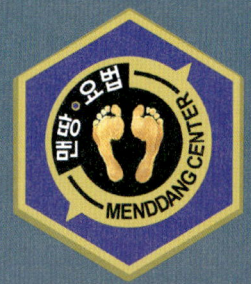

PART _04

땅이 몸을 치유한다

땅이 몸을 치유한다

책받침을 빠른 속도로 비비다가 순간 탁 떼어 머리에 가까이 대면, 머리카락이 책받침에 달라붙는다. 이렇게 서로 마찰을 하면 그 속에 보이지 않는 전기가 발생한다. 이와 같은 전기를 〈정전기〉라고 한다. 마찰이 있는 곳에는 반드시 정전기가 발생하는 것이다. 옛날 그리스에서 노란 빛을 띠는 호박이라는 보석을 닦기 위해 천으로 계속 문질렀다. 그런데 이상하게 문지르면 문지를수록 먼지가 자꾸 더 묻는 것이었다. 이때 사람들은 호박을 천으로 문지르면 물체를 끌어당긴다는 사실을 알아냈다. 이것이 최초의 전기현상이었던 것이다. 그래서 전기라는 영어단어 Electricity가 그리스어로 호박이라는 뜻의 Electron에서 유래한 것이다.

우리 몸은 언제나 피가 흐르고 있다. 피가 흐른다는 것은 그 자체가 이미 마찰이다. 그러므로 우리 몸은 언제나 정전기가 발생한다. 정전기란 흐르지 않고 멈춰 있는 전기를 말한다. 그러다 흐를 수 있는 도체를 만나면 순간적으로 방전되는 것이다. 겨울철에 자동차 문을 만지는 순간 불꽃이 번쩍 튀면서 손가락이 찌릿한 것이 바로 정전기 때문이다. 이렇게 우리 몸속에는 항상 정전기가 만들어지고 있다. 또 우리 몸은 전도체이기 때문에 전기가 흐른다. 그러나 흐르는 전기도 몸속의 〈지방〉만은 통과하지 못한다. 지방은 전기가 흐르지 않는 절연체이기 때문이다. 그래서 지방에 정전기가 흘러 들어가면 지방은 정전기를 차곡차곡 쌓아 놓는다. 때문에 21살이 넘는 사람의 송과체는 지방이 쌓이는 순간부터 정전기 또한 그 위에 차곡차곡 쌓이는 것이다.

혈관 속에는 피가 흐름과 동시에 정전기가 발생한다. 혈관과 적혈구 또는 적혈구끼리의 마찰에 의해서다. 그리고 이때 발생한 정전기는 같은 극끼리는 서로 밀어내지만 다른 극끼리는 서로 끌어당겨 뭉치게 된다. 이렇게 뭉쳐진 적혈구가 혈관을 지나다가 모세혈관을 통과하지 못하고 막히게 되면 그 모세혈관이 있는 부위는 피가 흐르지 않아 차갑게 느껴진다. 이른바 혈액순환이 잘 안 돼 손발이 차갑다고 하는 〈수족냉증〉 현상이다.

많은 사람들이 잡념을 제거하고 집중력을 높인다고 하면서 명상을 한다. 명상을 통해 일어나는 잡념을 잠재우려고 하는 것이다. 물론 잡념의 근본이 생명 에너지이기 때문에 일어나는 환상을 소멸시킬 수는 있다. 그러나 근본적인 원인이 해소되지 않으면 그 환상은 현상만 바뀐 것일 뿐 사실 없어진 것이 아니다. 환상이 없어졌다고 하여 그 에너지가 없어진 것은 아니기 때문이다. 명상을 통해 떠오르는 그림을 바꾸거나 그림을 없앨 수는 있지만 그렇다고 하여 그 환상의 원인이 없어진 것은 아니다. 중요한 것은 그 환상을 일으키는 주인공이 바로 몸속의 정전기라는 사실이다. 그래서 정전기를 꾸준히 제거하면 이상하게 잡념도 없어지고 걱정도 아예 하기가 싫은 〈무심無心〉의 상태가 된다. 그리하여 스트레스가 없어지는 것이다.

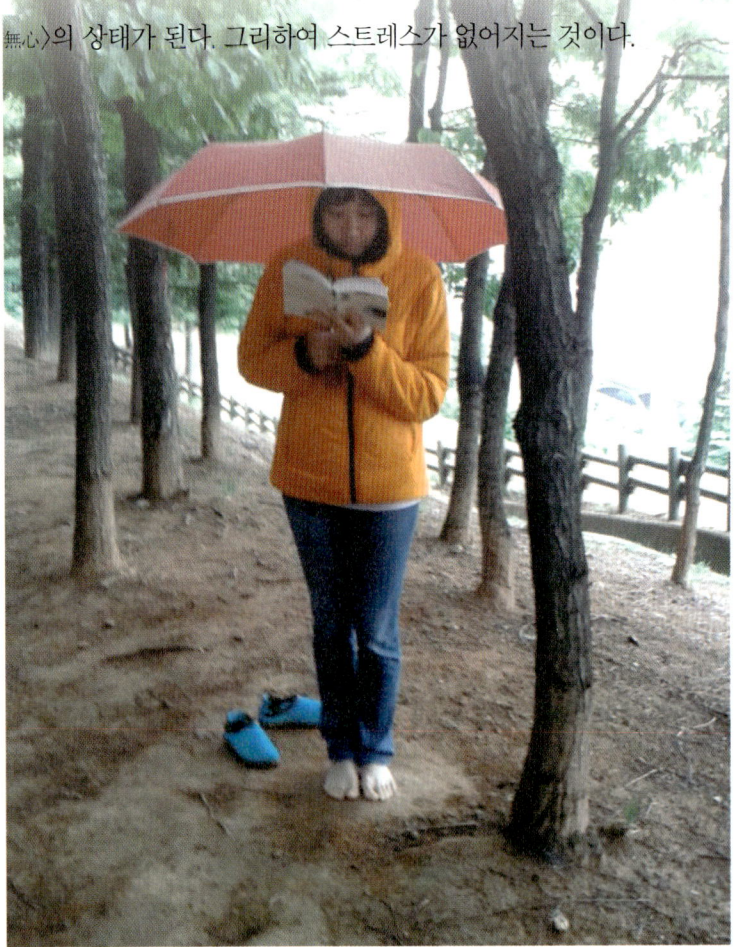

맨땅요법

혈관 속의 피를 응고시키고 머릿속에 잡념을 일으키는 정전기와, 우리 몸에서 생기는 병의 원인 중 90% 이상을 차지하는 활성산소를 제거하려면 어떻게 해야 할까?

현대판 일본을 만든 주역인 오다 노부나가는 영주의 아들로 태어났다. 그리고 도꾸가와 이에야스 역시 영주의 아들이다. 이른바 두 사람 모두는 귀족 출신인 것이다. 그러나 도요토미 히데요시는 천민 출신이다. 오다 노부나가의 마부 노릇을 하다가 노부나가에 발탁되어 장수가 된 사람이다.

오다 노부나가는 어렸을 때부터 남다른 괴짜였다. 복장부터가 해괴망측했으며 주먹밥을 몸에 주렁주렁 매달고 다녔다. 현재 일본에서 많이 먹는 〈오니기리〉라는 〈주먹밥〉의 원조가 오다 노부나가라는 설이 유력하다. 오다 노부나가는 전쟁 중에 먹기 쉽게 〈주먹밥〉을 몸에 주렁주렁 매달고 다녔던 것이다. 오다 노부나가는 어린 10대 때부터 무기에 관심이 많았다. 그래서 기독교 예수회의 신부들에게, 종교를 허락할 테니 좋은 총을 갖다 달라고 부탁하였다. 그리고 그렇게 받은 조총을 분해하고 연구하여 직접 총을 제작하기도 하였다. 이때부터 일본은 크리스천이 생기기 시작하였다.

 오다 노부나가가 부하의 반란으로 죽자 도요토미 히데요시는 쏜살같이 달려가 반역자를 체포하고 오다 노부나가의 자리를 차지하였다. 그때 아직 부하라는 신분으로 도꾸가와 이에야스가 있었지만 히데요시로서는 여간 마음이 불편한 것이 아니었다. 그때 히데요시의 측근인 〈고니시 유키나가〉라는 예수회 신도가 히데요시에게, 도꾸가와 이에야스의 충성심도 유도하고 히데요시가 영주 출신은 아니나 그에 못지않은 실력을 갖추었다는 것을 보여주기 위해 조선을 치자

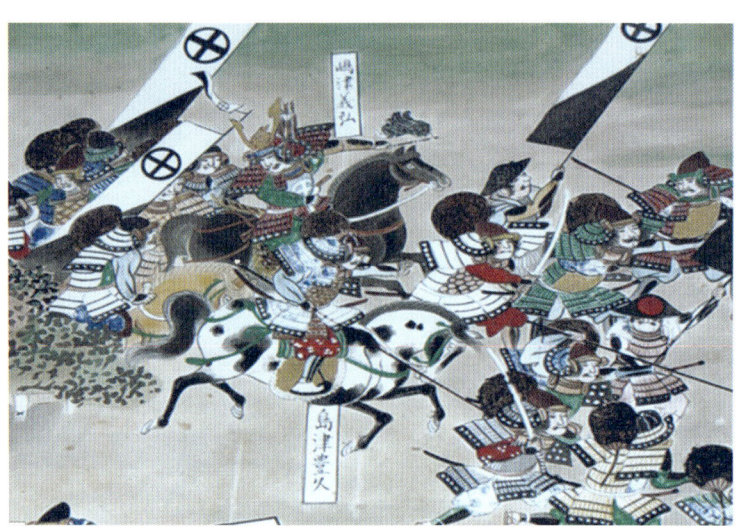

도요토미 히데요시의 기리시단 군대

고 하였다. 명분은 명나라를 치기 위해 길을 열어달라는 것이었다.

그리하여 도요토미 히데요시의 군대는 기리시단吉利支丹이라는 이름으로 십자가를 펄럭이며 우리나라를 쳐들어왔다.

당시에 한국에는 〈서산대사〉가 있었다. 서산대사는 일본이 10년 후에 조선을 침략할 것을 알고 직접 왕에게 이 사실을 말하여 10만 대군을 양성할 것을 청하고 싶었지만, 그 당시는 불교보다 유교가 우세하던 때라 이율곡 선생을 찾아가 상소할 것을 청하였다. 이율곡 선생도 그와 같은 〈기감〉을 느껴 당시의 왕인 선조에게 세 번이나 상소를 올렸다. 그러나 선조는 끝까지 그들의 말에 귀 기울이지 않았다. 결국 〈서산대사〉는 서양 종교인 예수회가 군대를 조직한다는 것을 알고 스스로 나라를 지키기 위해 불교에 군대를 만들 결심을 하였다. 그리하여 서산대사는 각 사찰마다 다음과 같은 〈방〉을 붙였다.

〈나라가 나라를 구하지 못하면, 우리 승려가 나라를 구한다. 이제부터 사찰에 있는 모든 승려는 목탁을 버리고 손에 칼을 잡으라. 만약 승려가 손에 칼을 잡는 것이 불법에 어긋난다고 생각하면 절을 떠나라.〉

그리고 서산대사는 사명당 등 몇몇 승려와 함께 〈무술〉 수련을 하기 위해 산으로 들어갔다. 이때 서산대사는 승려들의 근본적인 건강과 집중력 향상을 위해 맨발로 땅을 밟으며 숲속에서 운동하길 권했다. 이렇게 숲 속에서 맨발로 땅을 밟는 건강법을 〈맨땅Menddang요법〉이라고 한다. 그리고 지금까지 지구상에서 불교가 군대를 만든 것은 한국이 유일하다. 여러분은 〈명량〉이라는 영화에서 이순신 장군의 배 안에 왜 승려가 있었는지 이제 이해가 갈 것이다.

나중에 선조는 서산대사에게 감사의 표시로 〈팔도선교도총섭〉이라는 관직을 하사하였다. 지금도 서산대사의 무술을 수련하는 사람들은 속리산이나 지리산 등에서 〈맨땅요법〉을 하며 무술 수련을 하고 있다. 잠 잘 때도 역시 땅을 파고 토굴처럼 만들어 흙더미 속에서 잔다. 그러면 근육통이나 제반 병이 생기지 않는다고 한다. 또 숙면과 함께 언제나 상쾌한 기분으로 아침을 맞이한다고 한다. 도대체 숲 속과 땅 속에는 무엇이 있기에 우리 몸을 건강하게 만드는 것일까?

하늘에 구름이 모이면 그 속에 얼음 알맹이가 생긴다. 그리고 얼음 알맹이끼리 서로 부딪히며 마찰이 생기면 그때 정전기가 발생한다. 이때 정전기의 플러스 부분은 위로 올라가고 구름 아래쪽에는 마이너스 입자들이 모이게 된다. 그러면 같은 극은 서로 밀어내고 플러스와 마이너스는 서로 끌어당기기 위해 마주보게 된다. 땅 속에는 마이너스인 자연전자가 많이 있다. 그러면 땅속으로부터 멀리 떨어진 나뭇가지나 건물 위쪽은 플러스 입자가 모이게 된다. 이때 하늘에 있는 구름의 마이너스 입자들이 땅위의 플러스 쪽으로 내려오게 된다. 전압은 땅으로부터 높을수록 커지기 때문에 위에 있는 마이너스 입자가 땅위의 나무 끝이나 건물 꼭대기에 내려오는 것이다. 이것이 바로 번개다. 그리하여 구름 속의 마이너스 입자인 〈자연전자〉가 땅속에 축적되는 것이다. 그리고 땅 위에는 〈가이아의 주파수〉라고 하는 지구 고유 주파수가 있다. 결국 숲속에는 〈가이아의 주파수〉 그리고 땅 속에는 이렇게 자연적으로 만들어진 〈자연전자〉가 있는 것이다.

활성산소와 항산화 작용

먼저 현대의학이 밝힌 병의 주범 〈활성산소〉의 퇴치법을 알아보자.

활성산소는 간단하게 말하면 불안정한 상태에 있는 〈전자〉가 짝을 이루기 위해 다른 곳에서 〈전자〉 하나를 뺏어오든지 아니면 자기 것 하나를 다른 곳에 주어 안정을 취하려는 데서 문제를 일으킨다. 이렇게 전자 하나를 빼앗아오면 사과나 배는 갈색으로 변하고 쇠는 붉게 녹이 슨다. 음식물이 싱싱하다는 것은 곧 〈전자〉가 충만하다는 뜻이다. 싱싱한 음식물에서 〈전자〉를 빼앗으면 그 음식물은 시들시들해진다. 그리고 이와 같은 현상을 〈산화작용〉이라고 한다. 반면에 이와 같은 산화작용을 막는 것을 〈항산화 작용〉이라고 하며, 산화를 막기 위한 물질을 〈항산화 물질〉이라고 한다.

우리 몸에 필요한 생체 에너지는 호흡을 통해 마신 산소와 음식물

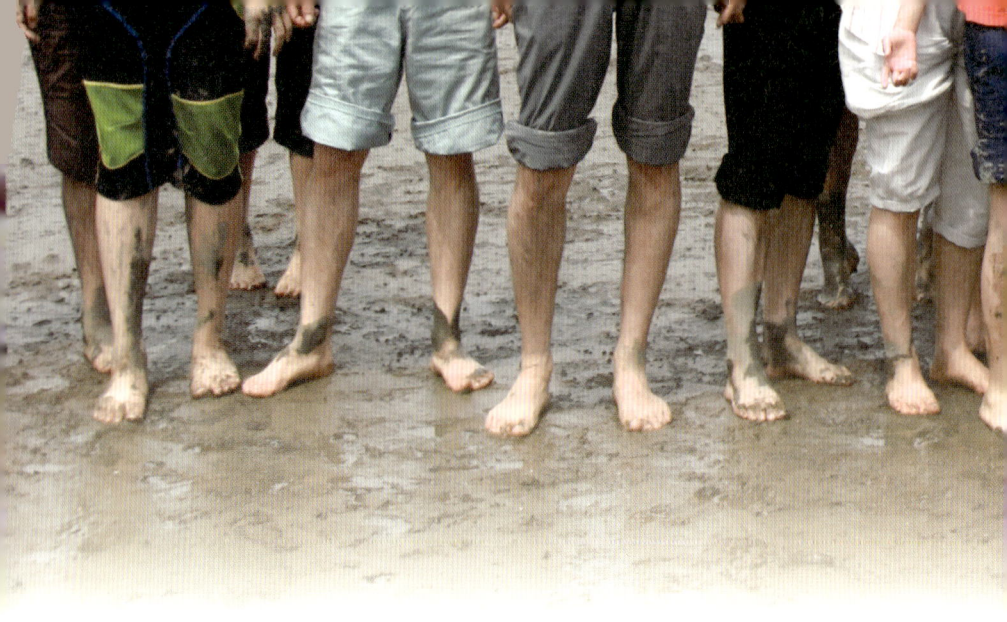

의 영양분으로 만들어지는데, 이 에너지를 만드는 세포 속의 기관이 바로 〈미토콘드리아〉다. 간단하게 설명하면 미토콘드리아 안에 〈에너지 파이프〉가 있어서 그 속을 산소가 흐르며 영양분을 옮겨 에너지로 변하게 하는 것이다. 그런데 산소의 공급이 일정하지 않고 갑자기 넘치거나 하면 산소는 일정하게 파이프를 통과하지 못하고 밖으로 떨어져나가게 된다. 이렇게 떨어져 못쓰게 된 산소가 곧 활성산소다. 그리고 이와 같은 활성산소가 옆에 있는 세포 속의 전자 하나를 빼앗아와 우리 몸을 산화시키는데 이것이 곧 노화 현상이다. 노화란 팽팽했던 피부가 쭈글쭈글해지는 것을 말한다. 싱싱했던 것이 시들시들해지는 것과 같다. 물론 활성산소가 30% 이하로 적정량만 있으면 인체에 도움을 주지만 과다하게 생성되면 주위의 세포막이나 염색체 그리고 단백질 등을 손상시킨다.

활성산소는 이렇게 피부를 늙게 만들고 혈액을 지저분하게 하여 동맥경화나 심장질환, 뇌졸중 등의 원인이 되기도 하며, 눈의 수정체

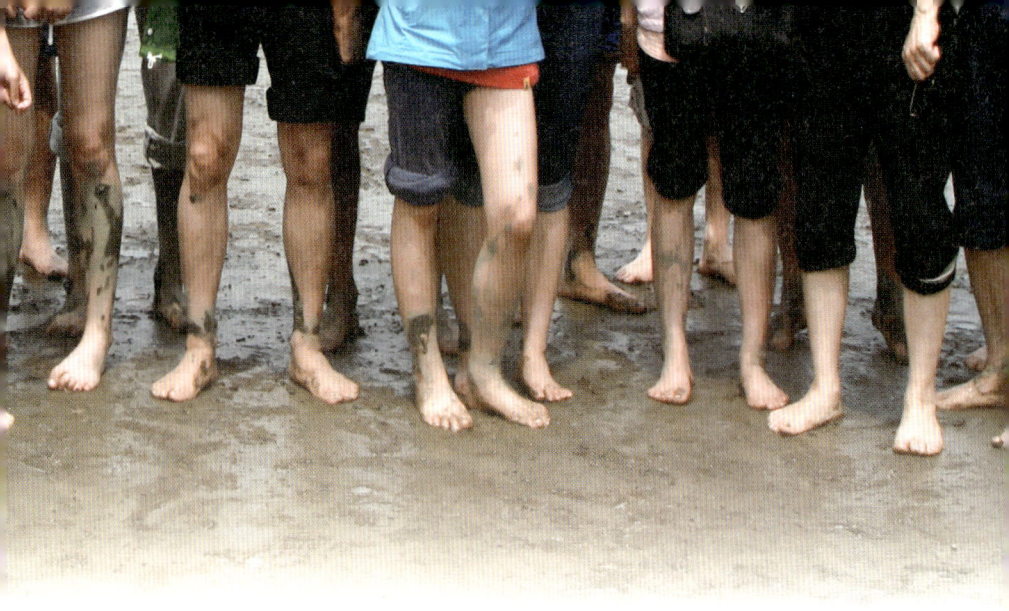

에 달라붙어 막을 형성하면 백내장의 원인이 된다. 또 과식, 과격한 운동, 빠른 호흡, 흡연, 너무 기쁘거나 슬플 때, 스트레스와 같은 급격한 변화나 몸에 부담을 주는 것들은 모두 활성산소의 발생을 증가시킨다. 갑자기 산소의 양이 많아지기 때문이다. 뿐만 아니라 외국 여행을 많이 다니는 사람들도 활성산소의 공격을 받는다. 밤과 낮이 바뀌면서 수면 리듬이 깨지는 것 자체가 우리 몸에 큰 스트레스이기 때문이다. 또 오존층 파괴로 인한 자외선 노출량 증가, 각종 화학물질에의 노출 등도 활성산소의 생성량을 늘리는 데 외적 요인이 되고 있다. 최근에는 알츠하이머병(노인성 치매의 일종)이나 파킨슨씨병, 하지정맥류와 같은 질환도 활성산소와 관련이 있다는 연구보고가 있다.

일본 도쿄 대학교 카토 쿠니히코 교수는 반복되는 격심한 운동은 활성산소free radical라는 물질을 체내에 다량으로 발생시켜 생명을 위협한다고 했다. 운동이 몸에 좋다고 하여 하루 종일 헬스클럽에 가서 운동하는 사람은 이 점을 깊이 생각해 보아야 한다. 몸매는 날씬해졌는지 몰라도 얼굴은 험악하게 늙고 있다는 사실을 말이다. 사람은 생존에 필요한 생체 에너지를 만들 때 산소를 사용하지만, 산소는 유기물질을 산화시키는 과정에서 독성물질인 활성산소를 만들어낸다는 문제점이 있다. 즉 인간의 생명 유지 과정에서 활성산소의 생성은 불가피한 것이다. 그렇다고 우리 몸이 활성산소만 만드는 것은 아니다. 당연히 아프락사스에 의해 활성산소를 제거하는 물질도 만든다. 이것을 〈항산화 물질〉이라 하고, 가장 대표적인 것이 〈항산화 효소〉이다. 그 외의 다른 종류로는 페록시다제, 카탈라아제 등이 있다. 항산화 효소 SOD Super Oxide Dismutase는 사람과 동물의 장기와 혈액 안에 존재하는 생리활성 효소로서 활성산소와 같은 유해 산소를 제거하는 작용을 한다. 활성산소를 인체에 무해한 산소 분자와 과산화수소로 바꿔주는 것이 그들의 임무이다. 우리 몸에 활성산소가 발생하면 이 SOD 효소가 〈불끄기〉 작업에 나서는 것이다.

활성산소의 독성을 〈산화 스트레스〉라고 하는데 이것은 내적인 요인과 외적인 요인 두 가지로 나눌 수 있다. 내적인 요인으로는 염증, 스트레스, 과한 운동, 노화가 있으며, 외적 요인으로는 자외선, 환경오염, 약물, 과음, 흡연, 전자파, 알레르기, 다이어트 등이 있다. 우리 몸이 항산화 효소를 많이 만들어낼 때는 이와 같은 산화 스트레스를 쉽게 물리칠 수 있지만, 항산화 효소를 많이 생성하지 못하면 이와 같은 산화 스트레스를 자체적으로 막아내지 못한다.

이처럼 항산화 효소는 우리 몸이 25세 될 때까지는 활발하게 생성이 되는데 그 이후로는 차츰 감소하기 시작해 40세 이후가 되면 급격하게 생성량이 줄어든다. 그러면 위에서 말한 활성산소로 인한 질병에 쉽게 걸리게 되는데 이와 같은 이유를 모르면 사람들은 질병에 걸리는 이유가 막연히 〈피로〉 때문이라고 생각한다.

여러분은 TV나 아니면 책에서, 야채를 많이 먹어야 한다느니, 야채나 과일은 싱싱할 때 먹어야 좋다느니, 비타민C나 붉은 포도주를 마시는 게 좋다는 등의 이야기를 귀가 따갑도록 들었을 것이다. 그 이유는 바로 항산화 효과를 보충하기 위해서다. 몸이 스스로 만들어 내지 못하면 음식물을 통해 외부에서 받아들이자는 취지인 것이다. 특히 음식이 싱싱하다는 것은 자연전자를 많이 함유하고 있다는 뜻이다. 시들시들한 음식은 쇠가 녹슬듯이 녹슬었기 때문이다. 그래서 싱싱한 음식을 많이 먹으면 음식물로부터 많은 자연전자를 섭취하여 항산화 효과를 얻는다. 그렇지만 활성산소는 세포를 증식시키는 효과도 있기에 임신 중이나 수술 후의 회복기 때에는 오히려 항산화 물질의 섭취를 자제하는 것이 좋다.

세계에서 가장 오래 사는 사람들은 일본 사람들이다. 과학자들은 그 이유가 소식과 생선 그리고 녹차 때문이라고 분석한다. 소식은 육체에 스트레스를 주지 않고 생선과 녹차는 항산화 물질이 많기 때문이다. 두 번째로 장수하는 나라는 프랑스다. 그 이유는 그들이 많이 마시는 붉은 포도주 때문이라고 한다. 붉은 포도주 역시 항산화 물질이다. 이렇듯이 여러분도 싱싱한 채소와 과일을 많이 먹으면 각종 성인병과 암을 예방할 수 있다는 이야기를 수없이 많이 들었을 것이다. 채소, 특히 녹황색 채소는 각종 항산화제antioxidant의 창고다. 채소와 과일에 있는 비타민 중에서 특히 A, C, E는 항산화 효과가 매우 뛰어나다고 한다. 그래서 항산화 작용이 큰 비타민을 비타민 에이스ACE로 외우면 쉽다. 토마토를 구워 먹으면 역시 항산화 효과가 크다. 이러한 비타민의 강력한 항산화 효과가 활성산소의 영향을 최소화해서 우리 몸을 건강하게 지켜주는 것이다.

운동은 무리하면 안 좋지만 규칙적으로 하면 활성산소를 없애기 위한 항산화 시스템이 강화되기 때문에 오히려 평상시 활성산소에 의한 영향에서 몸을 보호할 수 있게 된다. 땀이 나는 듯 가볍게 걷는 〈맨땅요법〉과 함께 부교감신경을 이용한 〈싸이파워 체조〉를 하면 몸이 한결 가벼워진다. 이렇게 활성산소는 음식뿐만 아니라 스트레스, 생활 습관 등 여러 가지 요인으로 조절할 수 있다. 그래서 많은 사람들이 다음과 같이 활성산소를 물리치기 위한 규칙을 만들어 시행하고 있다.

첫째, 매사에 긍정적, 낙관적이며 적극적인 성격을 갖도록 노력한다
낙천적인 성격은 스트레스에 견디는 힘을 높여주고 면역력을 증가시켜 준다. 우주의 〈락〉이 곧 면역력이기 때문이다. 똑같은 스트레스를 받더라도 반응하는 정도에 따라 활성산소의 생성에 차이가 있다. 이렇게 되기 위해서는 〈영혼〉이 움직여야 한다. 〈긍정적 주파수대〉에 있어야 하는 것이다. 영혼이 움직이면 성격이 긍정적, 적극적이 되는 것이다.

둘째, 햇빛을 적절히 쬐고 운동을 한다

여기서 중요한 것은 〈적절하다〉는 표현이다. 햇빛은 우리 몸에 비타민D를 만든다. 항산화 효소가 많은 젊었을 때는 햇빛을 쬐는 시간이 크게 상관없지만 40세 이후에는 하루 15분에서 30분 정도가 좋다. 너무 많은 햇빛은 활성산소를 증가시키기 때문이다. 그리고 너무 과격한 운동 또한 활성산소를 증가시켜 몸을 더욱 늙게 만든다. 과격한 운동을 하는 운동선수가 단명 하는 것도 활성산소의 영향이 크다.

셋째, 금연을 한다

흡연은 활성산소를 많이 만들어낼 뿐 아니라 모든 종류의 암을 증가시키고 심장질환도 유발시킨다. 흡연은 의학적으로도 명백히 기호가 아닌 중독이다. 1개비의 담배가 100조 개의 활성산소를 만든다는 것을 잊지 말라.

넷째, 항산화 성분을 섭취한다

현재까지 알려진 항산화 성분은 인삼의 사포닌, 녹차나 홍차의 폴리페놀 등 수백여 종이 넘는다. 항산화 성분은 노화방지의 핵심이라고 할 수 있을 정도로 매우 중요한 것이다. 이런 항산화 성분은 과일 껍질이나 씨, 줄기 등 〈인간이 먹을 수는 있으나 관습상 먹지 않는 식품〉에 특히 많이 들어 있다. 그러나 이것도 계속 먹으면 〈독〉이 될 수 있다. 〈독〉이 없이 몸이 알아서 적절히 받아들이기 위해서는 역시 대지의 자연전자, 즉 〈맨땅요법〉이 최고다.

다섯째, 절식節食을 한다

과식으로 인한 잉여 칼로리는 활성산소의 생성을 촉진해 노화를 유발한다. 여기서 주의해야 할 점은, 음식량 자체를 적게 섭취하는 소식小食과 절식은 다르다는 점이다. 채소를 많이 먹으면 음식량은 많지만 칼로리는 적으므로 훌륭한 절식이 된다. 포만감을 100이라 했을 때 70%만 먹는 습관을 들이자. 이와 같은 방법들이 지금까지 의학이 밝힌 활성산소로부터의 탈출법이다.

요즘 TV를 보면, 병원에서 암 진단을 받고 암 수술을 한 뒤 항암치료를 받지 않고 시골로 내려가 야채를 재배해서 먹거나 아니면 효소를 담가먹으며 지냈더니 암이 나았다는 이야기가 여기저기 많이 나온다. 또 황토 집을 짓고 살았더니 암이 모두 없어졌다는 이야기도 종종 볼 수 있다. 대체로 그 사람들은 야채나 효소 때문에 병이 나았다고 생각할 것이다. 물론 야채와 효소 모두가 암이 낫는 데 일조한 것은 틀림없지만 그렇다고 반드시 그것이 직접적인 이유는 아닐 것이다. 왜냐하면 같은 암에 걸린 사람이 서로 다른 방법으로 나았기 때문이다. 그렇다면 그들이 건강해질 수 있었던 직접적인 이유는 무엇일까?

우리 몸을 지켜주는 숲과 땅의 비밀

가장 중요한 것은 그들의 〈정신 상태〉다. 지금 이 책을 읽으며 〈옳지, 이렇게 하면 병이 낫겠구나! 나도 메디칼 싸이파워를 해봐야지.〉 하고 이 책이 말한 대로 하면 병이 나을 것 같은 〈기분〉이 든다면 그 사람은 〈맨땅요법〉을 통해 틀림없이 병이 나을 것이다. 왜냐하면 나을 것 같은 기분이 곧 〈믿음〉이며, 그 믿음이 〈제로보드〉에 각인되면 틀림없이 그렇게 되기 때문이다. 이것이 긍정적 주파수대의 파동요법이다. TV에 나온 사람들 역시 자신의 방법대로 하면 병이 나을 것 같았을 것이다. 그리고 그들은 〈죽어도 어쩔 수 없다〉는 기분으로 병에 대한 불안을 모두 내려놓았을 것이다. 〈제로보드〉에 각인되어 있는 병을 지워버린 것이다. 그리고 하루하루를 마음껏 행복을 누리며 만족하고 살았을 것이다. 이른바 병에 대한 불안한 마음 모두를 내려놓고 〈메디칼 싸이파워〉 상태로 즐겁게 지낸 것이다. 그리고 그들은 공통적으로 〈숲〉과 〈땅〉으로부터 혜택을 받은 것이다.

　폭포가 흐르는 숲에는 많은 양의 〈음이온〉이 있다. 또 편백나무나 잣나무 등은 많은 양의 〈피톤치드〉를 방출한다. 숲 속에 들어가면 상큼한 냄새가 나는 것은 곧 피톤치드와 음이온 때문이다. 〈피톤치드phytoncide〉는 희랍어의 〈식물phyton〉이라는 단어와 〈죽이다cide〉라는 뜻이 합하여 만들어진 단어로서 심리적 안정감과 항균, 항산화, 항염증 작용을 한다. 쉽게 말하면 식물이 병원균, 해충, 곰팡이에 저항하려고 내뿜거나 분비하는 물질이다. 벌레를 죽이기 위해 분비하는 물질이라는 뜻이다. 짐승이나 곤충들은 침입자가 나타나면 도망칠 수가 있다. 그러나 식물은 뿌리가 땅에 박혀 있어서 피할 수가 없다. 그래서 외부 세력에 맞서기 위한 방법으로 살균제를 뿜어대는 것이다. 그 살균제가 곧 피톤치드이다. 그래서 나무가 잘려나갔거나 상처를 입으면 그 상처를 보호하기 위해 더 많은 피톤치드를 뿜어댄다. 피톤치드는 일종의 살균제이기 때문에 곤충이나 세균을 죽이지만 인간에게는 오히려 많은 이익을 준다. 피톤치드는 우리의 말초신경과 심폐기능을 강화하며, 면역력 증강과 아토피 치료에 효과적이다. 또 천식, 폐질환 등에도 좋고 심장을 강화시켜 주는 효과도 있다.

　음이온은 앞에서 말한 활성산소를 제거하는 데 매우 효과적이다. 음이온 자체가 자연전자이기 때문이다. 차가 다니는 도심 속에서 음이온을 측정해 보면 제로가 나오지만, 나무가 있는 곳에 가면 $1cm^3$당 400여 개 정도의 음이온이 나온다. 일반적인 숲 속에는 최소한 700개 이상이 나오며, 분수가 있는 곳은 대략 1,000개 이상의 음이온이 나온다. 그러나 폭포가 흐르는 계곡 옆에는 최소 만개 이상, 보통 3만에서 5만개 정도의 음이온이 나온다. 건강에 이로운 환경이 되기 위해선 700개 이상의 음이온이 있어야 쾌적한 환경이라고 말할 수 있다. 이렇게 음이온을 마시면 우리 몸은 혈관 속에 뭉쳐 있는 적혈구를 원활하게 흐르도록 떼어놓고 활성산소에 음전자를 제공하여 산화 작용을 억제한다. 그러나 인간이 만든 음이온은 방사능 등의 문제가 있다는 보고가 있다. 그래서 음이온이 나오는 전자제품이나 코팅제를 뿌려 만든 제품 속의 음이온은 멀리하는 것이 좋다.

우리 몸에는 항상 〈정전기〉가 쌓여 있다. 특히 정전기는 더운 여름보다 추운 겨울에 더 많이 축적된다. 그 이유는 겨울이라 해서 더 많이 생긴 것이 아니라 여름에는 땀 등을 통해 자기도 모르게 슬쩍 방출했기 때문이다. 정전기는 잡념과 번민을 일으키고 혈액순환을 방해하며, 기억력 감퇴, 알츠하이머, 활성산소 증가 등을 일으키는 무서운 요소이다. 이와 같은 정전기를 없애는 방법이 바로 몸을 땅에 닿도록 하여 지구와 접지를 하는 것이다. 접지는 흔히 어스Earth라고도 하며, 제로 볼트인 땅에 우리 몸이 접촉되는 순간 몸속의 정전기가 제거되어 인체 전위가 제로 볼트 상태로 되는 것을 말한다. 서산대사가 제자들에게 〈맨발로 땅을 밟고 운동을 하라〉고 했던 〈맨땅요법〉이 바로 이것이다.

지구는 인삼이나 항산화 효소보다 더 훌륭한 〈자연전자〉의 보물창고다. 자연전자란, 자연면역 기능을 갖춘 자유전자로서, 진공 속이나 물질 속을 자유롭게 떠돌아다니는 전자이다. 때문에 금속이 뜨거

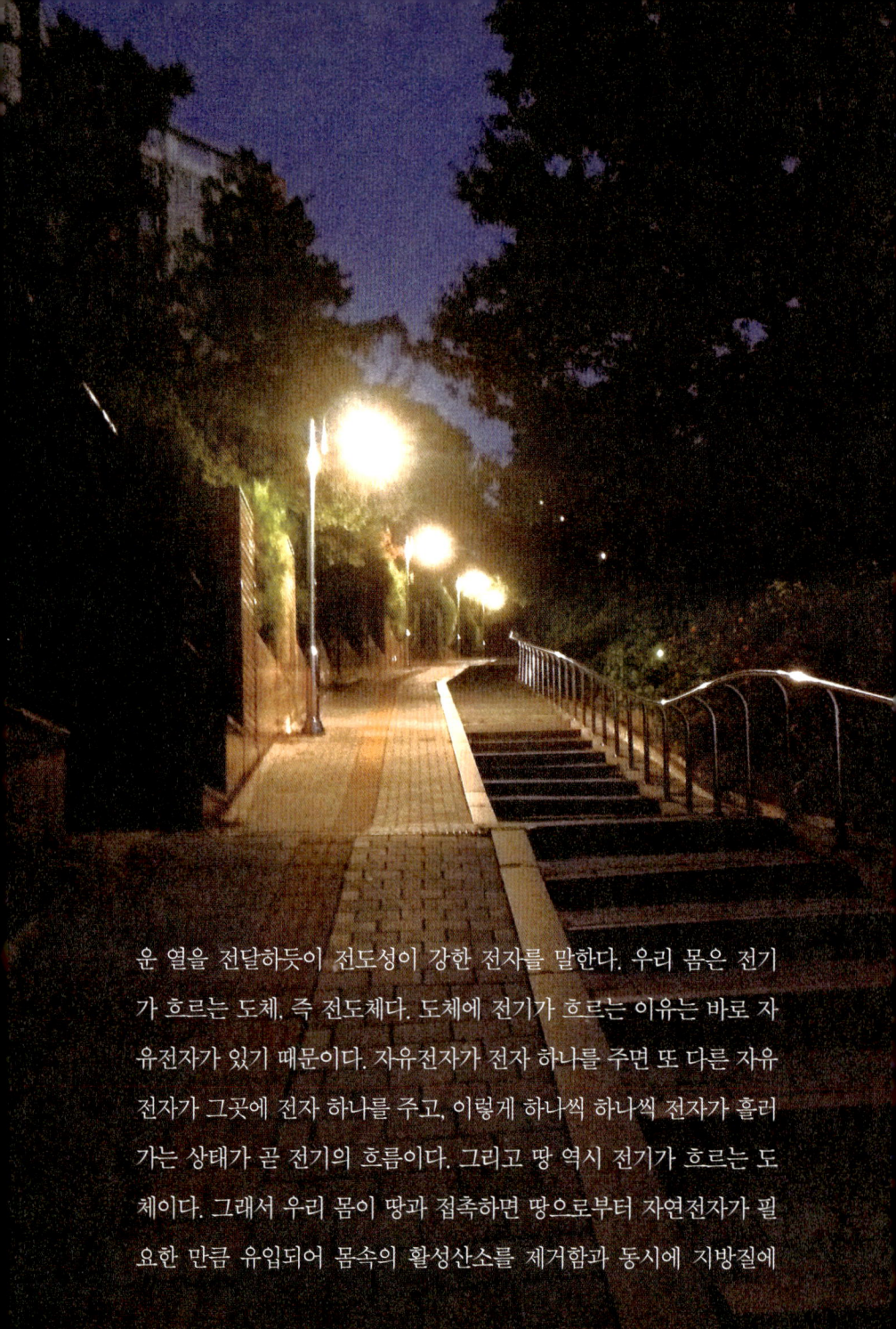

운 열을 전달하듯이 전도성이 강한 전자를 말한다. 우리 몸은 전기가 흐르는 도체, 즉 전도체다. 도체에 전기가 흐르는 이유는 바로 자유전자가 있기 때문이다. 자유전자가 전자 하나를 주면 또 다른 자유전자가 그곳에 전자 하나를 주고, 이렇게 하나씩 하나씩 전자가 흘러가는 상태가 곧 전기의 흐름이다. 그리고 땅 역시 전기가 흐르는 도체이다. 그래서 우리 몸이 땅과 접촉하면 땅으로부터 자연전자가 필요한 만큼 유입되어 몸속의 활성산소를 제거함과 동시에 지방질에 축적된 정전기를 제거하는 것이다. 자연전자는 지금까지 알려져 있는 항산화제 중에서 최고로 강력한 효과를 지닌 것으로 알려져 있다. 더불어 땅 속의 자연전자는 〈자연면역 기능〉을 갖고 있어 우리 몸에 〈해〉가 없는 것이 크나큰 특징이다.

특히 〈맨땅요법〉이 아주 좋은 이유 중의 하나는, 항산화 물질이 많이 들어 있는 야채나 과일, 생선, 인삼 등은 돈을 주고 사먹어야 하지만 〈맨땅요법〉은 숲으로부터 〈음이온〉과, 땅으로부터 〈자연전자〉를 마음만 먹으면 얼마든지 공짜로 무한정 공급 받을 수 있다는 것이다. 항산화 물질은 대체로 땅으로부터 자연전자를 공급받은 물질들이지만 〈맨땅요법〉은 직접 자연전자를 땅으로부터 유입하는 것이기 때문에 그 효과는 더 직접적이다. 이렇게 숲과 땅이라는 자연은 우리의 건강과 밀접한 관계가 있는 것이다.

〈맨땅요법〉을 통한 자연전자의 효과로는 첫째, 심박수가 호전되며, 둘째, 피부 저항치가 감소하고, 셋째, 염증이 감소하며, 넷째는 몸속의 물이 6각수로 변할 수도 있다는 것이다.

걸음아, 날 살려라

자~! 그럼 이제부터 〈맨땅요법〉을 터득하기 위한 기술과 〈건강의 비밀〉을 좀 더 깊이 파헤쳐 보자.

옛날 사람들이 세균성 질환으로 죽지 않는 한 현대인보다 더 건강했던 이유는 바로 땅과의 접촉이 많았기 때문이다. 짚신이나 맨발로 다니고 항상 흙과 접하며 자연의 혜택을 많이 누렸던 것이다. 땅 속의 지전류나 우리 몸의 정전기를 몰랐을 때는 단순히 맑은 공기가 건강에 좋다고만 알고 있었다. 그러다 문명이 점점 더 발달하면서 땅은 시멘트나 아스팔트로 덮이고, 몸도 맨발이나 짚신에서 고무나 플라스틱 등의 절연체로 만든 신발로 변해 땅과 인연을 끊어가고 있다. 그래서 우리 몸은 더욱 많은 스트레스와 피로 그리고 더 많은 질병이 생기기 시작한 것이다. 사람들은 이렇게 문명의 발달과 함께 점차적으로 서서히 땅과의 인연이 멀어진 것은 잘 모르고 병이 난 뒤에 포기하는 심정으로 시골에 내려가 흙과 접하니 〈기적〉처럼 병이 나은 것으로 생각하는 것이다.

 지금까지는 〈어스〉라고 하면 전자제품 등에만 필요한 것으로 알고 있었다. 세탁기나 냉장고 그리고 TV나 오디오 등의 노이즈 현상을 어스를 통해 해결한 것이다. 텔레비전 화면에 나타나는 얼룩진 점선이나, 라디오나 오디오의 잡음을 어스를 통해 해결한 것이다. 어스는 불필요한 전자 알맹이를 땅처럼 제로 상태로 만들어 기계에 무리가 없도록 해준다. 우리의 잡념과 번민 또한 불필요한 전자 알맹이라고 생각하면 된다. 또 하늘에서 천둥과 번개가 칠 때면 피뢰침을 통해 땅 속으로 흘려보내 건물을 보호해 주기도 한다. 이와 마찬가지로 〈맨땅요법〉은 우리 몸의 정전기를 제로 상태로 만들고, 숲에서 〈음이온〉을 섭취하여 활성산소를 중화시키며 대지로부터 〈자연전자〉를 유입하여 몸속의 지방질에 쌓인 정전기를 제거하여 우리 몸을 건강하게 지켜주는 방법이다. 또 발바닥에는 온몸과 연결된 7,800여 개의 경혈이 있어 맨발로 땅을 밟으며 자극을 주면 혈액순환 및 자연치유 효과까지 있어 심신이 모두 건강해진다. 그리고 이렇게 맨발로 걸으면 주의력이 집중되어 운동량 또한 30% 이상 증가하는 효과도 있다.

체내 정전기의 발생과 작용

앞에서도 설명했지만 마찰이 있는 곳에는 반드시 정전기가 발생한다. 우리 몸도 피가 흐르는 이상 정전기의 발생은 불가피하다. 피가 혈관을 흐르는 것 자체가 마찰이기 때문이다. 이렇게 생긴 정전기는 우리 몸속의 전류가 통하지 않는 절연체에 차곡차곡 쌓인다. 지방이나 글리세린glycerin이 곧 몸 속의 절연체이다. 사춘기가 지난 21세부터 송과체 주변에 쌓인 지방 속에는 이렇게 정전기가 쌓이는 것이다. 그래서 정전기를 제거해 주면 지방 또한 분해되어 송과체의 활동이 활발해질 수 있다. 그러면 〈기감 능력〉도 향상되고 『싸이파워』 또한 강력해져 보다 행복한 인생을 누릴 수 있는 것이다. 인도의 많은 명상가들이 맨발로 걸으면서 물속에서 몸을 닦는 것은 사실 명상을 위해서라기보다는 정전기를 제거하기 위해서이다. 단지 그들은 왜 그와 같은 일을 하고 있는지 모를 뿐이다.

송과체는 우주심과 현실 세계가 상호 작용을 하기 위한 매우 중요한 기관이다. 또 센스가 빠르고 두뇌가 명석한 〈총기聰氣〉를 내보이는 곳 역시 송과체이다. 만약 이 송과체에 문제가 생기면 그때는 지능 저하, 기억력 감퇴, 알츠하이머, 불임, 동맥경화, 당뇨병, 암, 기형아 출산 등을 일으키게 된다. 또 현실 문제를 파악할 수 있는 〈기감 능력〉이 약해 어려움을 겪게 되며, 분별력이 제대로 작동하지 않아 인격을 형성하는 데 큰 장애가 된다.

1990년대 말, 제니퍼 루크는 불화나트륨 sodium fluoride이 송과체에 어떤 영향을 미치는지를 연구하던 중 뜻밖의 결과를 발견하였다. 불화나트륨을 우리는 흔히 〈불소〉라고 한다. 우리 몸의 어떤 장기 조직도 〈불소〉의 영향을 받지 않는데 유독 송과체만은 마치 자석이 끌어당기듯 불소가 빨려 들어가는 것을 입증한 것이다. 불소화합물은 내분비선을 단단하게 경화시키는데 그 중 송과체가 불소에 가장 취약하다. 이렇게 경화를 거친 딱딱한 송과체는 인체의 호르몬 분비 대사를 더 이상 하지 못한다. 결국 불소는 송과체의 〈적〉인 것이다.

요즘은 치약 등 여기저기에 불소가 들어가 있다. 음료수는 물론 어떤 지역은 먹는 수돗물에까지 불소를 넣는다. 이유는 불소가 우리 치아를 썩지 않게 해 준다는 것이다. 그러나 불소는 엄연히 〈독극물〉이다. 1945년 미국의 뉴

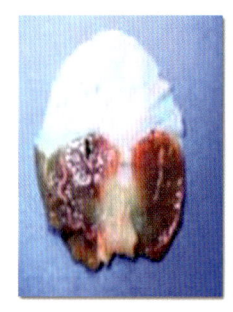 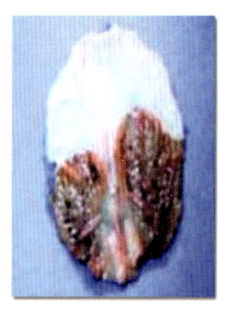

불소에 부식된 송과체

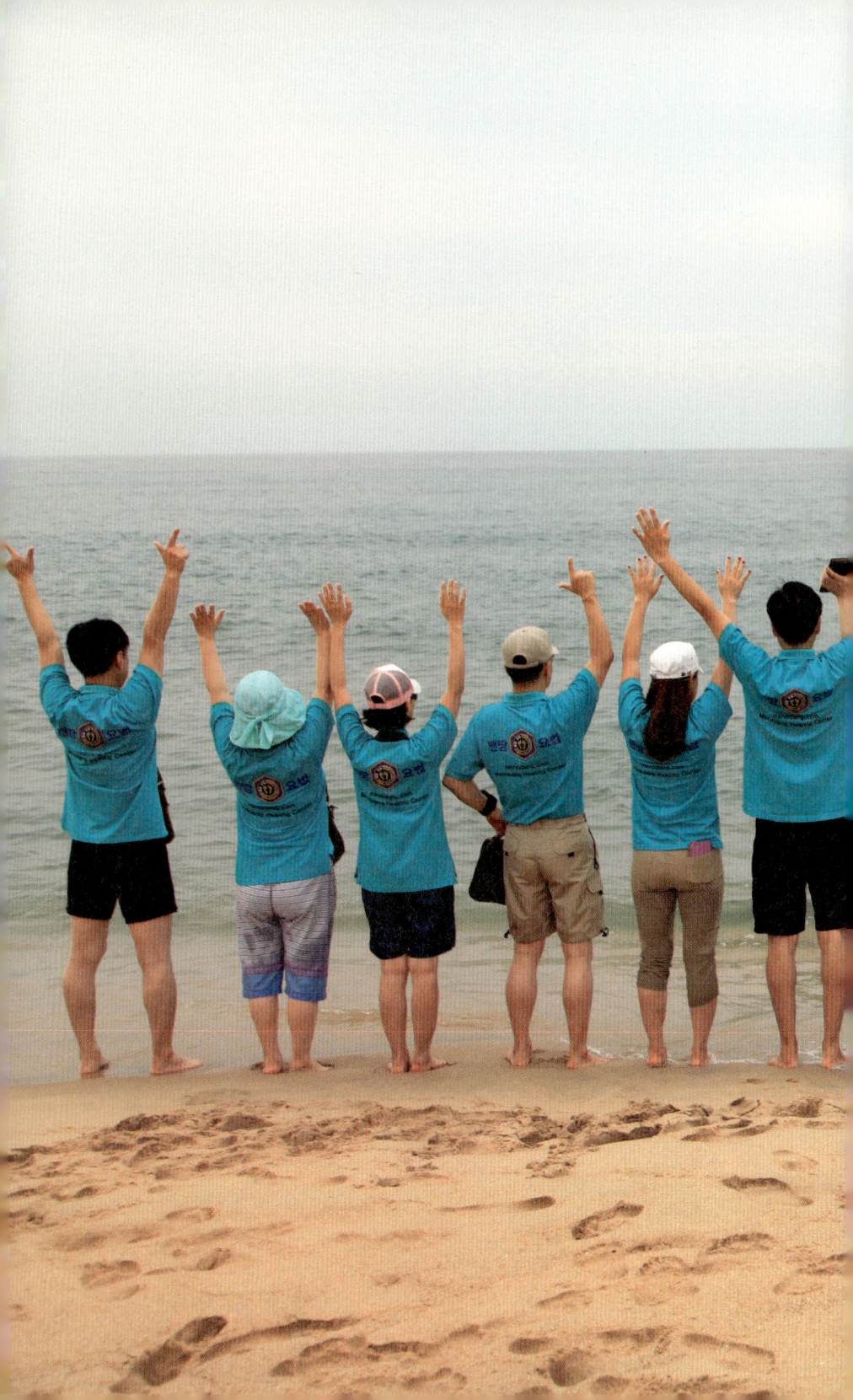

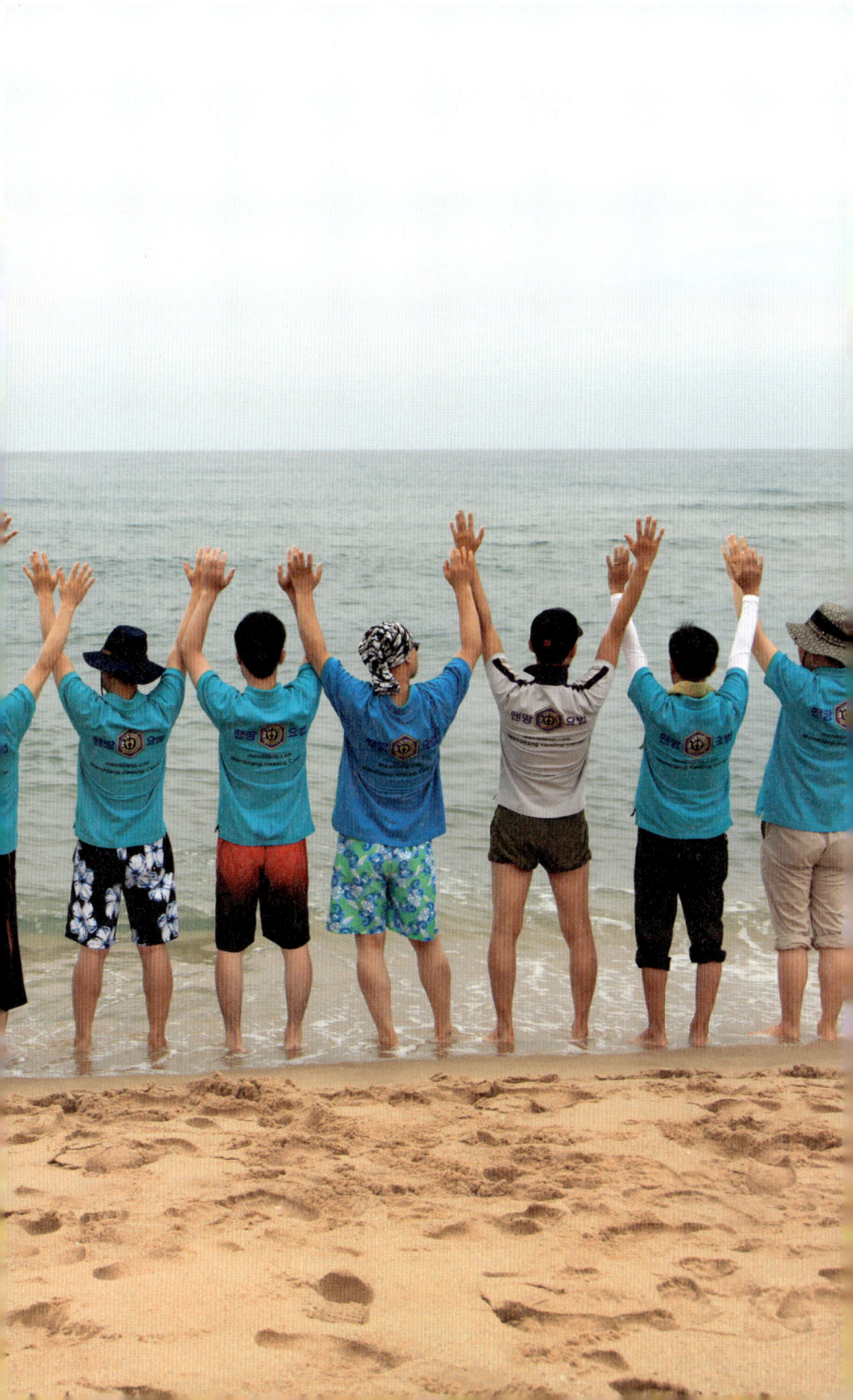

욕 주와 미시간 주에서는 〈아동의 치아 건강을 증진시킨다〉는 명분으로 수돗물에 불소를 넣기 시작했다. 그러나 불소는 〈독극물〉에 속하기 때문에 아이들이 치약 튜브에 들어 있는 치약을 모두 먹으면 필경 목숨을 잃게 될 것이다.

특히 입 점막에 불소가 닿게 되면 우리 몸에 흡수되므로 불소가 함유되어 있지 않은 치약이나 소금으로 닦는 것이 좋다. 또 불소는 갑상선 저하증을 일으키거나 뼈를 삭게 만드는 특징이 있다. 그리고 미국의 국립암연구소의 수석 화학자인 딘 버크 박사는 〈불소가 암환자를 늘리고 있으며 다른 어떤 화학 물질보다 빠르게 암으로 사망하게 만든다〉고 발표하였다. 그래서 양치를 할 때는 반드시 10번 이상 헹구어 입 속의 불소와 계면활성제를 말끔히 씻어주어야 한다.

불소는 처음에 독일 나치 당국이 집단 수용소에 수용된 포로의 지각 능력을 저하시켜 반항하지 못하게 하기 위해 음식에 타 넣으면서 사용되기 시작했다. 그 후 소련의 집단 수용소에서도 사용되었고 그 효능이 입증되자 미국에서는 수돗물에 넣기 시작한 것이다.

불소는 한번 물에 들어가면 증발하는 법이 없다. 끓여도 안 되고 얼려도 소용없다. 브리타 같은 필터도 불소를 제거하지 못한다. 다만 역삼투압 정수기만 제거할 수 있다. 그리고 천연 샘물은 대체로 불소를 함유하고 있지 않다. 현재 수많은 음료수나 생수 속에는 거의 모두 불소가 들어 있다. 그래서 반드시 상품 라벨에 쓰여 있는 함유량을 잘 살펴보고 〈불소〉로부터 〈송과체〉를 지켜야 한다. 가능하면 불소가 함유되어 있지 않은 치약을 사용하고, 그렇지 않으면 이빨을 닦은 후에도 10회 이상 입을 헹구어 잔여분을 말끔히 씻어주어야 한다. 불소는 송과체에 문제를 일으키는 주범이기 때문이다.

우리는 이렇게 불소로부터 송과체를 지켜야 하며, 〈맨땅요법〉을 통해 송과체 주변의 지방질을 분해시켜 송과체가 활동하는 데 무리가 없도록 해주어야 한다. 또 〈송과체 활성법〉이라는 수련방법을 통해 항상 송과체가 건강하게 활동할 수 있도록 노력해야 한다. 송과체 활성법은 뒤에 설명하겠다.

심하게 운동을 하면 안 되는 이유 중의 하나는 혈액순환이 활발해져 혈액의 속도도 빨라지고 혈관의 마찰도 심해져 대량의 정전기가 발생된다는 점이다. 또 스트레스를 받으면 정전기 역시 증가하게 된다. 얼굴이 붓거나 머리가 빠지는 이유 또한 정전기가 원인일 수도 있다. 우리 머릿속의 쓸데없는 〈잡념〉 또한 정전기가 원인이며, 알츠하이머병이나 기억력 감퇴 역시 정전기가 원인이다. 그리고 우리 몸에 활성산소가 생기도록 공헌하고 있는 것이 바로 정전기인 것이다.

많은 사람들이 채식을 선호하고 육식을 기피하는 경향이 있다. 이 세상은 〈아프락사스〉이기 때문에 어느 한쪽만을 선호하는 것은 올바른 판단이 아니다. 대체로 채식을 권하는 이유는 식물성 음식 안에 활성산소를 제거할 수 있는 항산화 물질이 많이 들어 있기 때문이다. 그렇다고 채식만 하면 또 어딘가 다른 문제가 생기기 마련이다. 우리 몸에 없어서는 안 될 영양소가 있다면 그것은 바로 단백질이다. 물론 단백질은 채소에도 있긴 하지만 가장 좋은 단백질은 역시 육류 안에 들어 있는 단백질이다. 그래서 우리는 가끔 고기의 단백질도 먹어줘야 한다.

정전기는 혈액이 혈관 벽을 스칠 때 발생한다. 이때 〈혈액의 질〉에 따라 혈관 벽이 양전하로 되느냐 음전하로 되느냐가 결정된다. 책받침을 비볐다가 머리에 댔을 때 머리카락이 달라붙는 이유가 한쪽은 양전하, 한쪽은 음전하이기 때문이다. 만약 채식만 계속하면 혈관 벽은 〈음전하〉를 띠게 된다. 그러면 혈액 속의 양전하를 띤 적혈구 등이 혈관 벽에 달라붙게 된다. 이렇게 계속되면 혈관이 막혀 더 이상 피가 흐르지 못한다. 그렇다고 육식만을 계속하면 혈관 벽은 〈양전하〉를 띠게 된다.

그러면 역시 똑같이 혈관이 막히는 현상이 발생한다. 그러나 채소와 육류를 번갈아가며 섭취하면 음전하와 양전하가 상쇄되어 정전기가 쌓이지 않는다. 그러면 혈액순환도 활기차게 잘 되는 것이다. 그

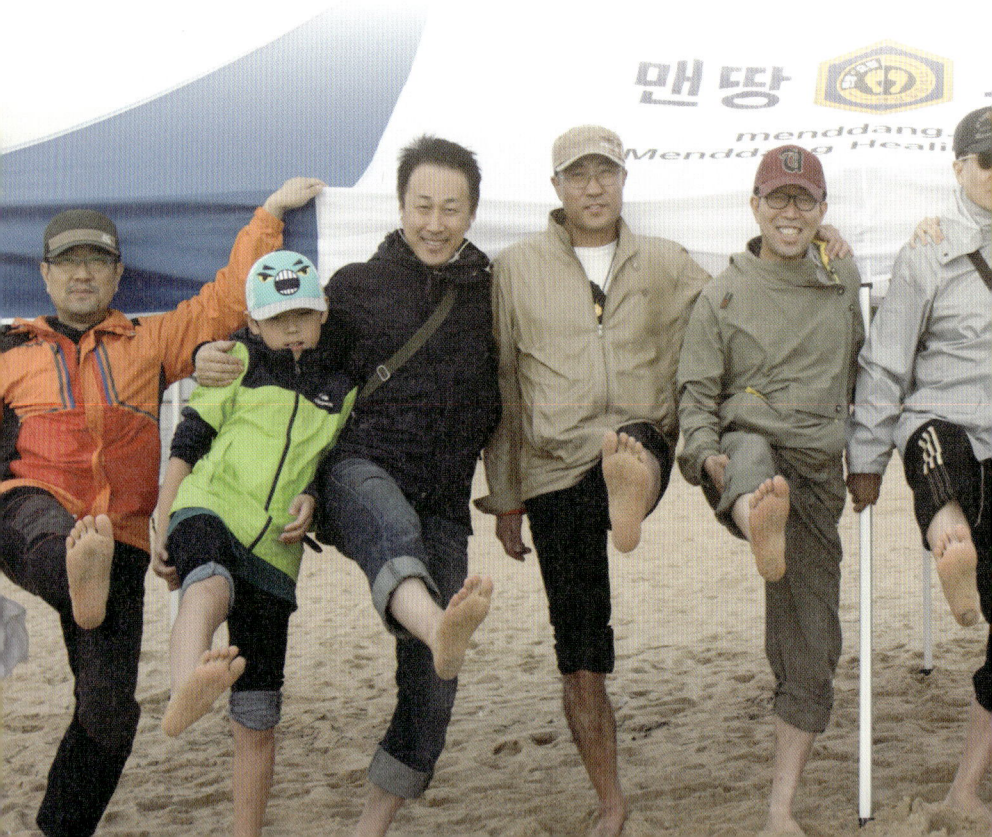

러므로 채소와 육류를 가리지 말고 골고루 섭취해야 한다. 단 건강을 위한 가장 좋은 방법은 〈몸이 요구하는 것〉의 70%만 먹는 것이다.

　지금까지는 〈입자문명〉이었기 때문에 이와 같은 사실을 잘 몰랐다. 과다한 육류 섭취가 〈대장암〉 등을 일으킨다는 학설 때문에 많은 사람들이 〈채식주의자〉가 되는데 그것은 어디까지나 과다한 동물성 지방 때문이지 결코 육류 그 자체 때문은 아니다.
　〈파동문명〉이 밝힌 대로 채식만 고집하거나 육식만 고집하면 우리 몸은 많은 정전기가 쌓여 결국 일찍 늙거나 빨리 죽는 불행이 생긴다. 고기를 많이 먹으면 일찍 늙는다는 것도 이 때문이다.

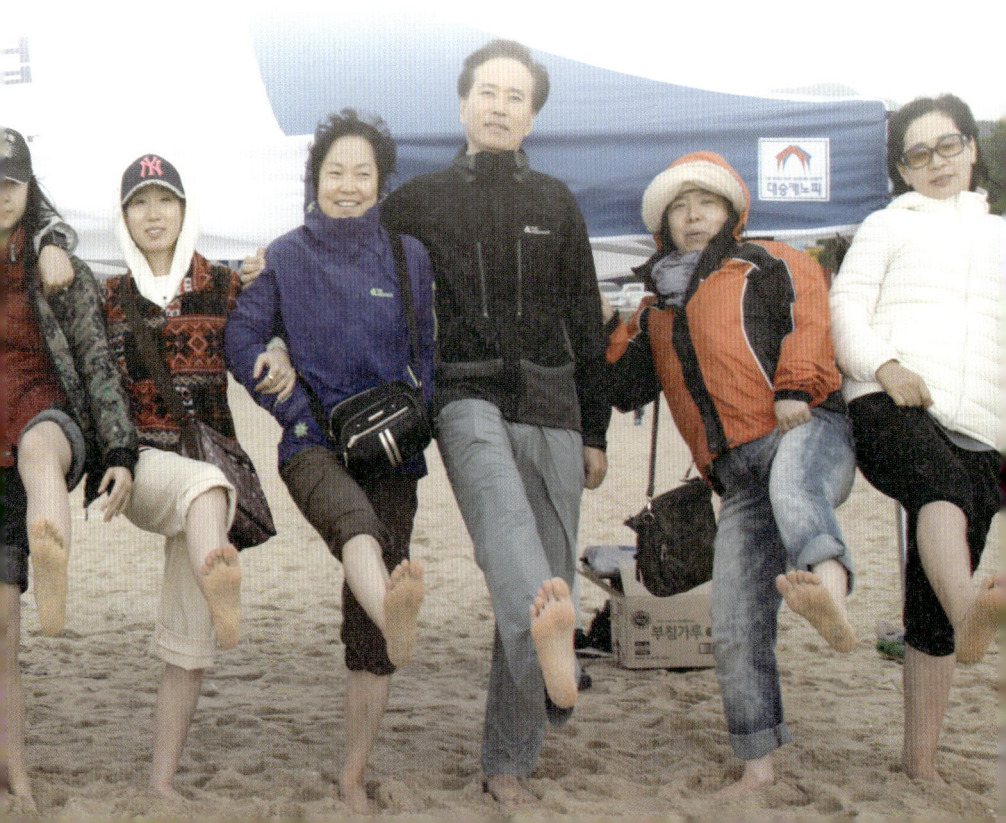

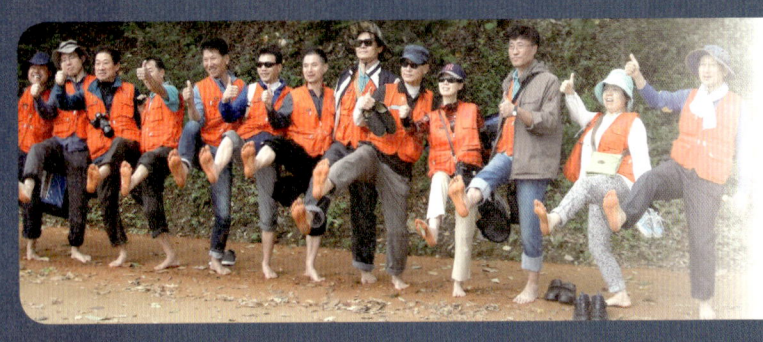

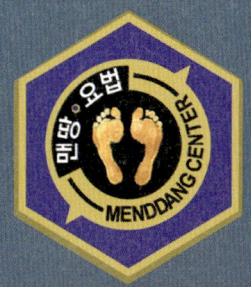

PART _05

예방의학의 최고봉, 맨땅요법

예방의학의 최고봉, 맨땅요법

우리 몸속의 정전기는 체지방에 주로 쌓여 있다. 그래서 정전기를 빼주면 혈관 속에 뭉쳐 있던 독소나 체지방이 분해되어 우리 몸을 건강 상태로 되돌려 놓는다. 지구의 표면은 제로 볼트다. 때문에 몸속의 정전기를 빼내기 위해선 몸을 땅과 접촉시켜야 한다. 이렇게 대지와 몸을 접촉시키는 방법을 〈맨땅요법Bare Ground Therapy〉이라고 한다. 〈맨땅요법Menddang-Therapy〉은 당연히 몸속의 정전기를 빼내기도 하지만 동시에 대지가 갖고 있는 〈자연전자〉를 몸속에 유입시켜 〈활성산소〉를 제거하는 역할도 한다.

〈제로보드〉에 질병이 각인되어 있으면 자꾸 건강에 대한 염려를 하게 되고 그렇게 건강을 염려하면 『싸이파워』는 몸속에 병을 끌어들인다. 쉽게 말하면 〈영혼〉 속에 병이 들어 있으면 그 병이 〈인생〉

에 나타나는 것이다. 그러나 〈우주심〉은 우주 자체의 것이기 때문에 우주의 〈보존본능〉을 갖고 있다. 스스로 자신을 보존하려고 하는 것이다. 이렇게 우주 자신이 우리 몸에서 스스로를 보존하려고 하는 본능을 〈면역기능〉이라고 한다. 그래서 〈제로보드〉에 병이 각인되어 있지 않으면 〈우주심〉은 〈면역기능〉을 통해 병을 물리치는 것이다. 비록 몸속에 암세포가 있다 하더라도 〈제로보드〉에 병이 각인되어 있지 않으면 〈면역기능〉이 암 세포를 물리치는 것이다. 그리고 〈맨땅요법〉을 통해 정전기를 제거하고 〈자연전자〉를 유입하면 건강은 한층 더 분명해지는 것이다.

  자연전자는 활성산소가 멀쩡한 우리 몸을 공격할 때 그 공격을 막아주는 역할을 한다. 대지로부터 들어온 자연전자는 우리 몸속 비타민인 〈코엔자임 Q10〉에 저장된다. 〈코엔자임 Q10〉은 간단하게 〈코큐텐〉이라고도 불린다. 자연전자는 이렇게 〈코큐텐〉 속에 저장되는 것이다. 그리고 활성산소가 우리 몸을 공격할 때 코큐텐 속의 전자 하나를 줌으로써 활성산소의 공격을 막는 것이다. 이것이 〈염증〉이 악화되는 것을 막는 방법이다. 문제는 코큐텐 역시 40세가 되면 몸속에서 생산하는 양이 현저히 줄어든다는 것이다. 그래서 40세 이후에 피로감이 느껴질 때에는 맨땅요법과 함께 3개월 정도 코큐텐을 복용해 주는 것이 좋다. 50대에는 5개월 정도 복용하고, 60대 이후에는 6개월 정도 복용하는 것이 좋다. 그리고 70대 이후에는 맨땅요법과 함께 1년 정도를 복용하는 것이 좋다. 그렇다고 코큐텐을 무한정 먹으면 안 된다. 왜냐하면 그렇게 외부에서 코큐텐을 섭취하면 우리 몸은 자가 생산을 중단하기 때문이다. 그래서 맨땅요법을 통해 유입된 자연전자가 충분히 몸속에 비축될 수 있게 위의 개월 수만큼 복용하는 것이 좋다. 남자 분들은 그렇게 1개월 정도 복용하며 맨땅요법을 하면 그 효과를 확실히 느낄 수 있다. 기력이 빠지지 않고 정력 또한 좋아지며 피로감이나 지치는 정도가 월등히 줄어들기 때문이다. 이렇게 〈면역기능〉과 〈맨땅요법〉을 합친 방법을 〈메디칼 싸이파워Medical Psy-Power〉라고 한다.

〈스트레스〉는 일반적으로 외부에서 오는 것으로 생각하는데 사실은 외부의 변화를 내부에서 방어할 때 생기는 것이다. 주변 환경의 변화에 따른 일종의 〈적응 현상〉이다. 그래서 〈너무 기쁜 것〉도 알고 보면 일종의 스트레스다. 때문에 적당한 육체적, 정신적 스트레스는 오히려 필요하며, 고무줄처럼 당겼다 놓았다 하는 것이 건강에 도움이 될 수 있다. 그러나 스트레스가 심해지면, 우주는 우리 몸을 지키고자 하는 〈면역기능〉을 발휘하여 〈엔도르핀〉이라는 호르몬을 만들어 스트레스를 무마시킨다. 결국 면역기능은 우리 몸을 보존하기 위한 건강의 수호신인 셈이다. 그래서 건강의 수호신인 〈면역기능〉은 〈맨땅요법〉을 할 때 대지로부터 〈자연전자〉를 무한정 받아들이지 않고 우리 몸에 필요한 만큼만 받아들인다. 이것은 우주가 스스로 자신을 보존하고자 하는 보존본능과 같은 것이다. 이것을 〈자연면역 기능〉이라고 한다. 그러므로 〈맨땅요법을 많이 하면 도리어 해가 되는 것은 아닐까〉 하는 걱정은 전혀 할 필요가 없다.

우리 몸속에 질병을 일으키는 주범 중의 하나인 염증은 체력이 뛰어난 운동선수나 체질이 빈약한 영양실조자를 가리지 않는 무자비한 〈암살자〉와 같은 존재이다. 원래 염증은 병원균, 세포손상, 외부자극과 같은 해로운 자극으로부터 신체를 보호하기 위한 복합적인 생물학적 반응으로 해로운 물질을 제거하고 환부 조직을 치유하는 〈방어반응〉이다. 그런데 문제는, 이와 같은 과정에서 활성산소인 〈자유 라디칼〉이 염증 조직을 파괴하고 동시에 치유 작용을 할 때 염증 조직뿐만 아니라 주변에 있는 건강한 조직까지 공격한다는 것이다. 염증 치료와 동시에 〈자유 라디칼〉이 행동을 멈추면 문제가 없는데 〈자유 라디칼〉이 만나야 할 〈자연전자〉를 만나지 못하면 스스로 안정을 찾기 위해 계속해서 건강한 세포를 공격하는 것이다. 그러면 건강한 세포는 옆에 있는 다른 세포에서 또 전자를 빼앗아오려고 하고 그렇지 못하면 그곳에 변형된 세포가 생기게 되어 이른바 〈암〉이 되는 것이다. 그래서 염증이란 한마디로 말하면, 조직 내에 전자가 부족하여 발생하는 현상이라고 말할 수 있다. 그리고 만성 염증은 당뇨병에서 암에 이르기까지 거의 모든 질병의 주원인이라고 보면 된다. 〈맨땅요법〉은 이렇게 대지로부터 〈자연전자〉를 유입하여 활성산소인 〈자유 라디칼〉을 상쇄시키는 엄청난 효과를 갖춘 우주의 〈그라운드 파워Ground Power〉다. 자연전자가 자유 라디칼, 즉 활성산소를 무력화시키는 것이다.

항산화 효소는 우리 몸속의 대표적인 면역 물질로서 25세까지는 활발하게 만들어지다가 40세가 되면 만들어지는 양이 현저하게 줄어든다. 더불어 40세 이후에는 자연전자를 비축하고 있는 〈코큐텐〉마저 그 양이 급속히 줄어든다. 그러면 우리 몸은 활성산소를 막을 수 있는 기능이 약해져서 자기도 모르게 피곤을 느끼거나 설사, 구토 등이 일어나기도 한다. 또 까닭 없이 열이 날 때도 있다. 이것을 불명

열이라고 한다. 그러면 대부분의 사람들은 무리해서 오는 〈과로〉라고 생각하고 가볍게 넘긴다. 그러다 병원에 가서 검사를 받으면 〈암〉이나 〈성인병〉으로 판정을 받는 것이다. 그러나 〈맨땅요법〉을 통해 꾸준히 〈자연전자〉를 유입하면 몸이 가벼워지고 잔병도 없어지며 걸음도 경쾌하게 되어 건강한 생활을 누릴 수 있다. 또 마음의 근심걱정도 줄어들어 언제나 즐거운 기분으로 하고자 하는 일에 전념할 수가 있다.

그러므로 40대가 되면 누구나 맨땅요법을 하여야 한다. 송과체가 줄어들기 시작하는 일곱 살 때부터 꾸준히 하는 것이 제일 좋고, 아니면 최소한 송과체에 지방질이 쌓이기 시작하는 20대부터 시작하는 것이 좋다. 만약 이 시기를 놓쳤다면, 그리고 이와 같은 맨땅요법을 지금 알았다면 오늘부터 당장 실시하는 것이 가장 현명한 방법이다.

〈맨땅요법〉은 우리 뇌의 집중력을 증가시킨다. 유치원이나 초등학생 등 집중력이 떨어진 아이들을 밖에 나가 맨발로 흙을 밟으며 뛰어보라고 하라. 그렇게 20분 정도 달리기를 하고 들어오면 피곤해서

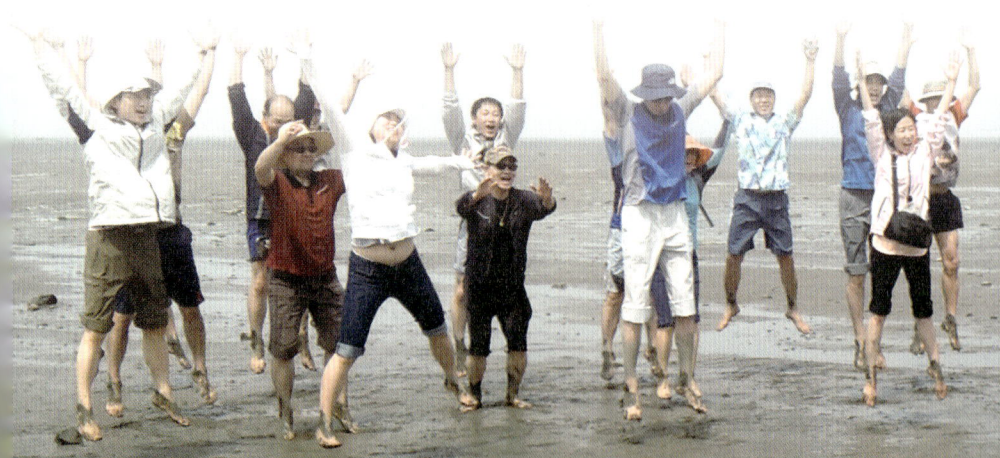

졸음이 오는 것이 아니라 오히려 정신이 맑아지고 집중이 잘되어 학습효과가 높아진다. 이것은 〈맨땅요법〉을 통해 몸속의 정전기가 제거되었기 때문이다. 일본의 유치원 중에는 이렇게 〈흙〉을 통해 모두가 우등생이 되도록 교육하는 기관들이 많이 있다.

　우리 몸속의 〈정전기〉가 한꺼번에 많이 쌓이면 하늘에서 천둥번개가 치듯이 몸 안에서 벼락이 친다. 그러면 산소는 오존과 이산화질소라는 〈활성산소〉를 만든다. 〈정전기〉가 〈활성산소〉를 만드는 데 공헌한다고 하는 이유가 바로 이것이다.

　이렇게 만들어진 정전기나 활성산소는 한번 〈맨땅요법〉을 했다고 하여 전부 없어지는 것은 아니다. 쉽게 설명하면 전기가 흐르는 도체, 즉 몸에 있는 정전기는 땅과 접지를 하는 순간 쉽게 빠져 나가지만 전류가 흐르지 않는 지방이나 절연체의 정전기는 한 번에 모두 빠져나가지 않는다. 대지로부터 들어오는 자연전자 역시 한꺼번에 몸속으로 왕창 들어오는 것이 아니라 마치 구슬이 한 알 한 알 들어오듯이 천천히 들어오기 때문에 최소한 3~6개월 이상 꾸준히 계속해야 〈존재의 원칙〉에 의해 효과가 나타나는 것이다.

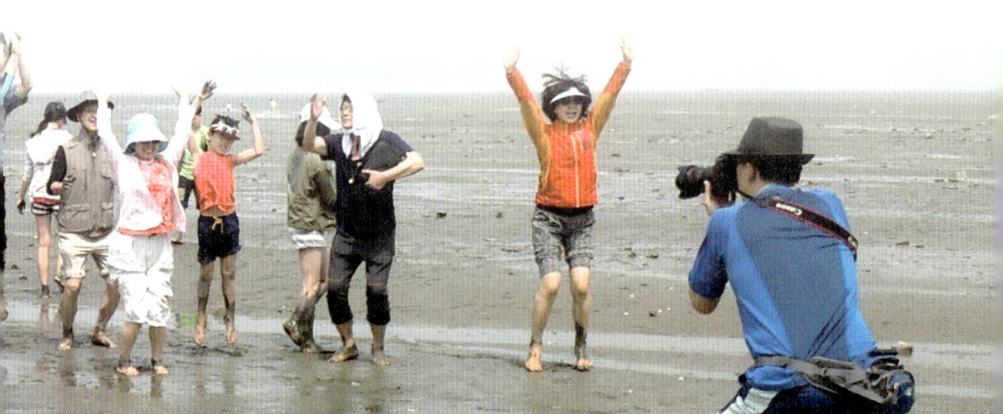

이렇게 자연전자는 발을 땅에 대었다 하여 즉시 들어오는 것이 아니다. 한국 땅은 최소한 15분에서 20분 정도 지나야 몸속에 유입되기 시작한다. 날씨가 더운 지방은 30분 이상 계속해야 몸속에 유입되기 시작한다. 그리고 그 속도도 앞에서 말했지만 한 알 한 알 들어오듯 하기 때문에 무척 더디다. 직선거리로 1미터 정도 움직이는 데 1시간 반에서 2시간 정도 걸린다. 그래서 몸 전체에 골고루 전달되기 위해서는 최소한 한 시간 반에서 두 시간 정도 〈맨땅요법〉을 해야 한다. 못해도 최소한 1시간 이상은 해야 하는 것이다. 또 몸의 특정 부위를 집중적으로 하고 싶으면 그 부위를 땅에 직접 대는 것이 가장 효과적이다. 아니면 인도 사람들처럼 머리만 내놓고 땅 속에 들어가 1시간 정도 묻혀 있거나 수영복 차림으로 땅에 누워서 하는 것이 좋다. 물론 해변에서 바다에 들어가든가 아니면 모래사장에 들어가 누워 있으면 보다 강력한 〈맨땅요법〉의 효과를 얻을 수 있다. 컴퓨터나 머리를 많이 쓰는 사람은 〈손바닥〉을 땅에 대고 〈맨땅요법〉을 하는 것이 보다 더 효과적이다.

특히 〈맨땅요법〉은 처음 며칠만 하더라도 당장 통증이 사라지는 효과가 있을 때가 많다. 이렇게 통증이 사라졌다 하여 다 나았다고 생각하며 〈맨땅요법〉을 중단하면 또다시 원래 상태로 되돌아간다. 그러면 사람들은 효과가 없는 줄 알고 그만둔다. 그러나 〈존재의 원칙〉을 믿고 계속해서 꾸준히 실행하면 〈기적〉과 같은 〈맨땅요법〉의 효과를 분명히 볼 수 있다.

〈맨땅요법〉은 우리 몸을 아프기 이전의 상태로 되돌려 놓는다. 물론 수술 등으로 되돌아갈 수 없게 변형된 몸은 어쩔 수 없지만, 자연

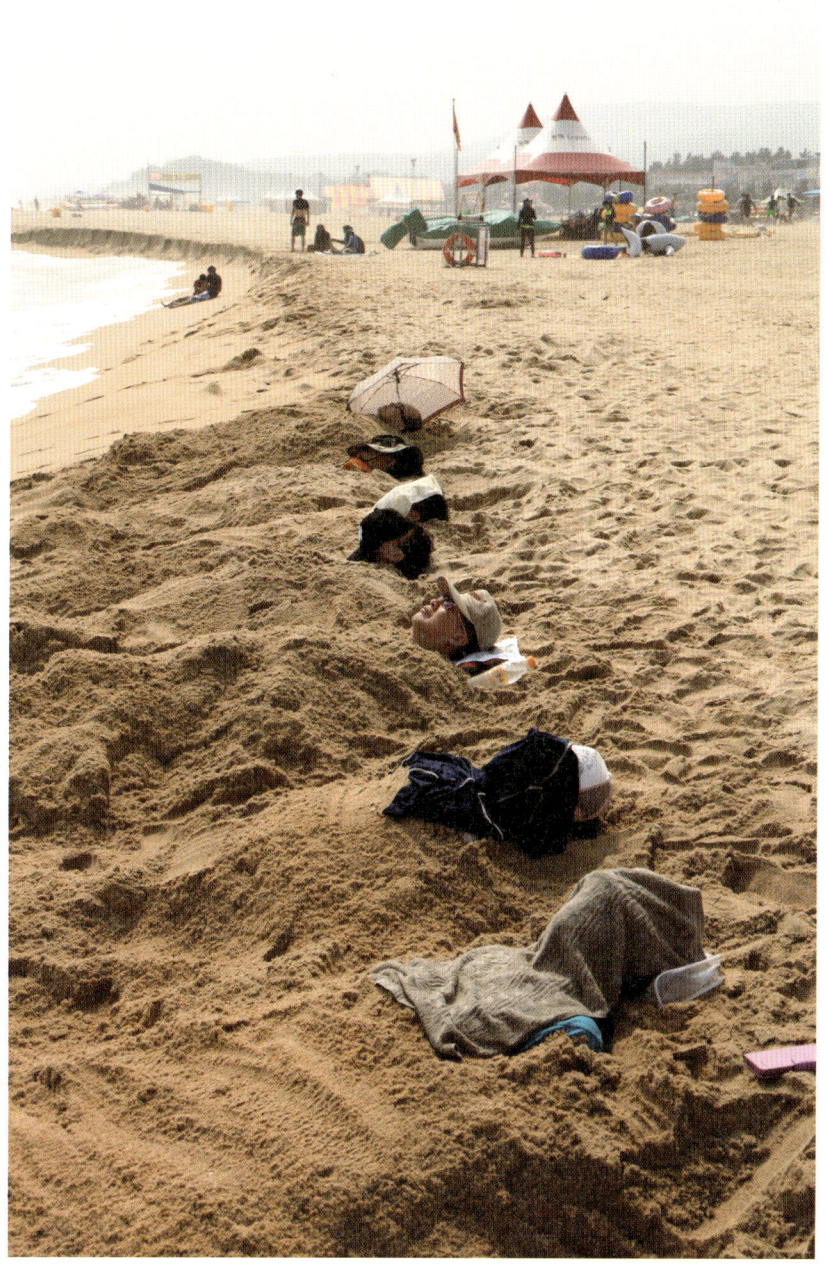

누워서 하는 맨땅요법

적으로 아파서 변질된 몸은 원래 상태로 되돌아간다. 그래서 이때 변질된 몸이 다시 한 번 변형을 일으킨다. 그러면 다시 한 번 아프거나 그에 따른 증세가 나타난다. 이것을 〈명현반응〉이라고 한다. 명현은 물론 변질된 상태에 따라 반응이 다르지만 그렇다고 오랜 시간 나타나지는 않는다. 대부분 2~3일이면 괜찮아진다. 결국 아픈 몸이 건강한 상태로 되돌아오기 위해서는 반드시 거쳐야 하는 반응인 것이다. 그래서 동양에서는 예로부터 〈명현이 없으면 병이 낫지 않는다〉고 말해 왔다. 그리고 오래전부터 변형된 고질적인 몸은 1년, 2년 혹은 그 이후라도 꾸준히 맨땅요법을 하다보면 어느날 갑자기 명현현상이 나타난다. 그러면 곧 원상태로 회복되는 것이다. 때문에 꾸준히 계속하여 맨땅요법을 하면 몸의 이상은 모두 원래 상태로 회복된다.

옛날에는 〈맨땅요법〉을 하기 위해서는 반드시 밖에 나가 대지에 몸을 접촉해야만 가능했다. 그러나 지금은 굳이 밖에 나가지 않더라도 〈보조수단〉을 통해 컴퓨터를 하거나 잠을 자면서도 〈맨땅요법〉과 똑같은 〈효과〉를 얻을 수 있다.

실내에서 하는 맨땅요법

이 책이 추천하는 〈그래핀 맨땅매트〉를 발아래 깔고 작업을 하거나 아니면 침대 위에 올려놓고 사용하면 된다. 특히 발밑에 깔고 하는 〈그래핀 맨땅매트〉는 정전기 제거는 물론 자연전자를 유입하여 활성산소를 제거한다. 〈그래핀 맨땅매트〉는 구리보다 100배 이상 전도가 잘되고 원적외선이 방출되는 그래핀 원단을 사용한 아주 우수한 제품이다. 또 컴퓨터 작업을 할 때 자판 앞에서 손을 직접 접지할 수 있도록 만들어 놓은 제품도 있다.

적동은 구리에 금을 2~8% 섞어 만든 합금으로 전기 전도율이 황동보다 훨씬 높은 98%나 된다. 특히 구리 표면은 세균이 존재할 수 없는 항균성을 가지고 있는데, 이것은 1893년에 식물학자 〈네거리〉가 1,000만분의 1의 동이온이 해감을 제거하는 작용이 있음을 발견하면서 처음 밝혀졌다. 그리고 많은 사람들이 구리에 생기는 녹청이 인체에 유해할 것이라고 오해하고 있는데, 실제로 녹청은 인체에 유해하지 않다는 것이 증명되었다. 녹청의 표면은 대단히 치밀한 결정으로 이루어져 인체의 피부와 같이 동판 표면을 보호하는 피막과 같은 형태로 생성된다. 이렇게 생성된 녹청은 뜨거운 물에도 녹지 않는다. 1982년 일본의 후생성은 동물실험을 통해 녹청이 인체에 끼치는 영향을 실험하였는데 그 결과 녹청은 인체에 유해하지 않다는 것이 판명되었다. 그래서 적동으로 만든 모든 제품은 안심하고 사용해도 좋다.

맨땅용품이 맨땅요법과 같은 효과가 있다고 하니까 어떤 사람은 집에서 전선줄을 통해 아무 철판이나 연결하여 사용하면 되는 줄 알고 매우 기뻐한다.

물론 그렇게 하면 가격도 싸게 먹히고 얼마나 좋겠는가? 당연히 그렇게 해도 몸속의 정전기는 빠져나간다. 그러나 자연전자는 매우 까다로워 쉽게 유입이 되지 않는다. 자연전자는 원자핵에서 멀리 떨어져 있는 전자다. 때문에 옆의 원자핵에 더 가까이 있게 되면 그쪽으로 가서 달라붙는다. 그래서 자연전자를 〈자유전자〉라고 부르는 것이다. 자연전자는 이렇게 주변의 힘에 많은 영향을 받는다. 때문에 전도율이 높은 재질이 아니면 그 속도도 매우 느리게 작용한다. 또 녹이 슨 전선줄은 잘 통과하지 못한다. 그리고 저항이 붙어 있으면 이 또한 저항에 밀려나 통과하지 못한다. 그리고 자석이나 자장이 있으면 이 또한 자장의 영향을 받아 가는 방향을 잃어버린다. 또 실에 은가루를 뿌려 만든 〈나노 제품〉은 우리 몸에 유착되어 오히려 건강을 해친다. 그리고 접지 효과도 없어진다. 때문에 이와 같은 모든 문제를 해결할 수 있는 좋은 제품을 사용하여야 한다. 쇼핑몰 〈육각나라〉는 이와 같은 올바른 제품을 보급코자 만들었으며 지금도 해가 없는 유익한 〈무해유익〉의 제품을 만들고자 노력하고 있다.

　잠을 잘 때 깔고 자는 〈맨땅패드〉와 〈맨땅시트〉, 그리고 〈맨땅베개〉는 깊은 수면과 함께 최적의 컨디션을 만들어 맑고 상쾌한 몸으로 일어날 수 있도록 해준다. 특히 외국에 나가 시차적응이 잘 안 될 때 〈맨땅시트〉와 〈맨땅베개〉를 사용하면 쉽게 적응할 수 있다. 그런데 자연전자 유입은 직접 몸을 땅에 댈 수 있는 움막집이나 황토로 만든 집이면 더 할 나위 없이 좋지만, 아파트 생활이 대부분인 도회지 사람들이 〈맨땅패드〉나 〈맨땅시트〉를 사용하여 자연전자가 몸까지 도달하기 위해서는 가급적이면 땅에서 가까운 층에서 잠을 자는 것이 좋다. 자연전자도 일종의 압력이기 때문에, 높은 곳보다 낮은 곳에 물을 뿌리기 쉬운 것처럼 낮은 곳일수록 유리하게 작용한다. 그렇다고 지하층이 좋다는 뜻은 아니다. 물론 정전기는 높은 층에서도 잘 빠져 나간다.

　밖에서 맨발로 서 있는 것과 신발을 신고 서 있는 것이 큰 차이가 있듯이, 지표면으로부터 〈얼마나 높은 곳에서 생활하느냐〉도 매우 중요하다. 대지로부터 높으면 높을수록 전압은 올라간다. 그래서 높은 층에 살게 되면 우리 몸은 대지와 전위차가 심해진다. 때문에 〈맨땅요법〉을 통해 전위차를 줄이지 않으면 우리 몸은 안에서 번개가 치듯이 활성산소가 증가하는 것이다. 그래서 옛날 사람들은 가능한 한 땅 가까운 곳에서 생활해야 여러모로 좋다고 말해 왔다.

겨울에 하는 맨땅요법

평평한 길에서 하는 맨땅요법은 큰 무리가 없지만, 뾰족뾰족한 돌부리가 많고 익숙하지 않은 곳에서 처음 할 때는 다칠 위험이 있다. 그러나 우리 몸은 스스로 자신을 지키고자 하는 〈칠성좌〉의 기능이 있기 때문에 그렇게 걱정을 안 해도 된다. 만약 당뇨가 있거나 지혈이 잘 안 돼서 불안한 사람은 〈맨땅신발〉를 신고 발을 보호하며 맨땅요법을 하면 된다. 〈맨땅신발〉은 맨땅요법을 위해 특별히 제작한 신발로 반도체 공장 등에서 사용하는 〈제전 방진화〉와는 다른 것이다. 우리가 앞을 살펴보기 위한 최고의 감각기관은 눈이다. 두 눈을 통해 앞을 살피는 것이다. 그러나 발바닥에는 눈과 같은 경혈이 7,800개나 있다. 바꿔 말하면 3,900개의 눈이 있는 셈이다. 그래서 많은 경험자들의 경험에 의하면 봄가을에 처음 시작할 때 한두 번 정도 밤송이를 밟아서 가시에 찔린 경험이 있을 뿐 아무 이상이 없다고 한다. 그래도 위험하다고 생각되면 발을 보호하기 위해 〈맨땅신발〉를 신고 걸으면 된다. 〈맨땅신발〉는 땅과 접촉했을 때 인체 전위가 제로볼트로 나오는 아주 우수한 제품이다. 신발을 신었지만 맨발로 땅을 밟는 것과 조금도 다르지 않다. 굳이 차이를 말한다면 맨땅요법은 발바닥이 알아서 튀어나오고 들어간 대지를 느끼며 7,800개의 경혈이 모두 자극을 받아 신체 전부가 활성화되지만, 〈맨땅신발〉를 신고 걸으면 그 혜택을 사양한 결과가 된다. 그래서 본 맨땅요법 연구팀들은 신발을 신고도 경혈을 자극할 수 있는 제품을 만들기 위해 노력하고 있다. 경혈을 자극해 온몸이 활성화된 사람은 작은 돌을 박아놓은 지압 길을 걸어도 발바닥이 전혀 아프지 않다.

겨울에는 물론 털신으로 만든 〈맨땅신발〉를 신고 하면 된다. 물론 겨울에도 익숙한 길은 맨발로 해도 크게 무리가 없다. 그러나 추위에 민감한 사람은 〈맨땅신발〉와 함께 〈맨땅양말〉을 신고 하면 된다. 맨땅요법을 해보지 않은 사람의 〈자의식〉은 겨울에 맨발로 다니면 매우 추울 것이라고 생각한다. 그러나 맨땅요법을 꾸준히 해온 사람들은 발이 항상 뜨끈뜨끈하다는 것을 느끼게 된다. 그 이유는 우리 발의 종아리가 제2의 심장이기 때문이다. 맨땅요법을 통해 맨땅을 오르락내리락 하다보면 종아리에서 심장이 내뿜듯이 혈액순환을 왕성하게 해주어 발이 전혀 춥지 않게 된다. 거듭 말하지만 현재 시중에 나와 있는 〈제전용 제품〉들은 〈맨땅요법〉을 위한 제품들이 아니다. 반도체 공장 등에서 정전기로 인한 사고를 줄이거나, 아기를 보호하기 위한 임산부를 위해 만들어진 전자파 차단용 제품이다. 그래서 이

제품들은 정전기를 제거하기는 하나 〈자연전자〉 유입은 불가능하다. 반드시 육각나라 쇼핑몰에 소개된 〈맨땅침구〉나 〈맨땅신발〉, 〈맨땅양말〉, 〈적동판〉 등 〈맨땅용품〉을 사용해야 한다.

일본은 〈로텐부로露天風呂〉라고 해서 〈노천탕〉이 많다. 그리고 노천탕은 저마다 자기네 탕에서 목욕을 하면 〈혈관질환에 좋다〉거나, 아니면 〈피부병, 신경통, 류머티즘에 좋다〉고 하면서 온천 성분을 분석해 광고하기도 한다. 물론 그 성분이 전혀 효과가 없는 것은 아니나 그것보다 진짜 몸이 좋아졌다면 그것은 땅으로부터 혹은 바다로부터 〈자연전자〉가 많이 유입되었기 때문이다. 그리고 노천탕은 4계절 모두 좋지만 특히 겨울에는 빼놓을 수 없는 장점을 갖고 있다. 나이 드신 분들에게 특히 권장할 만한 온천이다.

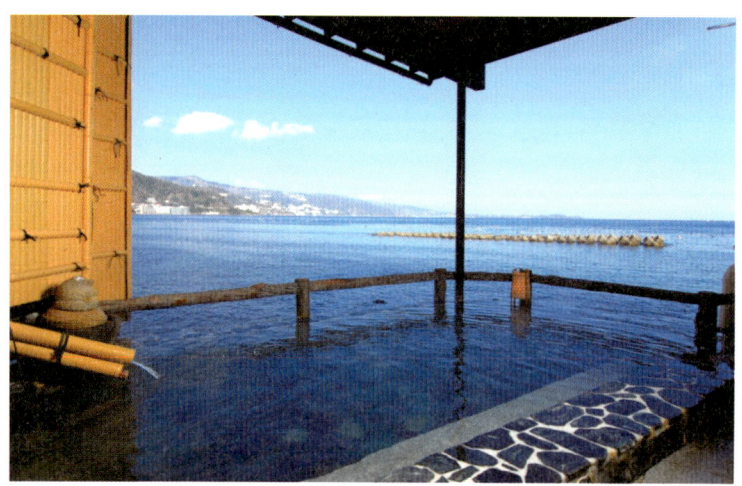

일본의 바다와 연결된 로텐부로

맨땅요법의 종류

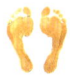

〈맨땅요법〉은 땅과 접촉하여 몸 안의 정전기를 제거하고 땅으로부터 〈자연전자〉를 공급 받아 〈활성산소〉를 제거하는 역할을 하지만, 그렇다고 모든 땅이 다 똑같은 효과가 있는 것은 아니다. 특히 열대지방의 뜨거운 대지보다는 4계절이 분명한 땅의 기운이 더욱 좋고, 4계절이 있는 땅 중에서도 〈황토〉가 더 좋으며, 맨땅보다는 바닷물이 있는 〈바닷가〉가 훨씬 더 효과적이다. 그리고 우주의 제로지대가 들어 있는 헥사곤은 그중에서도 단연 으뜸이다.

    간단하게 비교하면, 전류가 흐르기 쉬운 정도를 나타내는 값을 도전율이라고 하는데, 단위는 〈모우 매 미터〉라고 하며 $\mho/m$로 표시한다. 땅도 물론 도체이기 때문에 도전율이 있는데, 마른 땅과 습지는 그 값이 서로 다르다. 예를 들어 황무지나 산악과 같은 곳의 도전율을 $1(\times 10^{-5})[\mho/m]$라고 한다면 밀림이나 구릉은 2, 낮은 언덕이나 밭은 6, 평소에 우리가 다니는 길은 8, 논이나 물기가 있는 습지는 15, 그리고 바닷물은 5,000이다. 바닷물은 산악지대보다 5천배나 더 강하게 전류가 잘 흐르는 것이다.

반대로 흐르는 전류를 방해하는 값을 저항률이라고 하는데, 저항률은 〈옴Ω/m〉으로 표시한다. 이 또한 간단하게 비교하면, 암반지대의 산은 2,000~5,000, 산은 200~2,000, 밭은 10~1,500, 점토질의 논이나 습지는 10~150, 일반지대는 104~107, 해안지대 모래땅은 50~100, 빗물은 200, 수돗물은 70, 하천은 2 그리고 바닷물은 0.15~0.3이다. 물론 전류가 흐르지 않는 증류수는 5,000, 순수한 물은 20,000이다. 그래서 더운 땅일 경우에는 소금물을 뿌리고 하는 것이 좋고, 하기 전에 미리 엄지와 검지로 소금을 한 점 집어 먹고 하면 더욱 효과를 볼 수 있다. 바닷가 가까이에 사는 사람은 행운이지만 굳이 바닷물이 아니더라도 땅에서 꾸준히 〈맨땅요법〉을 하며 가끔씩 바닷가를 찾아가 바닷물을 밟으며 걷는 것도 낭만이 있어 좋다.

일반적인 땅이나 아니면 공원길 같은 높낮이가 있는 땅을 땀이 촉촉하도록 맨발로 걷는 방법을 〈맨땅요법〉이라고 한다. 이것은 일반적으로 쉽게 할 수 있는 방법으로 땀을 통해 몸 안의 독소를 배출하고, 발바닥을 땅과 접촉함으로써 지압효과를 통해 혈액순환과 동시에 전신을 치유하는 효과가 있다. 또 이렇게 발바닥이 무의식적으로 땅의 상태를 살피면서 걷다보면 운동량도 30% 이상 증가하는 효과가 있다. 또 오르락내리락하며 걷다보면 〈미토콘드리아〉가 활성화되어 생체에너지가 증가하는 효과도 있다. 이렇게 마음도 즐겁고 몸도 가볍게 여유롭게 할 수 있는 〈맨땅요법〉을 〈해피 어스Happy Earth〉라고 한다.

특히 황토는 〈제로지대〉 에너지인 생명력을 갖고 있는 〈6각 구조〉로 되어 있고 원적외선을 방출하여 몸 속 깊숙이 파고드는 위력이 있다. 그리고 황토는 유해 전자파를 차단시킬 뿐만 아니라 습도 조절, 항균 작용, 해독 작용, 염증 제거, 중금속 배출 등 엄청난 위력을 발휘한다. 더불어 황토가 방출하고 있는 원적외선은 세포의 생리 작용을 원활하게 하고 열에너지를 발생시켜 몸속의 유해 물질을 방출하는 효과가 뛰어나다. 또 정화력과 분해력이 있어 인체의 독을 제거해주는 해독제의 역할도 한다. 그리고 〈제로지대〉에서 방출되는 〈스칼라〉에너지는 원상복구의 위력이 있어 피로나 기타 몸에 해로운 기분 상태를 말끔히 씻어주는 효과도 있다. 또 이와 같은 황토를 잘 정제해서 통과한 물을 마시면 몸속의 물이 육각수로 변하거나 장이 살균되는 효과도 있을 수 있다. 그리고 이 물로 세수를 하거나 몸에 바르면 피부병, 아토피, 무좀 등이 없어지는 효과도 있다. 그래서 우리는 황토에서 하는 〈맨땅요법〉을 〈파워 어스Power Earth〉라고 한다.

바닷물이 있는 해변을 걷는 〈맨땅요법〉은 흙에서 하는 것보다 몇 백배 이상 뛰어난 효과가 있다. 바닷물은 염분이 있어 미네랄이 풍부하기 때문에 정전기를 중화시키는 효과가 뛰어나며, 전기가 흐르는 도전율 또한 엄청 강하다.

그래서 자연전자 유입 또한 엄청 빠르다. 물론 〈맨땅요법〉을 하기 전에 죽염 등을 조금 먹는 것도 체내 정전기를 빨리 중화시키는 데 도움이 된다. 바닷물 속에서 하는 〈맨땅요법〉은 지방에 쌓여 있는 정전기를 보다 많이 제거한다. 그리고 이때 지방 또한 분해하여 3개월 후에 체중이 10kg 정도 빠졌다는 사람도 있고, 흰머리가 검은머리로 변했다며 좋아하는 사람도 있다. 또 없던 머리칼이 새로 나와 대머리가 치료되었다며 좋아하는 사람도 있다. 그리고 얼굴 또한 윤기가 흐르며 건강미가 넘쳐 피부미용 또한 크나큰 효과가 있다. 그래서 많은 경험자들은 바닷물이 있는 모래사장을 걸을 때 〈맨땅요법〉 효과가 가장 크다고 말한다. 그래서 우리는 바닷가 〈맨땅요법〉을 〈수퍼어스 Super Earth〉라고 부른다.

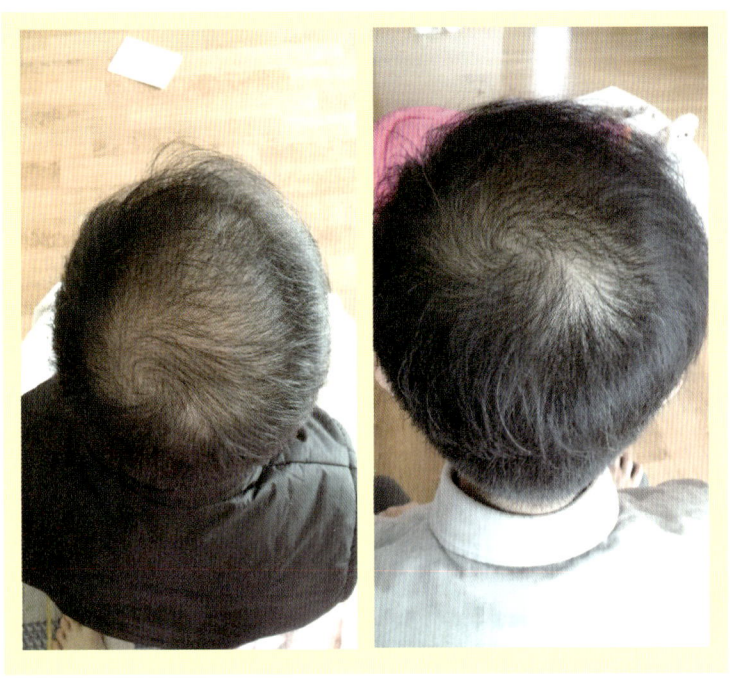

바닷가 맨땅효과

황토 헥사곤

서울 방배동에 있는 〈헥사곤Hexagon〉은 지구 최초의 헥사곤으로 우주의 제로 포인트 에너지가 들어 있는 〈제로지대〉이다. 이 헥사곤은 우리 몸에 해가 없도록 엄밀하게 설계되었으며, 특히 가장 정확하고 확실하게 효과를 볼 수 있도록 완벽하게 〈밀도〉를 맞추어 제작되었다. 그리고 지구의 자기장으로부터 최소한의 영향을 받도록 특별히 설계된 완벽한 제로지대이다.

   이 헥사곤은 2차원의 모형이며 이것을 3차원으로 만들면 피라미드가 된다. 피라미드의 위에서 1/3 되는 지점과 같은 효력이 있는 것이다. 차원에 대해 잘 모르는 사람은 헥사곤의 높이를 보고 3차원이라 생각하는데 이것은 3차원의 높이가 아니라 2차원의 헥사곤을 겹겹이 쌓아 올린 것이라고 생각하면 된다. 결국 헥사곤은 2차원의 피라미드인 것이다.

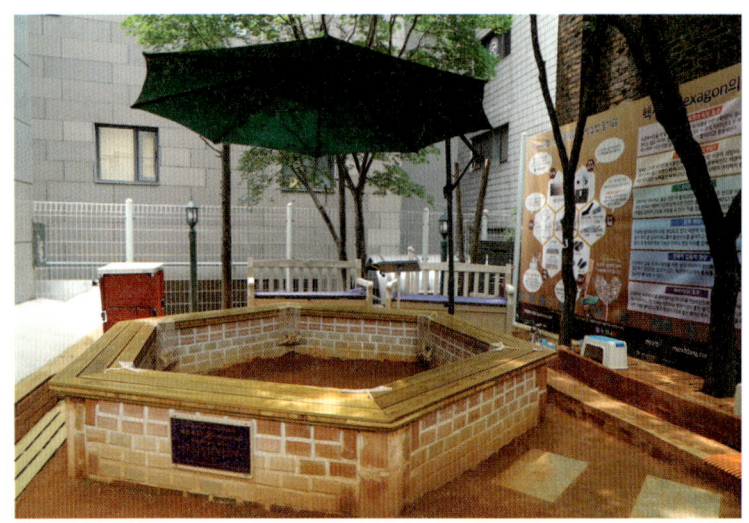

헥사곤 전경

    이 헥사곤의 재질은 황토 벽돌과 황토로 만들었으며, 황토 또한 그 분자구조가 6각형의 헥사곤이기 때문에 효과 또한 엄청 강하다. 서양에서는 헥사곤의 구조가 정삼각형 두 개를 엮어 만들었기 때문에 위를 향한 삼각형△을 상승 에너지, 즉 남성에너지라고 하며, 아래를 향한 삼각형▽을 하강 에너지, 즉 여성에너지라고 한다. 이른바 아프락사스의 원리인 것이다. 그래서 이 헥사곤은 강력하게 뻗어나가는 힘과 막강하게 끌어들이는 힘이 있다. 이렇게 동시에 뻗어나가고 끌어당기는 에너지를 수직적 파동이라 한다. 또 두 개의 삼각형을 엮어 만든〈6각별〉을〈황금의 별〉이라고 하며, 그런 의미에서 황토 헥사곤은 곧〈황금성黃金城〉인 것이다.

    황토 헥사곤 안에는 제로 포인트 에너지가 들어 있으며 원적외선을 생성하기도 한다. 그리고 황토의 원적외선과 합쳐져 한층 더 강한

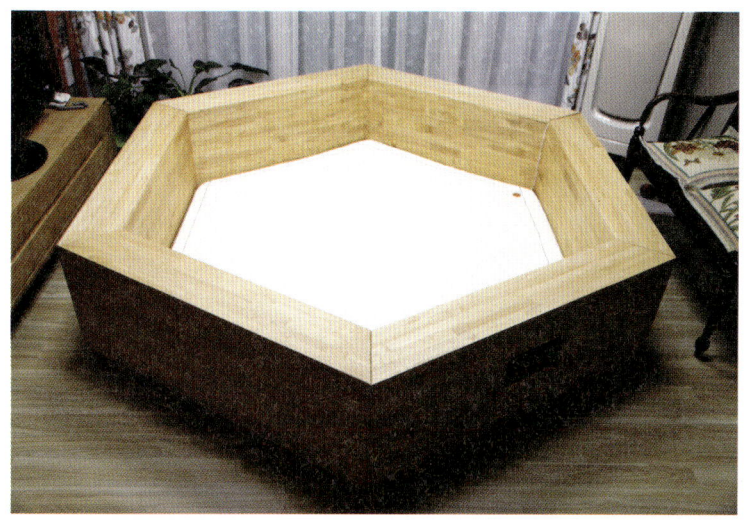

헥사곤 침대

효과를 내기도 한다. 그리고 스칼라 에너지를 통해 〈암〉이나 기타 변질된 몸의 상태를 원상회복하는 효과도 있다. 스칼라 에너지는 수직적 파동으로 변질된 몸의 상태나 마음을 흡수하는 것이다. 그밖에 물의 분자구조를 6각형으로 만들어 이곳에서 오랜 시간 있게 되면 몸속의 물이 육각수로 변하는 효과도 있다. 그리고 눈이 시리고 아플 때 이곳에 있게 되면 눈이 시원해지고 밝아지기도 한다. 또 황토 헥사곤 안에 있게 되면 지구 고유 주파수와 동조되어 안락하고 행복한 행복감을 느끼게 된다. 그래서 시간 가는 줄 모르고 편안한 상태로 있게 된다. 때문에 우리는 황토 헥사곤에서 하는 맨땅요법을 〈메가 수퍼 어스Mega super Earth〉라고 한다.

우리 몸이 〈암〉 세포 등으로 나쁜 상태가 되면 그 상태는 분자 구조가 5각형의 펜타곤이 된다. 그러나 좋은 약이나 몸에 좋은 먹거리

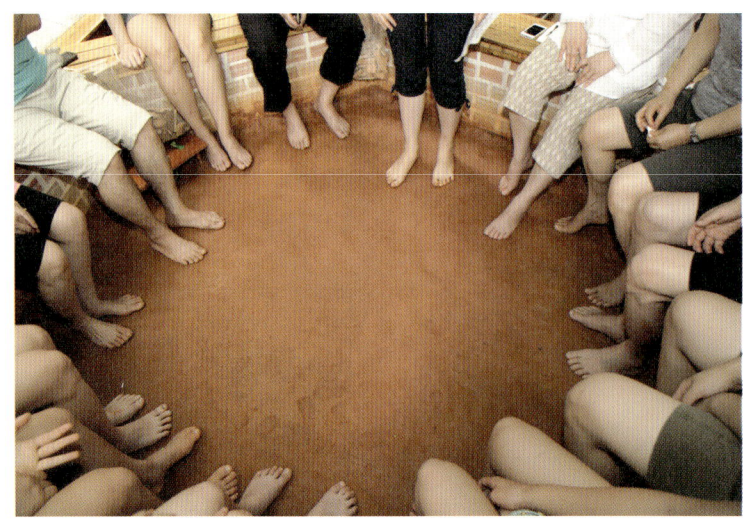

가볍게 하는 헥사곤 체험

등은 대체로 분자 구조가 모두 6각형의 헥사곤이다. 특히 우리 몸의 70%는 물로 이루어져 있고 건강한 사람은 그중에 65% 정도가 6각수로 되어 있다. 이렇게 6각수는 건강과 밀접한 관계가 있는 것이다.

그 까닭은 6각수 안에 〈생명 에너지〉가 들어 있기 때문이다. 그래서 이 헥사곤 안에 오랜 시간 있게 되면 우리 몸의 물이 6각수로 변해 건강해지는 것이다. 건강한 사람은 65% 정도가 6각수 그리고 24% 정도가 5각수 그리고 나머지는 사슬 모양으로 되어 있다. 또 엄마 뱃속의 양수는 모

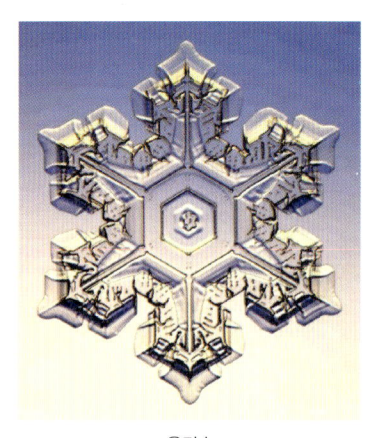

육각수

두 6각수이다. 6각수는 5각형의 펜타곤을 사라지게 하는 〈슈티마_{태국} _{어로 좋은 것은 더 좋게, 그리고 나쁜 것은 좋은 것으로 변하거나 없어지게 하는} 효과〉가 있는 것이다.

황토 헥사곤은 다음과 같은 6가지 에너지와 6가지 효능을 갖고 있다.

A. 황토 헥사곤의 여섯 가지 에너지

황토 헥사곤에는 신기하고 유익한 6가지 에너지가 나오고 있다. 그래서 이 안에 앉거나 누워만 있어도 우리의 몸과 마음은 건강하고 편안해진다. 어떤 여자분은 10년간 앓던 무릎 관절 통증과 허리 통증이 크게 완화되어 복대를 차지 않으면 일어날 수 없었는데 여섯 번 정도 체험을 한 뒤에는 복대 없이 일어나고, 또 어떤 사람은 머리에서 발끝까지 원인 모르게 아파서 잠을 제대로 못 잤는데 황토 헥사곤을 이용한 바로 그날부터 아픈 데 없이 잠을 푹 자기도 하고, 또 어떤 사람은 무좀이나 아토피 등이 신기하게 없어지거나 좋아지는 등 여러 가지 효능이 나타나고 있다. 이렇게 황토 헥사곤의 6가지 에너지는 여러분에게 아름다운 꿀피부와 늙지 않고 활력에 넘치는 젊음을 선사할 것이다. 그것은 이 헥사곤 안에 다음과 같은 6가지 에너지가 존재하고 있기 때문이다.

1. 스칼라 Scalar 에너지

이 헥사곤 안에는 우주 에너지가 숨어 있는 제로지대가 존재한다. 따라서 제로지대 에너지는 모든 에너지를 제로 상태로 만든다. 이렇게 제로 상태로 만드는 작용을 하는 에너지를 스칼라 파장이라고 한다. 이 스칼라 파장은 수직 작용을 통해 제로가 아닌 상태를 다시 제로상태, 즉 원래의 상태로 복구하는 힘이 있다. 따라서 이곳 황토 헥사곤 안에 앉거나 누워 있으면 스칼라 파장에 의해 아픈 몸이나 마음이 원래의 건강한 상태로 회복되는 효과가 있다.

2. 황토 에너지

황토는 정육각형, 즉 헥사곤의 분자구조를 가지고 있어 여기서도 역시 원상회복 에너지인 스칼라 파장이 나온다. 또한 황토는 강력한 원적외선 에너지가 뻗어 나오며 항균, 항취 효과 또한 뛰어나다. 따라서 황토는 원적외선을 통해 스칼라 에너지와 항균작용, 그리고 땅속의 자연전자를 우리 몸속 깊숙이 주입하는 효과가 있다. 그 결과 몸속의 활성산소는 줄어들고 체온은 올라가 면역력 또한 한층 〈업 up〉 된다.

3. 지구 고유 주파수

우리 몸의 심장 박동수와 뇌파는 지구 고유 주파수에 맞춰져 있다. 그래서 몸이 지구 고유 주파수와 공명할 때 가장 편안하고 안락한 행복감을 느끼게 된다. 따라서 헥사곤 안에서 땅과 접촉하고 있으면 우리 몸은 지구 고유 주파수와 동조되어 몸과 마음이 편안하고 행복해진다.

4. 평안선

지구 자기장의 방향과 우리 몸이 직각이 되거나 어긋나게 되면 전자기유도 현상에 의해 우리 몸에 전기장이 생긴다. 그리고 지구 자기장은 이렇게 생긴 전기장에 영향을 끼쳐 우리의 몸과 마음에 부조화를 일으킨다. 그러면 몸은 피부가 쭈그러지거나 늙게 되고, 마음은 안정이 안 되어 짜증이 난다. 이 황토 헥사곤은 그 부조화된 자기장의 영향을 받지 않도록 평안선平安線지구의 자전축에 맞추어 만들어졌다. 황토 헥사곤에 표시된 북쪽 화살표 방향을 향해 앉거나 누우면 자기장의 부조화로 인한 영향을 받지 않게 되어 피부는 주름이 펴지고 팽팽해지며, 정신 또한 혼란이 사라져 막강한 집중력을 갖게 된다. 천재적 기능은 이렇게 막강한 집중력에 의해 생긴다.

5. 접지

우리 몸은 전류가 흐르는 도체이다. 지구 또한 도체이다. 그래서 우리 몸을 땅에 대면 우리 몸에 흐르는 전류와 땅이 갖고 있는 전류는 서로 교감을 한다. 우리가 갖고 있는 쓸데없는 근심걱정 따위의 파장은 땅으로 흘러가고 우리 몸에 유익한 땅 속의 자연전자는 우리 몸에 유입되어 몸속의 유해 산소인 활성산소를 크게 줄여주는 것이다. 질병의 90%는 활성산소에 의해 생긴다고 한다. 결국 지구와의 접지는 90%의 병의 원인을 해소하는 위력이 있는 것이다. 또 정전기에 의해 뭉쳐 있던 혈액이 스스로 풀려 혈액순환 또한 원활해진다.

이렇게 건강해진 몸은 결국 막강한 면역력을 갖게 되고, 근심걱정 없는 편안한 마음은 또 깊은 숙면을 취하게 한다.

앞으로는 휴대폰 등 무선 전자기기에 의한 암 발생률이 또한 많아질 것이다. 설사 암에 걸리지 않더라도 시력장애, 심한 두통, 뇌종양, 알츠하이머, 피부 자극, 만성피로 등 수많은 고통이 따를 것이다. 이 또한 접지를 통해 활성산소를 줄이고 자기장의 영향을 벗어나면 건강을 계속 유지할 수 있다.

6. 온도

세상의 모든 변화는 온도가 일으킨다 해도 과언이 아니다. 그러나 온도에 영향을 받지 않는 방법이 딱 하나 있다. 그것은 바로 이 헥사곤 안에 있는 것이다. 실제로 지구상에서 상하지 않는 유일한 식품이 있다면 그것은 바로 헥사곤 안에서 생성된 〈꿀〉이다. 벌집 또한 헥사곤이기 때문에 꿀만이 유일하게 상하지 않는 것이다. 그래서 황토 헥사곤은 여름에는 시원하고 겨울에는 따뜻한 기운이 감도는 것이다. 또 황토 헥사곤에 앉거나 누워 있으면 저절로 마음이 편안해지고 근심, 걱정, 스트레스, 짜증 같은 것들이 사라지게 된다.

그리하여 가장 편안하고 안락한 명상 상태가 저절로 되는 것이다. 특히 황토와 헥사곤은 원적외선을 통해 우리 몸의 체온을 높여준다. 체온의 상승은 곧 면역력의 증가이다. 때문에 황토 헥사곤은 우리 몸을 튼튼하게 만들어 주고 정신력 또한 강하게 해주어 원하는 인생과 바라는 소원을 모두 성취하게 해준다.

B. 황토 헥사곤의 여섯 가지 효능

1. 슈티마 효과

　슈티마란 태국어로, 좋은 것은 더 좋게 되고 나쁜 것은 좋은 것으로 바뀌거나 없어진다는 뜻이다. 황토 헥사곤 안에는 이와 같은 슈티마 효과가 있는데, 헥사곤 안에 앉거나 누워만 있어도 신기하게 건강한 몸은 더욱 건강해지고 질병이 있거나 아픈 부위는 크게 완화되거나 없어지는 효과가 있다. 슈티마 효과로 인해, 맨땅요법 힐링 프로그램을 하고 있는 회원 중 대다수가 통증이나 불편함이 많이 사라지고, 잠을 푹 자며, 건강을 회복하게 되었다고 말한다. 여러분도 이와 같은 신기한 슈티마 효과를 누려 보기 바란다.

2. 천재적 집중력 향상

　이곳 황토 헥사곤에서 잠을 자거나 휴식을 취하면 마음과 몸이 저절로 평온하고 편안해지며 잡념, 근심, 스트레스, 짜증 등의 원인인 몸 안의 정전기와 활성산소가 제거되어 머리가 맑아지고 개운해짐으로써 자연스럽게 집중력이 향상된다. 그래서 맨땅요법 힐링 프로그램 회원 중 많은 사람들이 황토 헥사곤 이용 후 활기차고 의욕적인 업무처리를 하게 되었다고 말한다. 집중력이 필요한 수험생은 물론, 과도한 스트레스로 고생하시는 분들, 업무능력 향상과 번뜩이는 아이디어가 필요하신 분들이라면 맨땅요법 힐링 프로그램을 통해 황토 헥사곤을 꼭 체험해 보기 바란다. 반드시 좋은 결과를 얻을 것이다.

3. 성장 발달과 튼튼 효과

이곳에 씨앗을 약 일주일 정도 넣어둔 뒤 파종을 하면 수확량이 증대되고 병충해에 견디는 힘도 강해지며, 열매도 1.5배 정도 더 크게 자란다. 이와 같은 효능으로 인해 어린아이가 이곳에서 하루 1시간 이상씩 꾸준히 있게 되면 성장 속도가 빨라지고 몸도 튼튼해지는 효과가 있다.

4. 디톡스 현상 탈수 현상을 통한 해독작용

황토 헥사곤이 가진 신기한 현상 중 하나로 수분이 빠져나가는 탈수 현상이 있는데, 똑같은 수박 2개를 사서 하나는 황토 헥사곤 안에 두고, 다른 하나는 밖에 두어, 두세 시간쯤 후에 먹어 보면 황토 헥사곤 안에 두었던 수박이 월등하게 달고 맛이 뛰어난 것을 알 수 있다. 다른 사례로 역시 황토 헥사곤 안에 둔, 밀봉된 새 막걸리 통에서 막걸리가 새어 나오는 현상도 있었다. 이와 같이 수박이 더 달거나 막걸리가 새는 현상을 탈수현상이라고 한다.

여러분이 황토 헥사곤 안에 있게 되면 이와 같은 탈수 작용으로 인해 몸 안에 있는 불필요한 노폐물과 독소 등이 빠져나가게 된다. 따라서 황토 헥사곤에 앉아 있거나 누워만 있어도 이러한 해독 작용으로 인해 면역력이 높아져 질병이 크게 완화되거나 사라지고, 온 몸에 활력과 기력이 샘솟듯이 생기게 된다. 또한 지구 자장으로 인한 디톡스 현상은 주름개선 효과가 탁월하여 여러분의 피부를 싱싱하고 탄력 있는 꿀피부로 만들어 준다. 피부질환이 있거나 피부 미인이 되고자 한다면 맨땅요법 힐링 프로그램에 참여하여 체험해보기 바란다. 놀라운 효과를 체험할 수 있을 것이다.

5. 원적외선을 통한 침투 현상

황토 헥사곤은 황토 벽돌과 황토로 만들어져 있다. 또 우주의 생명 에너지가 존재하도록 특정 비율로 만들어졌으며, 황토 헥사곤에서 생성되는 원적외선과 황토의 원적외선이 함께 작용하여 강력한 효과를 발휘한다. 이 원적외선이 원상회복 에너지인 스칼라 에너지와 지구 고유 주파수 그리고 자연전자 등을 우리 몸 속 깊숙이 침투시켜 활성산소를 줄여주고 편안한 마음과 행복감을 느끼게 해준다. 또 황토의 원적외선과 강력한 항균 기능은 피부의 염증이나 아토피, 무좀, 사마귀, 티눈 따위를 없애는 효과도 있다.

6. 『싸이파워』 효과

황토 헥사곤에는 우주에너지를 통해 원하는 소원을 현실에 창조하는 기운이 있다. 때문에 이곳에서 생각하고 그린 미래는 성취되는 행운이 있는 것이다. 좋은 생각은 좋은 미래를 만들고, 나쁜 생각은 나쁜 미래를 불러오니 이곳에서는 좋은 현실이 되도록 좋은 생각만 하자. 결코 나쁜 생각은 하지 말자!

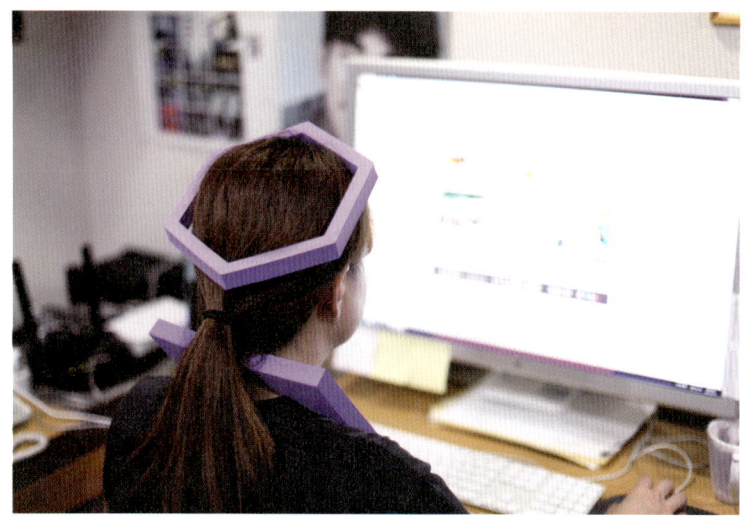

똑똑이 쓰고 업무중

C. 천재적 집중력의 작은 헥사곤, 똑똑이

다음은 헥사곤의 크기를 줄여서 머리에 쓸 수 있도록 만든 작은 헥사곤이다.

우리는 이것을 〈똑똑이〉라고 부른다. 이것을 머리에 쓰고 있으면 복잡하고 엉켜 있던 머리가 시원해지며 집중력이 강화되는 것을 느낄 수 있다. 또 가장자리에 있는 것을 목에 걸고 있으면 목이 아픈 것도 사라지고 한층 업무에 집중할 수가 있다. 또 이곳에 화장품이나 음료수를 넣어두면 그 맛 또한 부드럽게 느껴진다. 담배를 이 안에 넣어두었다 피우면 그 맛 또한 순해진다. 그리고 이 안에 과일을 넣어 두면 오랜 시간 동안 상하지 않고 신선도를 유지할 수 있으며 맛 또한 진해진다. 6각형의 헥사곤 스티커와 함께 사용하면 그 효과 또한 증가하거나 오래 지속된다. 똑똑이란, 〈똑똑한 아이〉 혹은 〈사리에 밝고 총명한 사람〉이라는 뜻이다. 이것을 머리에 쓰고 있으면 그렇게 사리에 밝고 총명하며 똑똑한 사람이 될 수 있는 것이다.

다음은 똑똑이를 통해 사과 실험을 한 것이다. 똑똑이 안의 사과와 그냥 보존한 사과의 변화가 나타난 결과이다.

시작은 2015년 4월 17일부터 하였다.

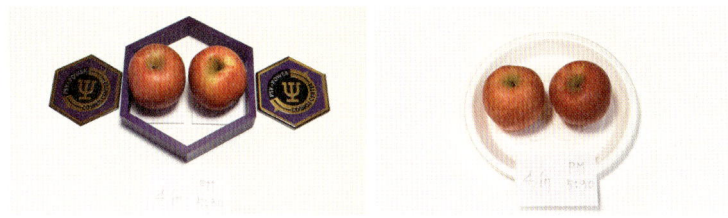

4월 17일 시작일

똑똑이 안에 사과 2개를 넣고 좌우에 헥사곤 스티커를 하나씩 옆에 놓았다.

다른 하나는 1회용 접시 위에 사과 2개를 올려놓고 냉장고나 에어컨 등 기후에 영향을 주는 일체의 장비를 설치하지 않았다. 실험 장소는 대구였으며 2015년은 유독 무더운 여름이었다.

실험은 9월 17일까지 했으나 헥사곤 안이 아닌 밖의 사과는 6월 29일에 더 이상 썩은 냄새로 보존할 수가 없어 폐기처분을 하였다.

사진에서 보는 바와 같이 처음 시작은 같으나 시간이 지남에 따라 헥사곤 안의 사과와 그냥 사과는 현저하게 차이를 보이고 있다.

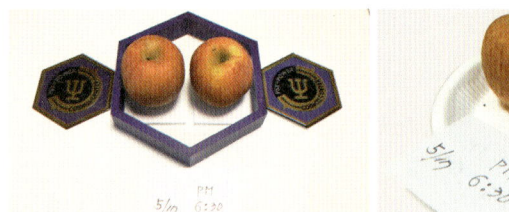 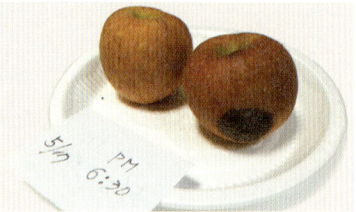

5월 17일

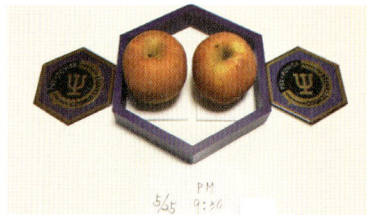 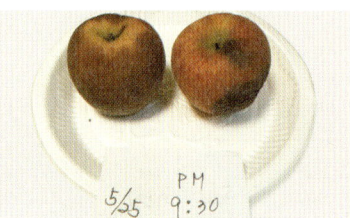

5월 25일

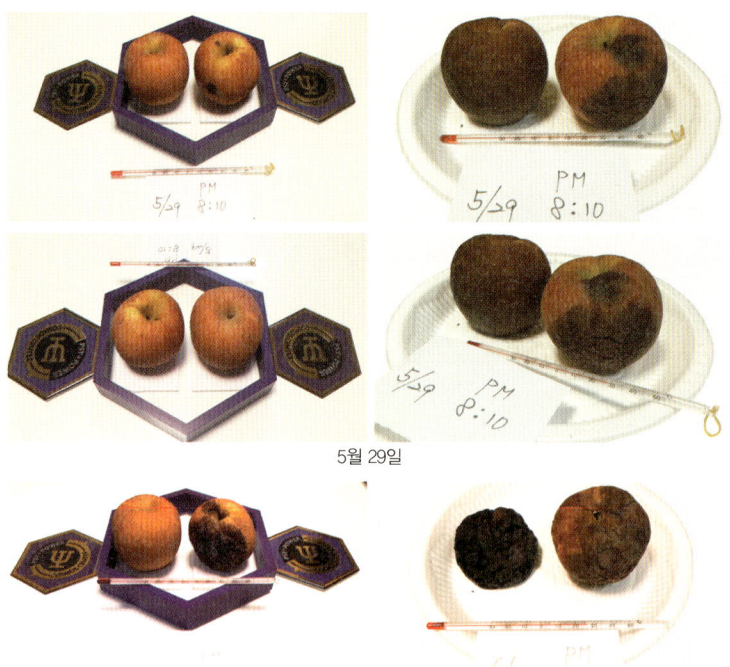

5월 29일

6월 21일

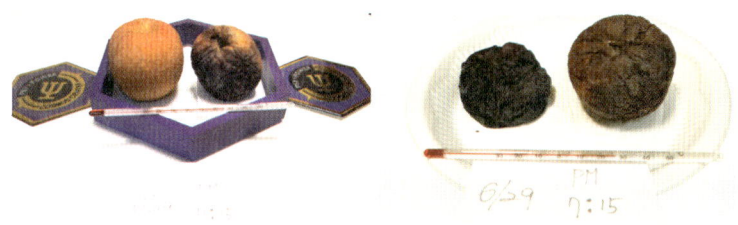

6월 29일 우측 사과 폐기 처분

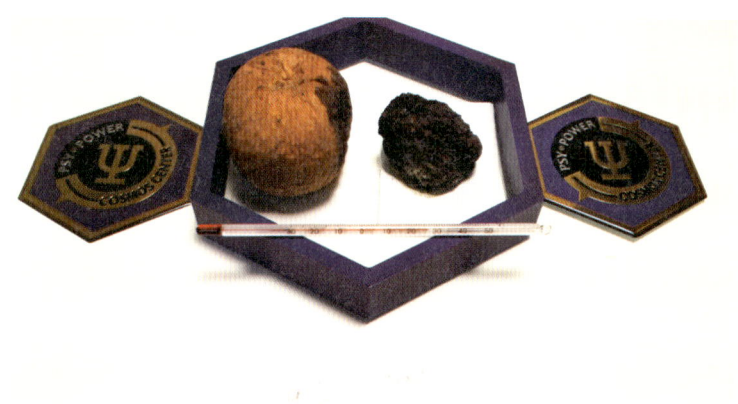

9월 6일

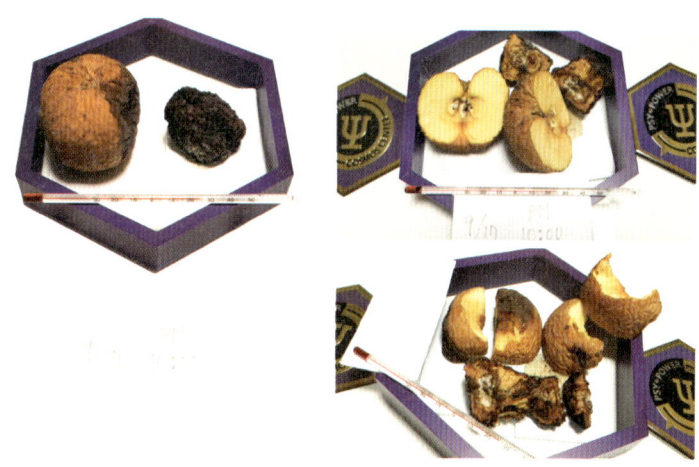

9월 17일 종료일

황토 헥사곤

다음은 대구에서 〈똑똑이〉 실험을 주관한 정경철님이 실험을 종료하며 보내온 글이다.

"4월 17일부터 9월 17일까지 〈똑똑이〉 사과실험을 하였습니다.
한 달 정도 더 진행하려다가 아무래도 반쪽 이상이 싱싱하고 또한 반으로 잘랐을 때 싱싱함이 보일 수 있도록 9월 17일자로 실험을 종료했습니다. 결과는 대박입니다.
반으로 잘랐을 때 안쪽은 싱싱함 그 자체였습니다. 또한 먼저 쪼그라든 사과 안쪽도 거의 부패 없이 잘 보존되어 있었습니다.
그 사과 안쪽은 곶감처럼 생겨 보입니다. 사과를 한입 베어 먹었더니 아주 달콤하고 맛있었습니다. 맛이 있어 여러 번 먹었습니다. 그리고 반으로 쪼그라든 사과도 곶감처럼 아주 달콤했습니다. 완전 곶감 맛이었습니다. 또한 두 가지 사과 모두 맛도 있었지만 냄새 또한 향긋했습니다.
이번 실험에서, 헥사곤의 제로 포인트 에너지인 스칼라파장의 경이로움과 위대함에 저절로 고개 숙여집니다. 〈우주는 스스로 자신을 보존한다〉라는 말뜻이 피부로 실감 있게 와 닿는 실로 놀라운 실험이었습니다.
제로지대가 있는 세 곳 중, 공간 제로지대인 헥사곤 안의 위력이 기적처럼 나타나 마치 파동의 세계가 눈에 선명하게 보이듯 이해되는 순간이었습니다.
제로지대의 제로 포인트 에너지는 스스로 작용을 일으켜 창조를 한다는데, 〈설마 공간 안에 무슨 제로 포인트 에너지가 있겠어?〉 〈대수롭지 않은 육각 공간일 뿐인데, 그 안에 도대체 무슨 제로지대가 있단 말이지?〉 이렇듯 속마음 한켠에서 슬며시 올라왔던 부정적 의문의 생각들이 일순간에 해소되는 정말 놀라운 실험이었습니다.

　아인슈타인이 한 말 중에 〈이 세상에 이해할 수 없는 모든 것은 곧 이해할 수 있는 것이다〉라는 말뜻의 진정한 의미를 다시금 새기는 순간이었습니다.

　이와 같은 헥사곤을 알게 해주셔서 진심으로 감사드립니다."

만약 헥사곤 안에 사과가 아니라 여러분의 머리가 들어 있다면 어떻게 되겠는가? 그래서 똑똑이를 머리에 쓰고 업무를 보거나 공부를 하면 성적과 능률이 한층 〈업up〉되는 것이다.

D. 항상 몸에 지닐 수 있는 헥사곤, 『싸이파워』 메달

『싸이파워』 메달은 2001년 8월에 내가 너무나 전자제품을 좋아한 끝에 전자파 속에 살다가 쓰러져 뇌출혈을 일으켜 수술을 받은 후 만든 제품이다. 그때 나는 비록 수술은 하였지만 〈산다는 보장은 할 수 없다〉는 의사의 말을 듣고 생명의 존재에 대해서 파헤치기 시작했다. 그리고 생명이 〈6각〉 속에 존재한다는 것을 발견하였다. 그리고 이와 같은 생명력이 너무 강하지도 약하지도 않게 우리 몸에 〈이득〉만 될 수 있도록 〈밀도〉를 맞추어 〈순금메달〉을 제작해 몸에 지니고 다녔다. 순금 역시 분자구조가 헥사곤이다. 때문에 순금으로 만든 『싸이파워』메달은 편안하게 우리 몸에 흡수되는 효과가 있다. 물론 은으로 만든 메달 역시 효과는 금과 대동소이하다. 단, 금의 분자구조가 헥사곤이기 때문에 몸과의 조화가 보다 원활할 뿐이다. 또 이 메달은 제로 포인트 에너지가 들어 있으므로 『싸이파워』효과 또한 강하게 작용한다. 그래서 이 메달을 만든 후 첫『싸이파워』는 건강하고 활력에 넘치는 삶을 살기 위한 것이었다. 입자문명에서 보면 비과학적으로 들리겠지만 이 목걸이는 함부로 다른 사람에게 빌려주거나 몸에서 오랜 시간 떨어져 있으면 안 된다. 그래서 항상 몸에 지니고 다니길 권한다. 왜냐하면 한 사람이 꾸준히 차고 다녀야 이 목걸이가 그 사람의 오라aura와 동화되어 그 사람을 지켜주기 때문이다. 목걸이와 마음의 제로지대는 이렇게 서로 교감을 한다. 때문에 옛날에 왕이나 부자들은 〈6각〉 구조로 되어 있는 〈옥〉을 항상 몸에 지니고 다

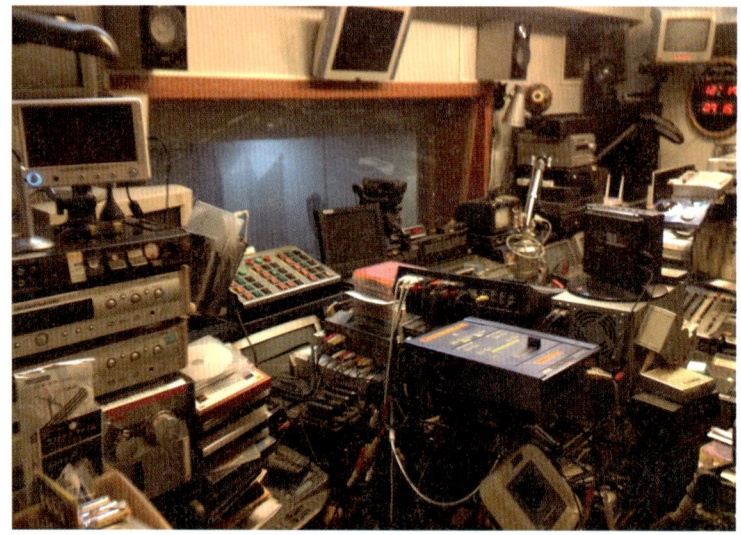

전자파가 많은 스튜디오

넜다. 〈옥〉 또한 육각구조의 헥사곤이기 때문에 계속 차고 있으면 몸과 동화되어 미리 위험을 알려주기 때문이다. 그 증거로, 『싸이파워』 메달을 목에 차고 다니다 교통사고가 나면 차는 부서져 폐차를 해도 몸은 멀쩡하다든가 아니면 길에서 〈싸이파워 메달〉을 잃어버려도 모두 다시 찾았다는 실례가 있다. 단 〈옥〉과 〈싸이파워 메달〉이 다른 점은 〈옥〉은 색이 변하거나 금이 가서 〈위험〉을 알려주지만, 〈싸이파워 메달〉은 그 위험으로부터 자신을 지켜준다는 것이 다를 뿐이다.

E. 지구 최초의 2차원 피라미드 『헥사곤』

다음은 헥사곤을 설명한 소개글이다. 많은 사람들이 이 글을 읽고 헥사곤을 쉽게 이해할 수 있었다 하여 여기에 소개한다.

여러분, 안녕하세요.
이곳은 지구 최초의 헥사곤 Hexagon 입니다.
이 세상에 단 하나밖에 없는 헥사곤에 오신 것을 환영합니다.
이곳은 치료를 하거나 아니면 무슨 특별한 운동을 하는 곳이 아닙니다. 그러나 하루에 1시간 이상 혹은 2시간 정도 이곳에 있게 되면, 건강한 사람은 더욱 건강해지고, 아픈 사람은 통증이 없어지거나 아니면 자기도 모르게 점점 기운이 넘쳐 건강을 되찾게 될 것입니다.
그 이유는 바로 이곳이 우주의 신비가 들어 있는 헥사곤이기 때문입니다. 헥사곤이란 우리 말로 정육각형을 말합니다.

지금은 21세기입니다. 현대 과학은 우주 저 멀리 여행을 할 수 있도록 UFO를 만든다든지, 아니면 감히 상상도 할 수 없을 만큼 최첨단 장비들을 만들어 우리의 생활을 더욱 편리하게 해주고 있습니다. 이른바 최고의 과학 문명을 자랑하는 시대입니다. 그런데 이렇게 과학이 발달하면 할수록 환자도 줄어들고, 병도 없어져 병명이 점점 줄어들어야 하는데 이상하게 환자는 점점 더 많아지고 병명은 의사들조차 잘 모를 정도로 엄청 많아졌습니다. 그리고 병원 또한 줄지 않고 계속해서 늘어나고 있는 실정입니다.

물론 병원과 의사가 외과적으로 부러지거나 터지거나 막힌 곳 등은 고칠 수 있는 것이 틀림없지만, 망가진 몸이 아닌 〈병〉은 치료해도 재발하거나 결국 낫지 않게 되는 경우가 많은 것이 오늘날의 현실입니다. 차라리 망가진 몸은 의사가 고칠 수 있지만, 병든 몸은 자연적으로 낫거나 아니면 자연에 의지하는 것이 오늘날의 실정입니다.

우리 몸은 처음에 엄마의 난자와 아빠의 정자가 만나면, 육각 모양의 수정란에서 시작을 합니다. 그리고 아기가 들어 있는 엄마 몸의 양수는 모두 육각구조의 〈육각수〉로 이루어져 있습니다. 날씨가 덥거나 추워지면 음식이 상하여 먹을 수가 없습니다. 지구상의 모든 것들은 대체로 이렇게 온도의 영향을 받습니다. 그러나 온도의 변화와 상관없이 상하지 않는 〈먹거리〉가 딱 하나 있습니다. 그것은 바로 〈꿀〉입니다. 꿀만이 온도가 높아져도 상하지 않는 것입니다. 그 이유는 〈꿀〉은 육각 모양의 벌집 안에서 만들어지고 보관되며 그렇게 세상에 나왔기 때문입니다. 벌집은 생긴 모양이 육각형입니다. 그리고 이와 같은 육각구조를 〈헥사곤〉이라고 합니다.

몸에 이상이 생기면 우리는 약을 먹습니다.

지금까지 밝혀진 바에 의하면 잘 낫는 약의 분자구조는 모두 육각형이라고 합니다. 이렇게 육각형 안에는 〈생명력〉이 들어 있습니다. 많은 사람들이 암에 걸리면 게르마늄을 먹고 나았다고 합니다. 게르마늄 역시 분자구조가 육각형입니다. 암세포는 분자구조가 5각형인데 암을 없애는 게르마늄은 육각형인 것입니다. 비싼 보석은 모두 분자구조가 육각형으로 되어 있습니다. 그래서 그것들은 생명력을 통해 오래도록 보존되는 것입니다.

다이아몬드, 루비, 사파이어, 옥, 순금, 황토 등은 모두 육각구조의 분자로 이루어진 것입니다. 건강한 우리 몸 속의 물 분자도 대체로 70% 정도는 육각수로 되어 있습니다. 이렇게 육각 구조인 헥사곤 안에는 오래도록 건강을 유지할 수 있는 〈생명의 힘〉이 들어 있는 것입니다. 그래서 헥사곤 안에서 탄생하는 벌들은 모두 100% 죽지 않고 부화하며, 헥사곤을 등에 짊어지고 사는 거북이는 지구에서 가장 오래 사는 천년 수명을 지닌 것입니다.

지금 여러분이 앉아 있는 이곳 〈헥사곤〉은 육각구조로 만들어져 있습니다. 그리고 만든 재료 또한 분자가 육각 구조인 황토로 되어 있습니다. 황토로 벽돌을 만들어 쌓고, 바닥의 땅 또한 황토로 채워져 있습니다. 한마디로 이곳은 생명력이 가득한 〈생명의 집〉인 것입니다. 때문에 이 헥사곤 안에 계속해서 꾸준히 있게 되면 우리 몸은 〈육각수〉로 환원되는 효과가 있습니다. 아주 오랜 옛날에는 이와 같은 육각 구조의 생명력을 3차원으로 만들어 사용했습니다. 그것을 피라미드라고 합니다. 피라미드의 꼭짓점에서 1/3 되는 지점에 육각구조의 생명력이 들어 있는 것입니다. 이것을 2차원으로 환원하면 곧 헥사곤이 됩니다. 비록 눈에 보이지는 않지만 이 헥사곤 안에는 크게 다섯 가지의 세계가 있습니다. 한마디로 만물을 창조할 수 있는 막강한 파워가 숨어 있는 곳입니다.

그 첫번째 세계는 헥사곤 파워입니다. 앞에서도 설명했지만 헥사곤 안에는 생명력과 원상회복 및 보존력이 숨어 있습니다. 그리고 원적외선을 생성하여 우리 몸의 체온을 〈업up〉 시키는 효과도 있습니다. 체온이 1도 올라가면 건강을 지켜주는 면역력은 최소한 다섯 배 이상이 강해집니다. 그리고 생명력을 통해 우리 몸을 건강하게 해주며, 스칼라 에너지라는 원상 회복 기능을 통해 변질된 우리 몸을 원상복구 하는 능력도 있습니다. 더불어 〈헥사곤의 여섯 가지 효능〉을 갖추고 있습니다.

두 번째 세계는 황토의 위력입니다. 황토 역시 분자구조가 헥사곤으로 이루어져 있으며 항균, 항취 및 원적외선을 뿜어대고 있습니다. 그래서 황토 속에 있게 되면 피로가 사라지고 아픈 몸도 원상회복되어 건강한 몸으로 바뀌는 것입니다. 최근에는 이와 같은 황토의 효능을 TV나 매거진을 통해 많은 사람들이 알고 있습니다.

세 번째 세계는, 땅과의 접지입니다. 땅과 접촉하여 체내 정전기와 전자파가 배출되고, 동시에 땅 속에 무수히 많은 자연전자가 유입되어 만병의 근원인 활성산소를 제거하며 자연면역기능이 강화되는 것을 우리는 〈맨땅요법〉이라고 합니다. 땅과의 접지는 결국 온갖 병이 저절로 없어지는 효과가 있는 것입니다.

우리 몸은 피가 흐르고 있습니다. 혈관 속을 피가 흐르면서 생기는 마찰에 의해 정전기가 발생하고, 그 정전기는 몸속에서 근심과 걱정을 일으키며 또 활성산소를 만들어내기도 합니다. 우리 몸의 병은 90%가 활성산소 때문에 생긴다고 합니다. 활성산소가 전자 하나를 몸 속에 주든지 아니면 건강한 세포에서 전자 하나를 빼앗아 오면 그 세포는 변형을 일으켜 〈암〉 세포가 됩니다. 그리고 우리가 늙는다는 것 또한 활성산소가 일으키는 것입니다. 우리는 산소가 없으면 살 수 없습니다. 산소가 우리를 살게 만드는 것입니다. 그리고 우리를 죽게 만드는 것 또한 변형된 산소의 일종인 활성산소가 일으킵니다. 결국 우리는 산소 때문에 살고 산소로 인해 죽는 것입니다.

땅은 도체입니다. 도체란, 쉽게 말하면 전류가 흐르는 물체란 뜻입니다. 우리 몸도 도체입니다. 때문에 몸과 땅이 접지되어 있으면 우리 몸 속의 나쁜 정전기나 전자파는 땅 속으로 흘러 들어가고, 땅 속에 무수히 많은 자연전자는 우리 몸에 유입되어 활성산소를 제거합니다. 그러면 몸속의 병은 모두 사라지게 됩니다. 자연적으로 없어지는 것입니다. 그래서 이 헥사곤 안에 있게 되면 저절로 건강해지는 효과가 있는 것입니다.

또 계속해서 꾸준히 이 헥사곤 안에 있게 되면 우리 몸의 절연체인 지방 속에 들어 있는 정전기도 빠져나가게 됩니다. 그리고 이때 지방질이 분해되는 효과도 있습니다. 오래도록 계속하면 다이어트 효과도 있지만 그보다는 송과체 주변에 쌓여 있는 지방질이 분해되어 기감능력이 한층 〈업up〉되는 효과가 있습니다.

송과체는 제3의 눈이라고 하는 기감능력의 주인공입니다. 직감, 육감, 영감, 예감처럼 육체의 5관이 아닌 보이지 않는 것을 보고, 들리지 않는 것을 들을 수 있는 감각을 말합니다. 때문에 이 송과체가 발달하면 아직 벌어지지 않은 현실을 느낄 수도 있습니다. 무사는 눈으로 보고 싸우는 것이 아니라 송과체를 통해 미리 느끼는 것입니다. 이와 같은 능력을 기감능력이라고 하며 영특하고 센스 있는 재치는 모두 송과체의 기능인 것입니다.

네 번째 세계는, 이 헥사곤은 지구 자장의 영향을 받지 않도록 〈평안선〉에 맞추어 만들었습니다. 피부가 쭈그러지는 것은 지구 자장의 영향을 받기 때문입니다. 그러나 이곳은 그 자장의 영향을 받지 않도록 〈평안선〉에 맞추어 만들었기 때문에 이곳에 있게 되면 쭈그러진 피부는 팽팽하게 펴지고, 피부 또한 빛나는 〈꿀피부〉가 되어 늙지 않는 젊음을 유지할 수 있습니다. 평안선은 지구 자장의 영향을 받지 않도록 설정된 방향을 말합니다.

다섯 번째 세계는, 이곳은 지구 고유주파수와 공명이 일어나는 곳입니다. 우리의 심장 박동수와 뇌파는 지구가 갖고 있는 고유 주파수에 맞추어져 있습니다. 그래서 우리는 지구를 떠나면 죽을 수밖에 없습니다. 때문에 우주여행을 할 때는 반드시 우주선 안에 지구 고유주파수를 장착해야만 살 수가 있습니다. 그리고 우리는 뇌파가 지구 고유 주파수에 맞추어져 있을 때 가장 편안하고 행복한 행복감을 느끼게 됩니다. 여러분은 이곳에 누워 있으면 그 행복감을 느끼게 될 것입니다. 그리고 계속해서 꾸준히 하게 되면 근심, 걱정도 모두 사라져 최고의 명상 상태가 될 것입니다. 또 이렇게 지구 주파수에 맞추어져 있을 때 마음이 그리는 분명한 이미지를 생각하고 있으면, 그것이 현실로 이루어지는 성과도 있습니다. 이렇게 마음 먹은 대로 현실로 이루는 능력을 『싸이파워』라고 합니다. 이곳은 『싸이파워』능력이 배가되는 효력이 있는 곳입니다. 때문에 이곳에서 건강하게 생활하는 모습과 부자가 되어 행복하게 사는 모습을 자꾸 생각하면 여러분의 미래는 틀림없이 그렇게 될 것입니다.

　이와 같은 다섯 가지 에너지의 세계가 지금 이곳에 있습니다. 삶을 유지하는 생명력, 잘못된 몸을 원상복구 하는 회복력, 몸의 나쁜 상태를 물리치는 면역력 그리고 피로를 씻어주고 원기를 왕성하게 해주는 정력, 원하는 미래를 창조하는 『싸이파워』까지, 이곳은 보이지는 않지만 모든 것을 가능하게 하는 우주의 창조 에너지가 숨겨져 있는 곳입니다. 그래서 여러분이 이와 같은 설명을 반복해서 잘 듣고 충분히 이해하여 그와 같은 효능을 믿게 되면 틀림없이 여러분의 미래는 여러분이 원하는 대로 그렇게 살게 될 것입니다. 물론 방법은 우주가 하기 때문에 그 성과는 저절로 이루어질 것입니다.

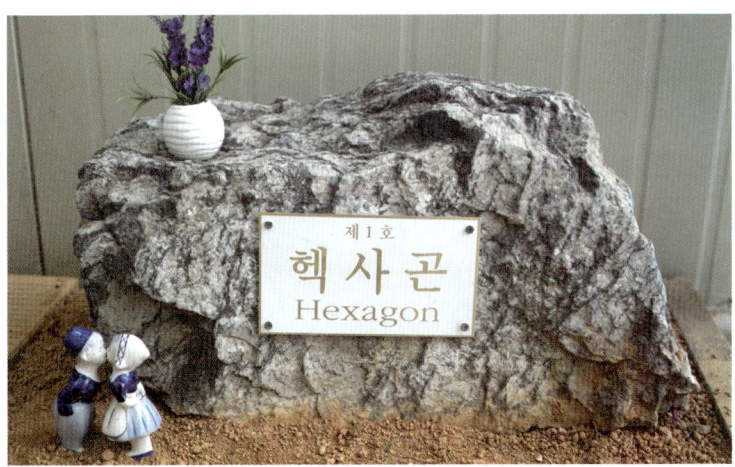

맨땅요법의 효과

맨땅요법이란 결국 우리 몸을 대지와 접촉함으로써 몸속의 정전기를 제거하고 대지로부터 〈자연전자〉를 유입하여 몸속의 활성산소를 제거하는 일을 하는 것이다. 또 지구가 갖고 있는 고유 주파수와 동화되어 심신이 안정되며 잘못된 신체 주파수를 대지로부터 교정 받는 효과도 있다. 이렇게 지구가 갖고 있는 고유 주파수를 〈가이아의 뇌파〉라고 한다. 〈가이아〉는 그리스 신화에 나오는 대지의 여신이다. 이 대지의 여신은 땅위의 모든 생명을 돌보는 어머니를 말한다. 지구의 대기권 상층부에는 이온층이 형성되어 있는데, 이 이온층은 라디오나 TV의 공중파 전파를 반사시키는 역할을 한다. 그런데 이보다 더 중요한 것은 이온층과 지구 표면 사이의 공간이 일종의 공명통 역할을 한다는 것이다. 대기권에서는 천둥 번개가 1초당 100~200번씩 전기와 소리 에너지를 방사하는데, 그 결과 평균 7~12Hz 사이의 주파수대의 공명이 유지된다고 한다. 이 공명현상을 〈슈만공명〉 또는 〈가이아의 뇌파〉라고 부른다. 이 〈가이아의 뇌파〉는 1952년 독일의 〈슈만〉이 발견하였으므로 〈슈만공명〉이라고 부르는 것이다. 놀라운 것은 이러한 슈만공명의 주파수가 인간의 뇌파 평균 주파수와 정확히 일치한다는 사실이다. 물론 평소에는 슈만공명의 소리를 거의 의식하지 못한다. 활동할 때의 뇌파가 슈만공명보다 높은 베타파 14~50Hz 상태에 있기 때문이다. 그러나 가만히 쉬거나 명상을 할 때 우리는 슈만공명과 같은 알파파 8~14Hz 상태에 있게 된다. 이때 우리는 더할 수 없는 안락함과 편안함을 느끼는 것이다.

때문에 〈맨땅요법〉을 통해 몸속의 정전기를 제거하고 〈가이아의 뇌파〉와 동화되면 잡념과 번민이 없어져 마음이 안정되고, 또 대지로부터 자연전자를 유입하면 질병이 일어날 수 있는 원인이 제거되어 항상 건강한 생활을 할 수 있다. 또 병에 걸린 사람은 더 이상 병이 진행되는 것이 멈추거나 아니면 근본 원인이 제거되어 건강을 되찾을 수도 있다. 이처럼 맨땅요법은 자연치유 능력이 있으며, 이러한 〈자연면역 기능〉을 통해 우리 몸에 꼭 필요한 만큼만 자연전자를 유입하는 특징이 있다. 그래서 맨땅요법은 활성산소로 인한 노화를 방지하고 〈가이아의 뇌파〉를 통해 심신의 안정을 취하며, 피부를 탄력 있고 싱싱하게 만들어 젊음을 유지시킬 뿐만 아니라 몸속의 〈미토콘드리아〉를 증식시켜 보다 활기차고 왕성한 생활력을 갖게 해준다. 그리고 발바닥의 경혈을 자극하여 오장육부가 원활하게 작용할 수 있도록 혈액순환을 왕성하게 해주며, 신발을 신고 걸을 때보다 운동량도 30% 이상 증가하는 효과가 있다. 그리고 맨땅요법 후에는 깊은 잠을 잘 수 있으며, 깨어난 뒤에는 상쾌한 두뇌활동을 할 수 있고 막강한 집중력을 발휘할 수 있다. 그 밖에 맨땅요법을 통해 나타나는 세부적인 효과는 다음과 같다.

1. 암이나 염증 관련 증상이 개선되거나 없어진다.
2. 만성 통증이 감소하거나 없어진다.
3. 근육긴장과 두통이 완화된다.

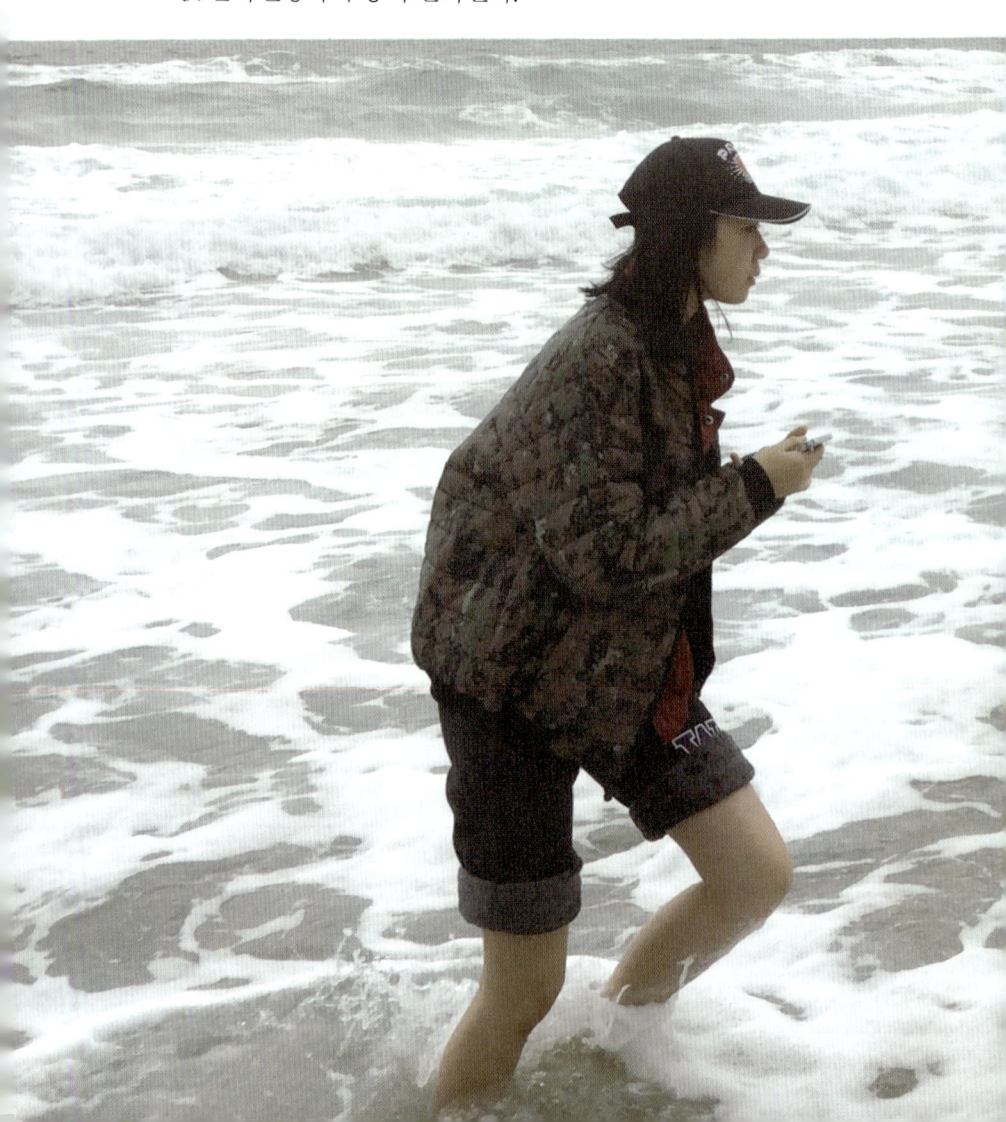

4. 호르몬 증상과 생리증후군이 감소한다.
5. 치유 속도가 극적으로 빨라지고 욕창이 줄거나 예방된다.
6. 빨리 잠들고 깊은 잠에 빠진다. 불면증이 해소된다.
7. 시차로 인한 피로가 줄거나 없어진다.
8. 미토콘드리아 증가로 활력이 넘친다.
9. 생체리듬이 정상화되며, 면역력이 강해진다.
10. 혈액이 맑아지고 혈압과 혈류가 개선된다.
11. 신경계와 스트레스 호르몬을 진정시켜 스트레스가 줄고 마음이 안정된다.
12. 몸속의 지방질이 분해되고 노화를 방지한다.
13. 건강에 영향을 주는 전자기장으로부터 보호된다.
14. 심한 운동 후에 회복이 빠르다.
15. 정전기로 인한 활성산소가 격감한다.
16. 정신이 맑아지며 집중력이 강화된다.

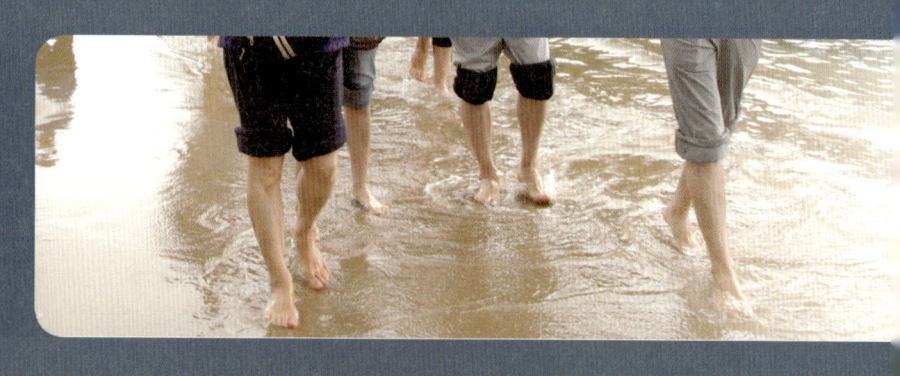

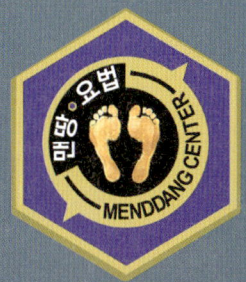

PART _06

맨발의 청춘

미토콘드리아 활성법

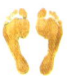

우리 몸의 생체 에너지는 〈미토콘드리아〉에서 만들어진다. 미토콘드리아가 하는 일은 크게 두 가지가 있다. 하나는, 영양분과 산소를 통해 생체 에너지를 만들어내는 일이고, 또 하나는, 기능이 상실된 세포를 죽이는 일이다. 어떻게 보면 〈아프락사스〉처럼 보이기도 하는데 이것이 바로 우주의 비밀스러운 법칙이다. 〈활성산소〉가 모든 병의 근원임과 동시에 세포를 증식시키는 역할을 하는 것도 같은 원리이다.

미토콘드리아가 세포를 죽이는 것을 아포토시스Apoptosis라고 한다. 이것을 우리말로 번역하면 〈세포 자살〉이다. 마치 푸른 잎이 낙엽이 되어 떨어지는 것과 같은 현상이다. DNA가 파괴되어 제 기능을 발휘할 수 없는 세포를 미토콘드리아가 흡수하거나 잘라버려 사망에 이르게 하는 것이다. 그럼으로써 이미 기능이 상실된 세포가 암

세포나 다른 세포로 변이되는 것을 막아 준다. 이렇게 기능이 상실된 세포를 미토콘드리아가 죽이는 것이다.

미토콘드리아는 세포 내에 설치된 〈생체 에너지 공장〉이다. 그리고 세포 중에서 〈자세를 유지하기 위한 근육〉에 주로 많이 분포되어 있다. 구체적으로 〈등 근육〉과 〈허벅지 근육〉에 많이 들어 있다. 그래서 늙고 힘이 빠지면 등이 굽고 허벅지가 가늘어지는 것이다. 그렇기 때문에 평소에 걷기운동이나 〈싸이파워 체조〉를 통해 미토콘드리아가 활성화되도록 꾸준히 연습해야 한다. 방법은 〈싸이파워 체조〉에서 설명하겠다.

평소에 미토콘드리아를 보호하기 위한 조치로 우리 몸이 취하는 생리작용이 있다. 그것은 다름 아닌, 장 안에서 음식을 분해할 때 발생하는 가스를 마시는 것이다. 쉽게 말하면 방귀를 마시는 것이다. 영국 엑세터 의과대학 매트 화이트맨 교수팀이 시행한 연구에 따르면, 방귀 냄새는 암과 뇌졸중, 심장질환, 치매 등 질병을 예방하는 효과가 있다고 한다.

방귀 속에는 그 냄새의 근원이 되는 화학물질인 〈황화수소〉가 있는데, 이것을 대량 흡입하게 되면 유독하지만 소량일 경우에는 체내의 세포를 보호하고 질병을 예방하는 작용을 한다고 한다. 또 〈황화수소〉는 혈액세포의 에너지 생성을 촉진하고 염증을 조절하는 미토콘드리아를 보호하는 역할을 하기도 한다. 만약 이렇게 〈황화수소〉가 미토콘드리아를 보호하지 못하면 미토콘드리아는 손상되어 세포가 사멸하게 된다. 그래서 연구에 참여한 마크 우드 박사는 〈방귀나

썩은 달걀 냄새로 알려진 황화수소는 인간의 몸에서 자연적으로 생성하는 것으로 건강에 매우 좋다〉면서 〈미래에는 각종 질병의 치료에 사용하게 될 것〉이라고 말했다.

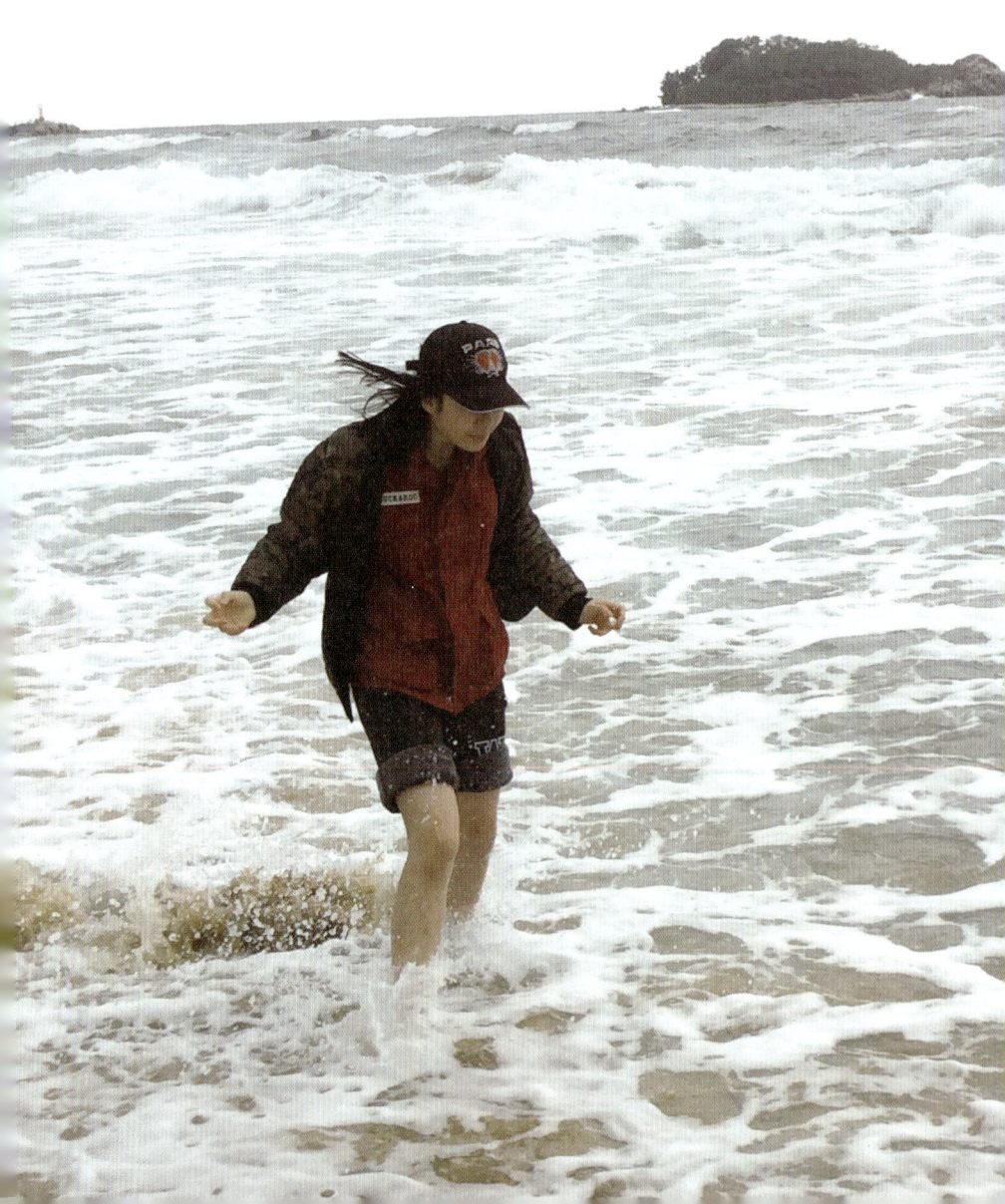

에코힐링의 주역, 맨땅요법

에코힐링Eco-Healing이란, 자연ecology과 치유healing의 합성어로 〈맨발로 땅을 밟으며 대지로부터 자연전자를 유입하고, 몸속의 정전기를 제거하며, 숲 속에서 자연산 산소와 음이온 그리고 피톤치드를 흠뻑 마셔, 우리 몸을 건강하게 지키는 것〉을 말한다. 추가로 〈에코힐링〉은 〈싸이파워 메달〉을 목에 걸고, 메달이 내뿜는 〈스칼라〉 에너지로 우리의 몸과 마음을 원래 상태로 환원하여 마음의 안정과 신체의 건강을 도모하는 것을 말한다. 〈싸이파워 메달〉은 순금 혹은 순은으로 만든 6각 메달인데, 이것은 〈제로지대〉 에너지와 〈스칼라 파장〉을 통해 우리의 마음과 몸을 원래 상태로 환원하는 효과가 있다. 특히 순금 메달은 순금 자체가 6각 구조이기 때문에 순금 줄과 함께 사용하면 더욱 효과가 좋다. 또한 원하는 목표를 성취하기 위한 『싸이파워』를 할 때도 필요한 도구이다.

『싸이파워』는 간단하게 말하면 〈현실〉에 필요한 것을 우주로부터 끌어오는 능력이다. 대체로 원하는 것이 이루어지지 않는 이유는 자의식이 원하는 것을 밀어버렸기 때문이다. 때문에 원하는 것이 현실에 이루어지기 위해서는 자의식의 작용을 자제하고 영혼이 원하는 것을 강력하게 끌어오도록 해야 한다. 그러면 잠을 자거나 숨을 쉴 때 『싸이파워』가 그 원하는 것을 현실세계에 끌어오는 것이다. 능란하게 『싸이파워』를 구사하기 위해서는 일단 여러분이 알고 있는 〈자의식〉의 상식을 모두 버려야 한다. 자의식은 자신이 알고 있는 지식을 통해서 이루려 하기 때문이다. 그래서 영혼의 작용을 방해하는 것이다. 에디슨 시대 때 지식인들은 사람이 날 수 없다고 생각했다. 그들이 알고 있는 〈날다〉는 새처럼 날개 짓을 하는 것이었다. 에디슨은 달랐다. 그의 영혼은 이미 날고 있었다. 때문에 그는 접시가 날아가는 것을 생각할 수 있었던 것이다. 이처럼 자의식은 자신이 믿고 있는 지식의 경험을 통해서만 이루려 한다. 그렇기 때문에 『싸이파워』가 안 되거나 더디게 나타나는 것이다.

    다시 한 번 말하지만 『싸이파워』는 영혼에 의해 이루어지는 것이다. 그리고 그 영혼의 작용을 방해하는 것이 〈자의식〉이다. 자의식은 자신의 정보 속에 들어 있는 지식대로만 하려고 한다. 그래서 영혼이 작동하지 못하는 것이다. 그러므로 『싸이파워』 앞에서는 자의식의 정보를 모두 버려야 한다. 최소한 자의식이 버려야 한다는 것쯤은 알고 있어야 영혼의 작용을 방해하지 않는 것이다. 그렇지 않으면 자의식은 반드시 자기가 아는 범주에서 이루려 한다. 그래서 자의식의 방해를 받지 않고 영혼이 직접 『싸이파워』를 하는 것을 〈믿음〉이라고 한다.

　이렇게 『싸이파워』를 한번 경험하고 나면 그때부터는 우주의 작용을 확실하게 믿게 된다. 그리고 이렇게 이루어주는 우주가 엄청 고맙다는 것도 뼈저리게 느끼게 된다. 이처럼 고마움을 느끼는 것을 〈감사상태〉, 그리고 우주와 하나 된 느낌을 〈감흥진동〉이라고 한다. 〈감흥진동〉 상태에서 원하는 결과를 설정하고 그렇게 된다고 믿으며 〈감사상태〉에 있게 되면 설정된 소원을 우주가 현실에 창조하는 것이다. 자세한 내용은 〈제로지대〉나 〈싸이파워〉 책을 참고하기 바란다.

　〈제로지대〉 에너지는 우주를 충만하게 채우고 있는데 이 에너지 속에는 무수한 파장들이 서로 생성과 소멸을 반복하면서 응축된 에너지 형태로 존재한다. 이 때 수평이 아닌 수직으로 +극과 -극의 파장이 서로 상쇄하면서 제로 상태가 되는데 이렇게 제로상태가 되도록 하는 파장을 〈스칼라scalar〉파장이라고 한다. 현실세계의 파장이 스칼라 파장을 만나면 〈제로 포인트 에너지〉로 변하는 것이다.

　〈싸이파워 메달〉 속에 내재된 스칼라 파장은 고도의 질서를 가진 파동으로 인체에 쏘여주면 마치 에너지가 높은 데서 낮은 데로 흐르듯이 우리 몸속에 흡수된다. 이때 고밀도의 스칼라파는 인체 내의 제대로 활성화되지 않은 곳으로 흘러들어가 질병의 종류에 관계없이 다시 원상 복구하여 활성화시킨다. 이것은 마치 자석이 자신보다 강한 자장을 만나면 그 극성이 바뀌는 원리와 같다.

　폭포가 쏟아지는 울창한 숲 속에 들어가면 비릿한 냄새와 함께 맑고 싱싱한 공기를 마실 수 있다. 이때 비릿한 냄새는 음이온 때문이고, 맑고 싱싱한 느낌을 주는 것은 피톤치드 때문이다. 피톤치드는 특히 편백나무가 많은 곳에서 대량으로 쏟아져 나오는데 살균작용이 강해 모기나 다른 벌레들이 접근을 하지 못한다. 그래서 피톤치드가 많이 나오는 편백나무 숲에는 모기가 없다. 그리고 폭포가 쏟아지는 곳에는 음이온이 엄청 많이 발생한다. 또 떨어지는 폭포를 머리 위로 맞으면 머릿속의 송과체가 크게 활성화된다. 피톤치드는 여름과 겨울에 방출하는 양이 조금씩 다른데 아래 표를 참고하면 각 나무의 방출량을 한눈에 비교할 수 있다.

구분	편백나무	구상나무	삼나무	화백나무	전나무
여름	5.5	4.8	4.0	3.3	3.3
겨울	5.2	3.9	3.6	2.9	2.9

구분	향나무	소나무	잣나무	측백나무	리기다 소나무
여름	2.1	1.4	1.3	1.3	0.8
겨울	1.8	1.7	1.0	1.0	0.7

이렇게 에코힐링을 위한 삼림욕은 초여름부터 가을까지 일사량이 많고 습도가 높은 시간대에 하는 것이 가장 효과적이다. 피톤치드 발생량은 오전 10시부터 오후 2시까지가 최고로 많으며, 장소 또한 산꼭대기나 아래쪽보다는 산중턱이 가장 효과적이다. 에코힐링은 〈자연면역 기능〉에 의해 우리 몸에 흡수되기 때문에 과부하 현상이 전혀 없다. 우리 몸이 필요한 만큼만 받아들인다. 그래서 몸속에 저축할 수도 없다. 그러나 우리 몸이 활동하기에 가장 적합한 〈생기生

氣)를 갖추는 데는 지상 최고의 힐링이라 할 수 있다.

참고로 에코힐링을 통해 음이온과 자연전자를 유입하면 다음과 같은 효험이 있다. 자연전자도 일종의 음이온이다.

항목분류	양이온이 많을 때	음이온이 많을 때
인체 혈압	상승한다	정상치 유지
스트레스/피로	누적되고 피로감이 더하다	피로회복/스트레스 해소
인체 혈액	산성화된다	알칼리성화
인체 혈관	수축한다	정상을 유지
심장변화	활동이 늦어진다	활발한 활동
인체 내분비선	분비가 부진하다	다른 호르몬과 조화
교감신경	흥분상태/권태감	안정되고 신선감을 느낀다
혈당량	증가한다	감소한다
신체 저항력	외부 병균저항력이 감소	외부 병균저항력 증가
자율신경	부조화 및 불안정	조화 및 안정
걱정/긴장감	증가한다	완화되고 안정감이 생긴다
신진대사	늦어진다	왕성해진다
노폐물 배출	늦게 배출된다	빠르게 배출된다

한국에서 맨땅요법을 하기에 가장 좋은 시간은 저녁 6시나 7시쯤이다. 이때는 태양과 달의 인력이 거의 작용하지 않아 지구 주파수의 파장을 가장 많이 받을 수 있기 때문이다. 그럼 이제부터 〈맨땅요법〉을 통해 〈에코힐링〉을 해보자.

맨땅요법 하는 법

   [방법-1] 〈싸이파워 메달〉을 양쪽 젖꼭지의 중앙에 오도록 목에 걸고 가능하면 〈맨땅신발〉를 신고 출발한다.

   [방법-2] 〈에코힐링〉을 하기 위해서는 먼저 힘이 넘칠 때 경사가 높은 길을 선택하여 올라가는 것이 좋다. 왜냐하면 경사각이 높은 길을 올라갈 때 미토콘드리아가 많이 생성되기 때문이다. 25세 이하가 아니면 하루에 15분에서 30분 정도 햇빛을 받으며 한다. 왜냐하면 햇빛은 비타민D를 만들어 주기 때문이다. 25세 이하는 항산화 효소가 많기 때문에 그 이상을 쪼여도 상관없다. 그러나 40세 이상은 햇빛을 많이 쪼이면 피부노화 현상이 발생한다.

   이렇게 가파른 경사 길을 처음에 7분에서 10분 정도까지 걸어 준다. 이때 등과 허벅지에서 많은 미토콘드리아가 생성된다. 그래서 가

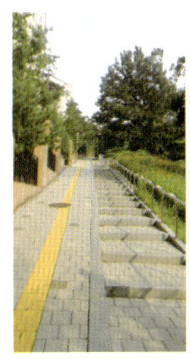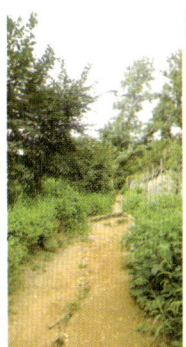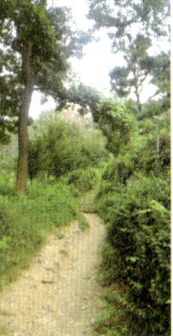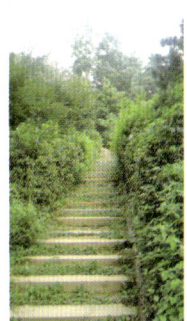

미토콘드리아 길

파른 처음 길을 〈미토콘드리아 길〉이라고 부른다.

처음부터 흙길이면 〈맨땅요법〉을 하면서 걸으면 좋지만 아스팔트나 시멘트 길이면 맨땅요법 신발인 〈맨땅신발〉를 신고 걷는 것이 좋다. 걸음은 천천히 걷되 너무 천천히 걸으면 몸속의 독소가 빠지지 않으므로 약간 땀이 날 정도로 걷는다. 자세는 등을 쭉 펴고 앞을 보며 즐겁고 신나게 걸어야 한다. 호흡은 코로 마시고 코로 뱉되 숨이 차지 않을 정도로 단전을 통해 일정하게 조절한다. 복장은 여름에는 모기나 다른 벌레들로부터 몸을 보호할 수 있도록 미리 모기약을 뿌리고 간편하게 입고 간다. 그리고 가을과 겨울에는 너무 덥지 않게 〈몸이 에너지를 필요로 한다〉는 것을 느낄 수 있도록 가볍고 신선하게 입는다. 물론 체온이 떨어질 정도로 춥게 입으면 안 된다. 체온은 항상 36.5℃를 유지할 수 있도록 입는다.

[방법-3] 경사 길을 올라왔으면 미네랄 섭취를 위해 소금기가 약

간 들어 있는 물을 마신다. 물은 반드시 생수를 마시자. 불소가 들어 있는 물은 송과체를 부식시키고, 차나 음료수는 카페인이 들어 있어 오히려 몸속의 물을 빼앗아간다. 그래서 불소가 들어 있지 않은 자연수를 마시도록 하자. 그리고 〈싸이파워 체조〉를 한다. 〈싸이파워 체조〉는 뒤에 자세하게 서술하겠다.

[방법-4] 〈싸이파워 체조〉가 끝나면, 다시 물을 조금 마신 뒤 본격적인 〈맨땅요법〉을 하며 걷는다. 시간은, 〈암〉이나 기타 증세가 있는 사람은 2시간 정도를 걷고, 그렇지 않은 사람은 최소한 1시간 이상은 해야 한다. 왜냐하면 대지로부터 우리 몸에 자연전자가 유입되는 데는 최소한 15분 이상이 걸리기 때문이다. 이 말은 땅에 발을 대고 15분쯤 있어야 우리 몸에 자연전자가 유입되기 시작한다는 뜻이다. 그리고 자연전자는 〈전도율〉에 나와 있는 대로 바닷가 같은 경우에는 빨리 유입되지만, 전도율이 낮으면 매우 천천히 유입된다. 전도율을 도전율이라고도 한다.

평평한 대지를 걸을 때는 발뒤축이 먼저 땅에 닿도록 하여 리드미컬하게 앞으로 몸의 중심을 옮긴다. 그래야 허리를 곧추 세우고 정면을 바라보며 걸을 수 있다. 만약 이때, 허리가 아플 경우에는 발 외각에 힘을 주어 몸의 중심을 앞으로 옮긴다. 이와 같은 걸음은 아프리카의 〈마사이족〉이 걷는 걸음법이라 하여 〈마사이족 걸음법〉이라고 한다. 마사이족은 이렇게 걷기 때문에 허리가 굽은 사람이 거의 없다. 이때 주의해야 할 점은, 앞으로 나갈 때는 반드시 엄지발가락에 힘을 주어 박차고 나가듯이 걸어야 한다. 왜냐하면 엄지발가락은 간

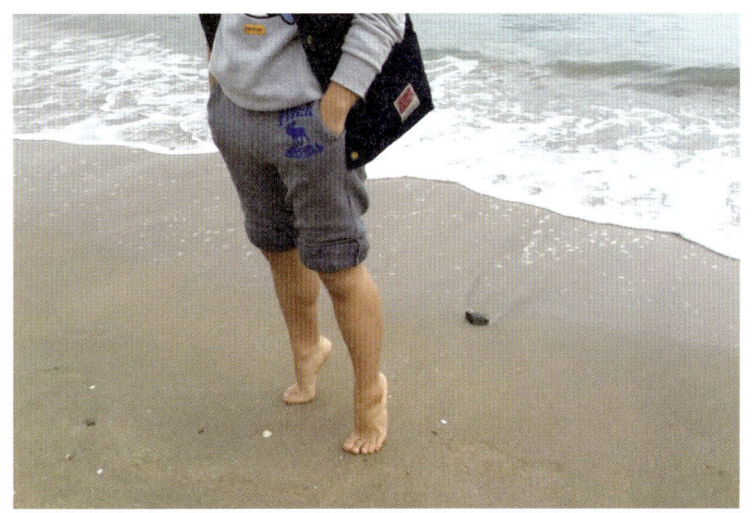

고양이 걸음법

접적으로 송과체를 자극하는 효과가 있기 때문이다. 그러나 층계를 오르락내리락하며 돌이 많은 곳을 지날 때는 발 앞부분을 먼저 땅에 대고 뒤축은 탄력을 조절하는 정도로 사용하며 걷는다. 이렇게 걷는 걸음법을 〈고양이 걸음법〉이라고 한다.

고양이 걸음법은 특히 〈족저근막염〉이 발생할 수 있는 사람들한테 필요한 걸음법이다. 족저근막이란, 종골calcaneus이라 불리는 발뒤꿈치 뼈에서 시작하여 발바닥 앞쪽으로 5개의 가지를 내어 발가락 기저 부위에 붙은 두껍고 강한 섬유띠를 말한다. 발의 아치를 유지하고 충격을 흡수하며 체중이 실린 상태에서 발을 들어올리는 데 도움을 주

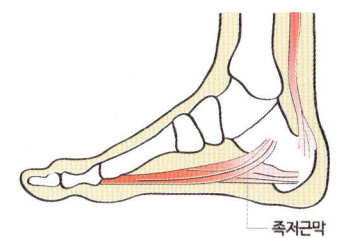

어 보행시 발의 역학에 중요한 역할을 하는 곳이다.

족저근막염은 성인의 발뒤꿈치 통증의 대표적 원인 질환으로 알려져 있다. 특히 구조적으로 발바닥의 아치가 정상보다 낮아 흔히 평발이라 불리는 편평족이나, 아치가 정상보다 높은 요족cavus 변형이 있는 경우 족저근막염의 발생 가능성이 높다고 한다. 때문에 이런 사람들은 가능한 한 〈고양이 걸음법〉으로 걷길 권한다.

더불어 〈고양이 걸음법〉은 혈액순환에 매우 좋은 효과가 있다. 우리 몸의 종아리를 제2의 심장이라고도 하는데, 대체로 종아리는 심장으로부터 멀리 떨어져 있기 때문에 피가 흐르는 압력이 매우 낮다. 이때 〈고양이 걸음법〉으로 걷게 되면 종아리의 피를 원활하게 밀어올려 온몸의 혈액순환이 활발해지게 된다. 그러면 손발이 찬 수족냉증이 사라지며 사지가 따뜻해지면서 얼굴에 혈색이 좋아진다.

걸을 때는 항상 엄지발가락에 힘을 주어 땅을 박차듯이 걷는 것이 좋다. 그리고 틈틈이 엄지발가락을 주무르며 운동을 시켜주면 송과체를 자극해 멜라토닌 분비를 촉진시키는 효과가 있다.

발바닥의 앞쪽 갈라진 부분에는 〈용천혈〉이라는 경혈이 있다. 고양이 걸음은 이 용천혈을 자극하며 걷는 방법이다. 그리고 이때 엄지발가락에 힘을 주기가 매우 쉽다. 옛날 중국의 도가道家 수행자들은 이곳으로 땅의 기운을 흡수했다고 한다. 용천혈과 같은 기능은 손에도 있다. 〈노궁혈〉이라는 곳인데 용천혈과 마찬가지로 기운을 흡수하기도 하고 〈우주심〉의 에너지를 방출하기도 하는 곳이다. 물론 대지로부터의 〈자연전자〉는 용천혈에 관계없이 직접 우리 몸에 유입되

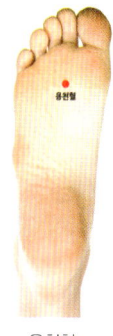
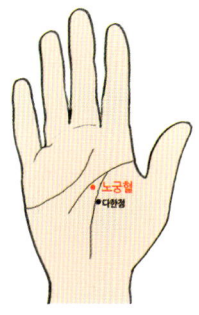

용천혈　　　　　　　　노궁혈

지만, 용천혈과 노궁혈을 통해 온몸에 퍼져나간다.

　이렇게 맨발로 걸으면 발가락과 발바닥에 있는 근육들이 골고루 움직여 신발을 신고 걸을 때보다 약 30% 정도 운동량이 증가한다. 그리고 온몸의 혈액순환도 원활하게 되는 것이다.

　황토가 있는 곳이나 물기가 있는 촉촉한 땅에서는 양손바닥을 땅에 대고〈맨땅요법〉을 한다.〈노궁혈〉을 통해 땅의 기운을 흡수하면,〈손〉은 머리에 가까워 금방 머리가 맑아지며 시원해진다. 아픈 부위가 있는 경우에는 그 부분을 땅에 직접 대고 누워 있으면 그만큼 효과가 빠르다. 그래서 인도나 인도네시아 사람들은 땅을 파고 흙 속에 들어가 있거나 아니면 기차 철도에 드러눕는 것이다. 명심해야 할 것은, 하루 이틀 하다가 중단하지 말고 꾸준히 6개월 이상 계속해야 한다. 그 이유는 여러분도 이미 잘 알고 있을 것이다.

　[방법-5]〈에코힐링〉의 목적은 등산이 아니기 때문에 억지로 산을 오를 필요는 없다. 그래서 중간에 평평한 곳이 나오면 그곳을 왔

다 갔다 하면서 오랜 시간 걷는 것이 좋다. 이때 무료하면 〈송과체 활성법〉을 하면서 걷는다. 송과체 활성법은 싸이파워 체조에 자세히 설명되어 있다. 이 방법을, 갈 때는 〈음~〉, 올 때는 〈옴~〉 하는 식으로 나누어 한다. 이렇게 15분 정도를 한다.

우리 몸에 미토콘드리아를 많이 만들기 위해서는 크게 부담되지 않는 경사 길을 오르락내리락하면서 걷는 것이 좋다. 처음에는 숨이 차고 힘들어도 자꾸 하다 보면 어느새 별로 힘들지 않게 다니고 있는 것을 느낄 수 있다. 그 이유는 미토콘드리아가 증가했기 때문이다. 숨이 차고 힘들었던 이유는 미토콘드리아가 부족했던 것이다. 그래서 걸음을 걸을 때는 숨이 차지 않게 일정한 양의 산소를 마시며 걸어야 한다. 여기서 아주 중요한 것은 〈일정한 양의 산소〉를 마시는 것이다. 일정한 양의 산소는 단전을 통해 조절한다. 호흡조절을 몰라 갑자기 숨이 차서 산소를 많이 마시면 활성산소가 많이 발생한다. 이렇게 1시간 이상을 하고 난 뒤에 샤워를 한다.

[방법-6] 바닷가 〈맨땅요법〉은 바닷물 속에 발을 담그고 해변을 걷는 것이다. 바닷물은 전도율이 엄청 높아 우리 몸의 정전기를 강력하게 중화시키고 대지의 자연전자를 급속히 받아들이는 효과가 있다. 그래서 꾸준히 몇 달만 계속하면 몸의 지방질이 분해되어 저절로 다이어트가 된다. 그래서 우리는 바닷가 〈맨땅요법〉을 〈수퍼 어스 Super Earth〉라고 부른다.

한편 황토에서 하는 〈맨땅요법〉은 1시간 이상을 해도 피곤하지가 않다. 그뿐만 아니라 몸속의 노폐물이 땀으로 빠져나가 오히려 편안하고 홀가분한 기분이 된다. 그리고 몸속에 뭐라고 표현할 수 없는 기름진 영양가 같은 것이 충만한 느낌이 든다. 그래서 우리는 황토에서 하는 〈맨땅요법〉을 〈파워 어스Power Earth〉라고 부른다.

[방법-7] 〈에코힐링〉은 실외에서 운동과 함께 자연을 즐기며 하는 방법이다. 그러나 질병이 있는 사람은 하루에 1시간 정도 〈맨땅요법〉을 해서는 크게 치유효과를 기대할 수 없다. 그래서 집이나 사무실에서 잠을 자거나 일을 할 때도 〈맨땅요법〉을 하면서 하는 것이 좋다. 이른바 〈맨땅용품〉을 사용하는 것이다.

접지는 직접 땅속에다 접지판을 묻고 가장 짧은 거리로 연결하는 것이 좋다. 그러나 사정이 여의치 않으면 전원 콘센트에 연결된 접지를 사용해도 좋다. 벽면에 있는 콘센트를 자세히 살펴보면 가장자리 중간에 양쪽으로 접촉 단자가 있다. 이곳이 곧 〈접지단자〉이다. 옛날 집에는 없는 경우가 많은데 최근에 지은 집에는 거의 다 있다. 여기에 〈맨땅용품〉을 연결시키면 된다. 그리고 〈맨땅패드〉를 깔고 누워서 접지를 하며 잠을 자는 것이다.

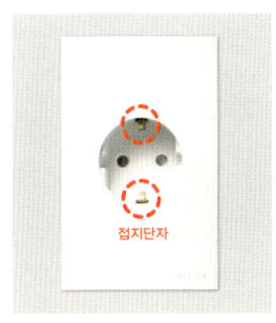

접지단자

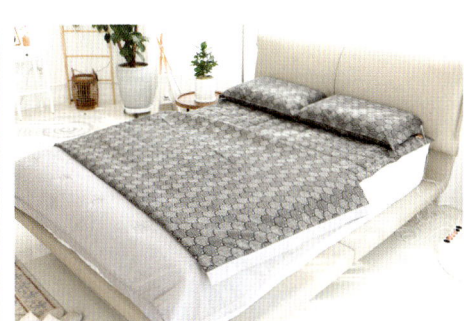

그래핀 맨땅침구

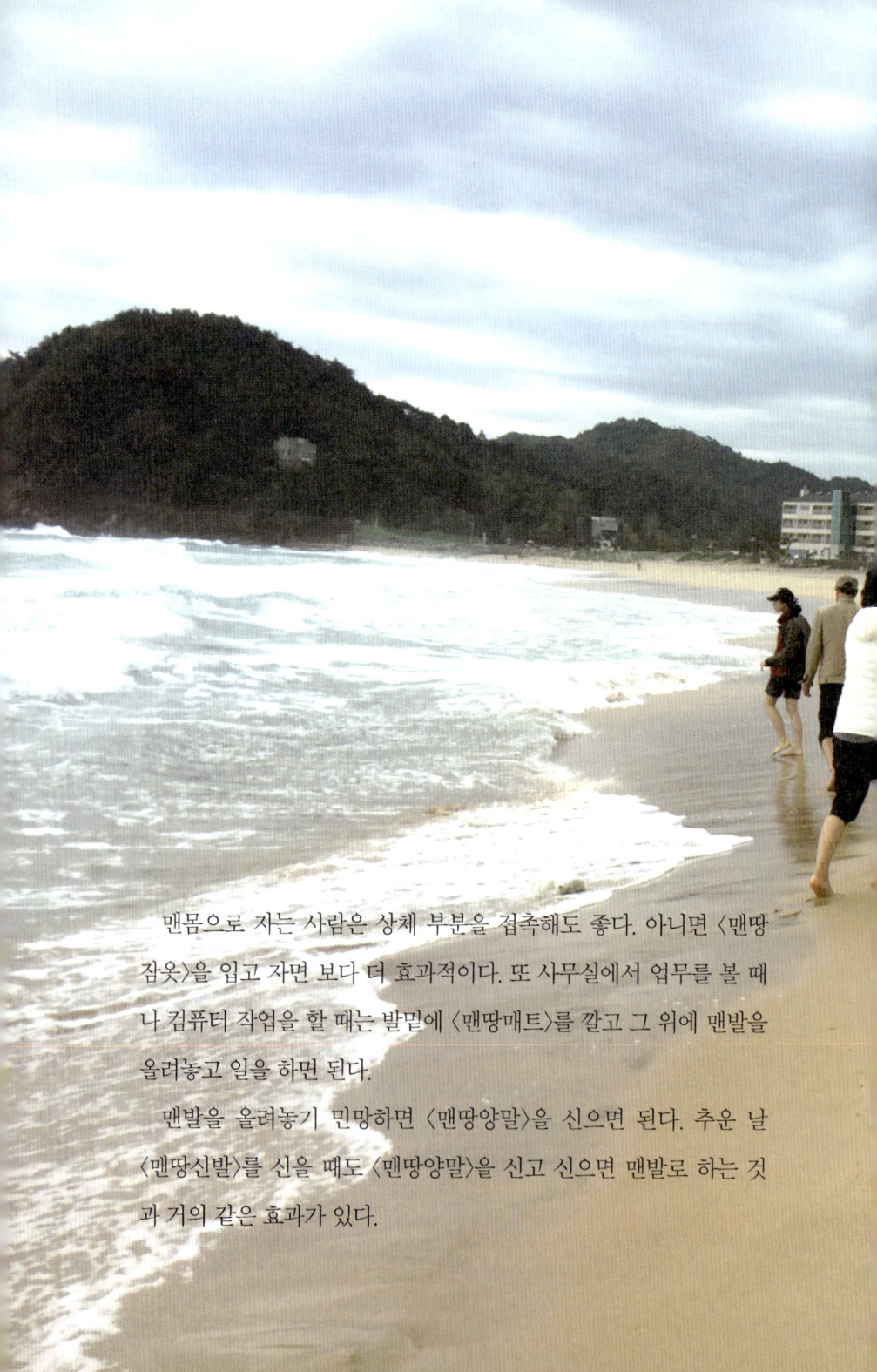

　맨몸으로 자는 사람은 상체 부분을 접촉해도 좋다. 아니면 〈맨땅잠옷〉을 입고 자면 보다 더 효과적이다. 또 사무실에서 업무를 볼 때나 컴퓨터 작업을 할 때는 발밑에 〈맨땅매트〉를 깔고 그 위에 맨발을 올려놓고 일을 하면 된다.

　맨발을 올려놓기 민망하면 〈맨땅양말〉을 신으면 된다. 추운 날 〈맨땅신발〉를 신을 때도 〈맨땅양말〉을 신고 신으면 맨발로 하는 것과 거의 같은 효과가 있다.

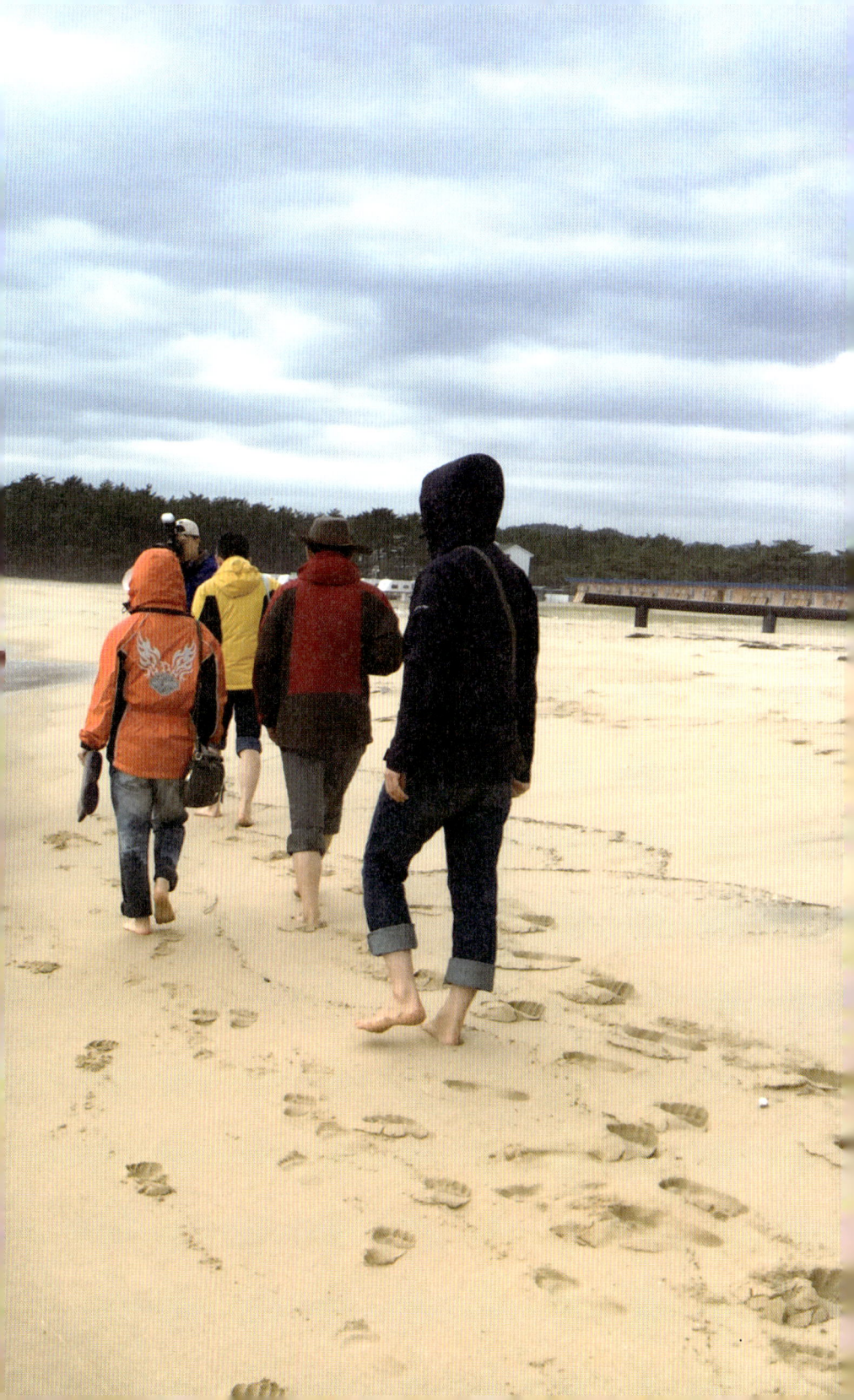

컴퓨터 작업은 특히 〈맨땅매트〉 위에서 하는 것이 좋다. 컴퓨터용 〈맨땅매트〉를 키보드 밑에 깔고, 마우스나 키보드 작업을 할 때 손에 닿도록 하는 것이다. 그러면 몸 안의 정전기를 즉시 배출할 수도 있고 또 머리와 가까워 머릿속 스트레스를 즉시 날려버릴 수도 있다. 그러면 머리가 시원하여 저절로 능률이 〈업up〉되는 것이다.

〈맨땅매트〉는 그래핀 원단으로 만든 것이기 때문에 전도성이 뛰어나고 원적외선을 방출하는 작용도 한다. 그리고 컴퓨터 작업을 할 때 전자파를 즉시 소멸시키는 위력도 있다.

골치 아프거나 신경을 많이 쓰는 사람은 〈맨땅베개〉를 사용해서 자는 것이 좋다. 물론 컴퓨터 작업을 많이 하는 사람은 필수적으로 사용해야 한다. 왜냐하면 〈맨땅베개〉는 머릿속의 정전기를 제거해 주어 잡념을 사라지게 하며, 숙면을 취할 수 있게 하기 때문이다. 〈맨땅베개〉를 〈머릿속 클리너〉라고 생각하면 된다.

위에 열거한 제품들은 〈맨땅요법〉과 같은 효능을 지닌 〈맨땅용품〉 제품들이다. 여기서 조심해야 할 것은 시중에 나와 있는 〈전자파 차단용품〉이나 〈제전용 제품〉과 혼동을 해서는 안 된다. 〈전자파 차단용품〉은 전기장판 등에서 유해 전자파가 우리 몸에 들어오는 것을 방지하기 위해 만든 것이고, 또 임산부들이 뱃속의 아기를 전자파로부터 보호하기 위한 〈어스용 제품〉이기도 하다. 〈제전용 제품〉은 우리 몸의 정전기가 다른 기계나 제품에 영향을 미칠 것을 예방하기 위해 만든 제품들이다. 때문에 이름은 유사하지만 서로 다른 효능의 서로 다른 제품이므로 이 점을 각별히 유의하여 반드시 〈맨땅요법〉 제품만을 사용하도록 하자.

[방법-8] 천둥번개가 많이 치는 날은 가능한 한 〈맨땅용품〉을 콘센트에서 분리시키는 것이 좋다. 스위치가 있는 경우에는 꺼두는 것이 좋다. 위험률은 거의 없으나 그래도 만약을 대비하기 위함이다.

사람들은 오래전부터 맨발로 땅을 밟으면 기분이 좋아진다는 사실을 알고 있었다. 독일, 오스트리아, 스위스 같은 나라에서는 아침에 일어나서 맨발로 땅을 밟는 전통을 고수하는 사람들도 있다. 앨버트 아인슈타인도 맨발로 산책을 하는 습관이 있었다. 그들은 이미 〈맨땅요법〉의 성과를 믿고 있었던 것이다. 결국 〈맨땅요법〉은 자연을 통해 우리 몸을 치유하고 보다 활기차게 생활하기 위한 방법이다. 그리고 〈에코힐링〉에 가장 큰 영향을 끼치는 것은 지구와 태양이다. 물론 달도 지구 가까이에서 많은 영향을 끼치지만 그래도 대표적인 두 가지를 꼽으라면 그것은 바로 태양과 지구이다.

태양은 우리에게 활력이라는 에너지를 준다. 그래서 태양이 없으면 우리는 우울하고 소심한 마음으로 살아야 한다. 하고자 하는 의욕과 활동력은 모두 태양으로부터 받는 양 에너지에 의해 솟아나는 것이다. 반면에 지구는 우리를 안정시켜 준다. 그래서 우리 몸에 불필요한 좋지 않은 에너지를 모두 흡수하는 것이다. 음이온을 통해 나쁜 활성산소를 없애주고, 자연전자를 통해 지방질에 쌓여 있는 정전기를 제거하며, 피톤치드 등을 통해 상쾌한 기분을 만들어주는 것, 이것이 바로 〈에코힐링〉이다. 그리고 지구는 〈맨땅용품〉을 통해 집

안에서까지 우리를 충실하게 지켜준다. 이렇게 자연을 통해 우리 몸을 지키는 것을 〈에코힐링〉이라 하며, 그 주체가 곧 〈맨땅요법〉인 것이다.

    맨땅요법을 하기에 가장 좋은 시간은 태양과 달의 영향력이 가장 적은 저녁시간이 좋다. 한국의 경우에는 저녁 6시에서 7시쯤이 좋다.

최고의 맨땅효과, 접지 공사

만약 실내의 콘센트에 〈접지단자〉가 없다면 어떻게 할까?

그때는 적동으로 만든 〈접지판〉을 집에서 1m 이내의 떨어진 곳에 묻으면 된다. 시중에서 파는 접지봉 중에는 구리로 살짝 도금을 한 제품들도 있다. 이와 같은 제품은 몇 달 후에 도금이 벗겨져 접지가 안 될 수도 있다. 때문에 영구적으로 사용할 수 있는 〈접지판〉을 사용하길 권한다. 이때 고압선이 지나는 전봇대 근처에 접지판을 설치하면 누설전류가 접지선을 타고 흘러들어올 수도 있다. 때문에 고압선이 있는 경우에는 최소한 1킬로 이상 떨어진 곳에 묻어야 한다. 그리고 땅을 50cm쯤 파서 40cm쯤 되는 곳에 〈접지판〉을 설치하고 전도율이 가장 높은 은선이나 구리선을 사용하여 가장 짧은 직선거리로 연결하면 된다. 고압선의 누설전류를 접지선을 통해 흘러 보내

듯이 집에 설치된 콘센트의 접지단자 역시 누설전류가 흘러들어올 수도 있다. 이와 같은 폐단을 없애기 위해서는 직접 접지판을 땅에 묻어 연결하는 것이 가장 좋다. 때문에 가장 안전하고 완벽한 접지를 하기 위해서는 접지판을 직접 땅에 묻어 연결하는 접지공사를 적극 권한다.

맨땅요법을 위한 접지는 번개처럼 전류를 땅속으로 흘려보내기 위한 것이 아니다. 바꿔 말하면 피뢰침과 같은 접지가 아닌 것이다. 때문에 아무 전선이나 사용해서 연결하면 안 된다. 특히 녹이 스는 철사 줄 따위는 절대 사용하면 안 된다. 그리고 자석이나 저항이 들어 있는 선도 사용하면 안 된다. 왜냐하면 그것들은 자연전자를 원활하게 유입하지 못하기 때문이다. 물론 들어온 접지선은 실내의 여러 곳과 동시에 사용해도 무방하다. 그러나 가급적이면 땅으로부터 가장 짧게 필요한 곳 모두 각각 설치하는 것이 가장 좋다. 안방에 들어온 선과 연결하여 이 방 저 방 사용하면 거리만큼 그 효율이 떨어지기 때문이다.

파동의 세계는 매우 민감하여 땅속에 전선줄이 뭉쳐 있는 곳이나 다른 고압선과 가까이 있게 되면 그 영향으로 자연전자 흐름에 방해가 된다. 때문에 반드시 위와 같은 상황을 피해서 설치해야 한다. 그리고 자연전자는 반드시 땅속의 제로볼트 전자여야만 한다. 〈맨땅효과〉는 이렇게 접지판을 땅에 묻어 연결하는 방법이 가장 확실하며 문제가 없다. 그래서 이렇게 접지판을 땅에 묻어 사용하는 방법을 적극 권하는 것이다. 그리고 접지판은 전도율이 가장 높은 적동으로 만들었다.

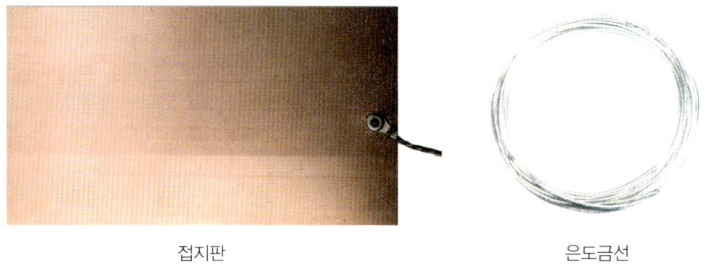

접지판　　　　　　　　　　　은도금선

　가능한 한 TV 안테나선이나 수도 파이프, 가스 파이프와 같은 곳에 접지하는 방법은 사용하지 않는 것이 좋다. 잘못된 과학적 지식에 의해 〈TV안테나〉 선도 같을 것이라고 생각하여 사용하면 안 된다. 왜냐하면 이와 같은 방법은 모두 자연전자를 유입하지 못한다. 그리고 접지 코드에 저항을 넣어 사용하는 방법도 피하는 것이 좋다. 접지는 전기가 아니다. 때문에 저항이 있어야 할 필요가 없다. 저항은 오히려 자연전자 유입에 방해가 된다. 또 자석을 사용하여 접지를 해서도 안 된다. 왜냐하면 나침반에 자석을 갖다 대면 나침반은 자기장의 방향을 잃어버리게 되는데 이것은 전류가 일정한 방향으로 흐르는 성질을 잃어버렸기 때문이다. 이 말은 곧 전류가 흐르지 않는다는 뜻이다. 전류가 흐르지 않는다는 것은 음전하가 일정한 방향으로 움직이지 못하고 있다는 뜻이다. 따라서 자기장이 걸리면 땅에서 올라온 음전하, 즉 자연전자는 방향을 잃어버리고 우리 몸속에 도달하는 자연전자의 양은 매우 미미해진다. 그래서 저항이나 자석이 붙어 있는 선은 절대 사용해서는 안 된다. 또 접지는 단순히 전류를 흘려보내기 위해 설치한 것이 아니기 때문에 싸구려 전선줄이나 철판처럼 아무 도체나 사용하면 안 된다. 물론 이렇게 해도 정전기는 빠져나갈 수 있지만 가장 중요한 자연전자는 유입이 안 되거나 속도가 매우 느려 효과가 거의 없다. 자연전자는 정확하게 정해진 속도가 없다. 전류는 자유전자가 이동하는 순간 그 〈장field〉을 통해 순간적으로 뻗어나가지만 자유전자는 여러 가지 조건에 의해 빨라질 수 있을 뿐이다. 짧은 거리, 저항 없는 선, 녹이 안 슨 선, 전도율이 높은 선, 땅으로부터 높지 않은 곳, 자석 등 자장이 없는 선 따위가 빨라질 수 있는 조건이다. 대체로 이와 같은 조건에 구애 받지 않는다면 자유전자는 1초에 약 1미리 정도 움직인다고 보면 된다. 그래서 위와 같은 방법들은 온전한 접지도 아니며, 또 이렇게 했을 경우는 〈자연면역 기능〉에 이상이 와 확실한 〈맨땅요법〉이라고 말할 수 없다. 단, 이와 같은 방법들은 반도체 공장이나, 아니면 임산부들이 〈전자파〉로 인해 문제가 될 수 있을 때 그 전자파를 해소하기 위한 방법으로 필요한 조치이다. 전자파와 정전기는 자유전자가 유입되는 순간 빠져나간다. 그래서 파동의 세계는 세심하고 민감하기 때문에 가능한 한 안전한 곳에 접지판을 묻고 전도율이 가장 좋은 무산소 은선이나 구리선을 사용해 직접 땅과 연결하는 것이 최선의 방법이다.

싸이파워Psy-Power 체조

『싸이파워』 체조는 근육운동을 하는 〈운동〉이 아니다. 가능한 한 몸을 이완시켜 부교감신경을 이용해 우리 몸을 원활하게 하기 위한 〈건강법〉이다. 특히 〈음파 진동술〉은 〈소리〉의 떨림을 이용해 몸을 활성화시키는 도교道敎의 비밀 전수법이다. 이 『싸이파워』 체조를 꾸준히 계속하면 나이를 먹어서 나타나는 여러 가지 성인병을 사전에 미리 예방할 수도 있고, 또 계속하다 보면 몸의 아픔이 사라지는 치유 효과도 기대할 수 있다. 단, 하루 이틀 해서는 안 되고 최소한 100일 이상 꾸준히 몇 년이라도 계속해야 한다.

1. [둥글둥글 체조] 다리를 어깨넓이보다 약간 더 벌리고 서서 입을 다물고 코로 호흡을 가늘고 길게 쉬며 손을 밖에서 안으로 〈둥글둥글〉 하듯이 15회 이상을 익숙하면 횟수는 임의로 더 올려도 된다 돌린다. 그리

고 허리를 굽혀 양손을 아래로 내리면 손이 바닥에 닿을 것이다. 이것은 부교감신경을 통해 몸이 이완되어 손이 쉽게 내려간 것이다. 이렇게 손을 〈둥글둥글〉하듯 돌리며 교감신경을 이완시키는 방법을 〈둥글둥글 체조〉라고 한다. 그런 뒤 허리를 무한대 마크처럼 8자로 돌리며 몸의 긴장을 풀어준다.

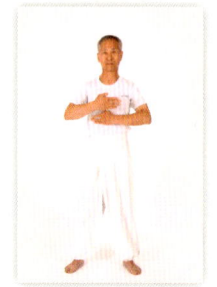 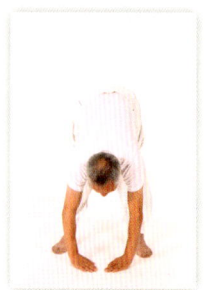

★ 횟수는 기력이 약할 때는 10회부터 시작해서 차츰 늘려 20회 이상을 한다. 횟수에 얽매이지 말고 몸의 긴장이 풀릴 때까지 한다.

2. [도리도리 체조] 혀끝을 입천장 안쪽의 말랑말랑한 부분에 대고 있으면 〈침〉이 많이 나온다. 이 〈침〉으로 마른입을 적시며 먹는다. 옛날 도가에서는 이 침을 〈장수 생명수〉라고 하여 귀하게 여겼다.

혀를 입천장에 댄 상태에서 단전에 양손바닥을 포개 놓고 코로 숨을 마시며 고개를 왼쪽으로 돌린다. 이때 단전은 불쑥 튀어 올라와야 한다. 그리고 숨을 코로 뱉으며 고개를 정면에 오게 한다. 이때 단전은 불쑥 튀어 올라온 것이 푹 꺼져야 한다. 다시 숨을 마시며 고개를 오른쪽으로 돌린다. 이때도 물론 단전으로 마신다. 그리고 숨을 뱉으며 다시 정면을 바라본다. 물론 이때도 단전의 호흡이 빠져야 한다. 이렇게

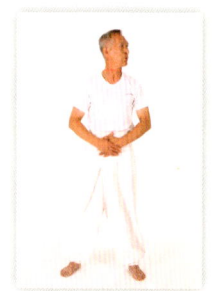

하기를 13회 정도 한다. 이하 모든 호흡은 단전을 통해서 한다.

3. [밸런스 체조] 똑바로 서서 코앞 25cm쯤 되는 곳에 양손을 모은다. 그리고 두 손의 엄지는 엄지끼리 나머지 손가락도 모두 서로 맞대고 단전으로부터 깊은 숨을 가운데 공간으로 3~4회 정도 내쉰다. 그렇게 하면 마음이 차분하게 가라앉을 것이다.

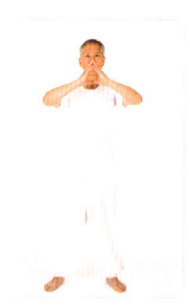

우리 몸이 움직이는 것은 〈뇌〉의 지시를 받기 때문이다. 그렇다면 반대로 몸을 움직이면 〈뇌〉가 자극을 받게 된다. 그래서 몸을 통해 뇌를 자극하며, 좌우 뇌의 밸런스를 잡아주는 방법이 이 체조다. 깊은 숨을 쉬고 나서 편안한 마음 상태가 되면 엄지손가락부터 차례로 밖에서 안으로 10회씩 〈둥글둥글〉하듯 돌린다. 이렇게 새끼손가락까지 각각 10회를 돌려준다. 처음엔 어설퍼서 잘 안 될 수도 있지만 자꾸 하다 보면 자연스럽게 잘하게 된다. 이것은 마음을 차분하게 해주고 집중력을 높여주며, 좌우 뇌의 균형을 잡아주는 효과가 있다. 좌뇌와 우뇌가 골고루 발달하게 도와주는 것이다.

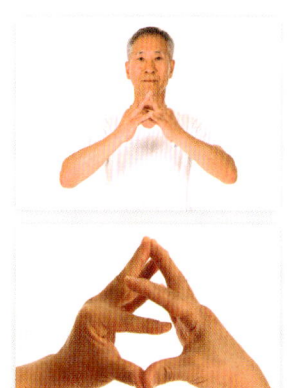

4. **[기혈순환 체조]** 어깨넓이로 발을 벌린 뒤 양 손바닥이 뜨거워지도록 빨리 비볐다가 순간 탁하고 뗀다. 그리고 얼굴을 밖에서 안쪽으로 10회 정도 쓸어준다. 반드시 밖에서 안쪽으로만 쓸어주어야 한다. 왕복으로 하면 절대 안 된다. 그리고 다시 손바닥을 비볐다 떼면서 얼굴 위에서 아래로 10회를 쓸어내린다.

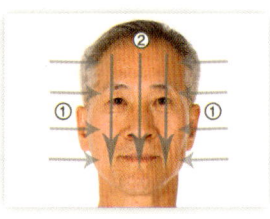

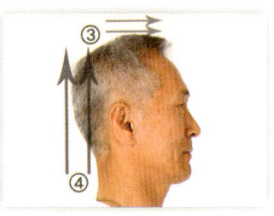

마찬가지로 위에서 아래로만 한다. 다시 또 비빈 뒤 머리 위에서 앞으로 10회를 쓸어내린다. 다시 한 번 비볐다 떼면서 이번에는 머리 뒤를 밑에서 위로 10회를 쓸어 올린다. 숫자는 모두 처음 정한 대로 한다. 그리고 이하 모든 동작을 한쪽 방향으로만 쓸어준다.

계속해서 손을 비볐다 떼면서 왼쪽 팔을 앞으로 뻗으며 손바닥이 아래로 향하게 쳐든다. 이때 오른쪽 손바닥은 가슴에서부터 어깨를 거쳐 왼손 끝까지 팔위를 10회 정도 쓸어내린다. 그리고 반대로 10회 정도 팔 아래 부분을 손끝에서 어깨 쪽으로 쓸어 올린다. 또 손바닥을 비빈 뒤 탁 떼면서 반대로 왼쪽 손바닥으로 오른팔을 쓸어준다.

그리고 또 손을 비벼 떼면서 몸통을 위에서 아래로 10회 정도 양 손바닥으로 쓸어내린다. 그리고는 또다시 손을 비벼 떼면서 다리 부분을 위에서 아래로 10회 정도 쓸어내린다. 그리고 또 한 번 더 비벼서 뗀 뒤 이번에는 엉덩이에서 발목까지 뒷부분을 10회 정도 쓸어내린다.

5. [음파 진동술] 〈음파 진동술〉은 도교 수행자들이 소리의 진동을 이용해 위, 허파, 간장, 심장 그리고 신장의 오장을 움직여 건강한 몸을 만들기 위한 장생법이다. 한마디로 오장을 움직여 오장을 치유하기 위한 건강법이다. 또 소리를 통해 송과체를 움직이는 진동술도 있다. 이것을 〈송과체 활성법〉이라고 한다.

옛날에 히틀러는 강한 저음이 나오는 커다란 스피커를 설치하여 날아가는 비행기를 격추시키려고 했다. 또 이집트 등의 많은 종교인들은 오늘날의 『싸이파워』를 몰라 이상한 주문을 웅얼거리며 일정한 소리를 냈다. 그들은 이와 같은 소리가 『싸이파워』 효과를 내는 줄 알고 있었다. 또 오늘날의 과학은, 물이나 물체에 〈사랑해〉〈죽어라〉 하는 말을 하며 그때의 분자구조를 찍어 만물이 소리의 영향을 받고 있다는 사실을 증명하고 있다. 〈사랑해〉〈좋아해〉 하는 밝은 마음은 몸속의 물을 〈6각수〉로 만드는 위력도 있다. 이렇게 소리는 물체나 몸에 직접 영향을 끼치는 파동효과가 있는 것이다.

위장이 불편할 때는 밥을 먹은 즉시 위장을 위한 〈후〉를 실행해도 좋지만 그렇지 않으면 식후 한 시간 뒤에 실행하는 것이 좋다. 위장은 아무 때나 해도 상관이 없다.

[위장-후] 다리를 어깨넓이 정도로 벌린 뒤 발 앞쪽을 살짝 벌리고 똑바로 선다. 그리고 시선은 앞을 바라보며 양손의 엄지를 뺀 나머지 네 손가락을 위장에 대고 누르면서 〈후~〉 하는 소리를 내며 숨을 내뿜는다. 보통은 10회 정도

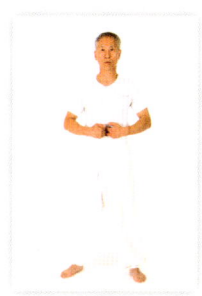

하는데 속이 좋지 않으면 괜찮을 때까지 계속해도 좋다. 단 〈후~〉 하고 소리를 낼 때 위장이 떨리는 것을 느껴야 한다.

[허파-스] 위장이 끝나면 고개를 위로 향하고 시선은 하늘을 바라본다. 그리고 허파에 정신을 집중하며 〈스~〉 소리를 낸다. 가능한 모든 호흡은 단전을 통해 하되 이때만큼은 흉식을 통해 마음껏 마시며 뱉는다. 이때 손은 손바닥을 하늘로 향하고 〈스~〉 소리를 내면서 위로 올린다. 손을 내리면서 호흡을 마시고 다시 위로 뻗으면서 〈스~〉 소리를 내며 숨을 내쉰다. 이렇게 10회 정도를 반복한다.

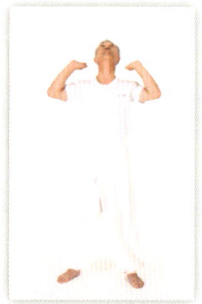
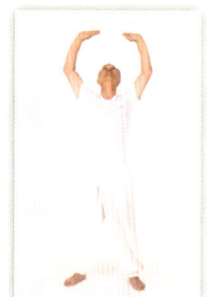

[간-시] 같은 자세로 시선은 앞과 같이 하늘을 향해 보되 손은 깍지를 껴서 손바닥이 하늘을 향하도록 들어올린다. 그리고 간에 정신을 집중하며 입으로 〈시~〉 소리를 낸다. 역시 횟수는 보통 10회 정

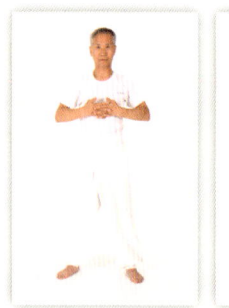
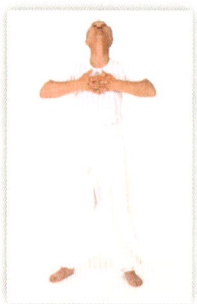
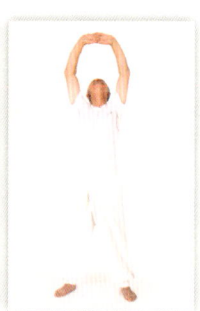

도를 하되 간이 나쁜 사람은 24회 혹은 그 이상 반복해서 한다. 생각은 간에 집중되어 있어야 한다.

[심장-호] 〈간〉과 마찬가지 방법으로 심장을 생각하며 〈호~〉 소리를 낸다. 이때 주의해야 할 점은 입 모양을 〈하〉에서 시작하는 것이다. 쉽게 말하면 〈하호~〉라고 하면 된다. 손동작과 횟수는 간과 같다.

[신장-우] 다음은 신장인데 신장을 할 때는 양발의 무릎을 맞대고 양팔로 무릎을 끌어안은 자세로 앉는다. 이때 시선은 앞을 향하고 무릎을 끌어안은 상태에서 〈우~〉 소리를 낸다. 그러면 등 아래 엉덩이 윗부분에서 신장이 떨리는 것을 느낄 수가 있다. 이렇게 10회를 하되 신장에 이상이 있는 사람은 24회 혹은 그 이상을 한다. 힘든 사람은 8회씩 중간에 쉬었다 해도 좋다.

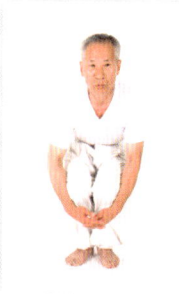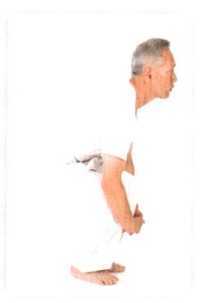

6. [송과체 활성법] 앉아서 할 때는 가부좌도 좋고, 아니면 누워서 해도 좋다. 누워서 할 때는 옆으로 누워서 하는 것이 처음에는 더 잘된다. 맨땅요법을 할 때는 숨이 차지 않은 평평한 길에서 하면 된다. 밤낮은 상관없으나 처음 할 때는 가능한 한 잠들기 전에 연습하는 것이 좋다. 두통이 있을 때나 졸음이 올 때, 아니면 집중이 잘 안

되고 정신이 산만할 때 하면 즉시 효과가 나타나기도 한다. 머리가 개운하고 마치 머릿속을 샤워한 듯한 기분이 될 것이다.

1. 앉아서 하거나 누워서 해도 마찬가지지만 먼저 온몸의 힘을 쭉 뺀다. 입으로부터 한 뼘 정도 되는 거리에 양손을 모아 엄지와 엄지 그리고 나머지 손가락을 마주보게 댄다. 그러면 중간에 삼각형 모양의 공간이 나타날 것이다. 먼저 입을 통해 깊은 호흡을 삼각형 공간 안으로 3~4회 〈푸후~〉 하고 길게 내뱉는다. 그러면 마음이 차분하게 가라앉을 것이다. 그리고 목을 좌우로 가볍게 돌리며 온몸의 긴장을 풀어준다.

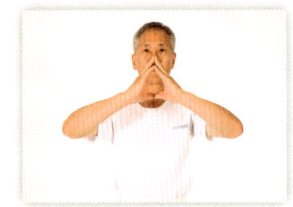

2. 살며시 눈을 감고 한 손을 멀리 뻗어 미간 앞에서 흔든다. 그러면 눈앞에 손이 움직이는 것이 보일 것이다. 눈은 감았지만 손 흔들림의 형태가 〈빛〉으로 감지되어 보이는 것이다.

3. 아래 그림은 송과체가 있는 위치이다. 앞 쪽은 〈신성목神性目부처의 이마에 점이 있는 곳〉, 옆은 양쪽 귀 약간 위에 손으로 만지면 아픈 부위, 그리고 위쪽은 백회가 있는 곳, 이렇게 세 곳이 만나는 부위에 송과체가 있다고 생각하면 된다. 이 위치를 잘 파악해 둔다.

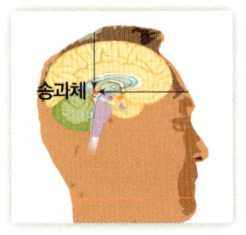

4. 송과체를 움직일 수 있는 방법은 딱 한 가지! 이 방법뿐이다. 그것은 소리의 진동을 이용하여 송과체를 흔드는 것이다. 이것을 〈송과체활성법〉이라고 한다. 먼저 눈을 살며시 감고 눕거나 앉는다. 그

리고 입술을 살며시 다문다. 이때 어금니가 맞닿으면 절대 안 된다. 그렇다고 입을 벌려도 안 된다. 그냥 자연스럽게 입술을 다문 채 놔둔다.

5. 입을 다문 상태에서 〈음~〉 소리를 낸다. 머리에 진동이 느껴지도록 〈저음〉 소리를 낸다. 입천장이 가려울 정도로 콧소리를 낸다. 그리고 감은 눈앞에 여러 가지 무늬 중 허연 부분에 정신을 집중한다. 그러면 진동에 맞춰 흰 부분이 넓게 확산된다. 그리고 진동에 맞춰 떨리는 모습이 보일 것이다. 〈음~〉 소리는 송과체를 아래로 흔드는 효과가 있다.

6. 여기까지 완벽하게 수련이 되면 다음은 〈옴~〉 소리를 낸다. 그러면 진동이 강력하게 머리 위로 전달되는 것이 느껴질 것이다. 이때 입천장에 댄 혀끝을 앞뒤로 옮기며 송과체에 초점을 맞춘다. 그러면 송과체가 울리는 것을 느낄 수 있다. 이렇게 〈옴~〉 소리는 송과체를 위로 흔드는 효과가 있다.

7. 여기까지 능숙하게 수련이 되면 다음은 〈옴~음~〉을 함께 한다. 〈옴〉으로 시작하여 〈음〉으로 끝맺음을 하는 것이다. 〈옴~음〉은 진동하는 송과체를 위아래로 흔들어 주는 효과가 있다.

8. 기氣, 즉 에너지는 〈신경〉을 따라 움직인다. 호흡은 단전을 통해 코로 마시고 코로 뱉되 가늘고 길게 한다. 그리고 입 속의 진동을 송과체로 끌어올린다. 머릿속 송과체가 있는 부위에 정신을 집중하는 것이다.

9. 숙달이 되면 혀를 입천장에 대고 정확한 위치에 진동을 집중시킬 수가 있다. 혀의 위치에 따라 진동이 집중되는 위치가 바뀌는 것

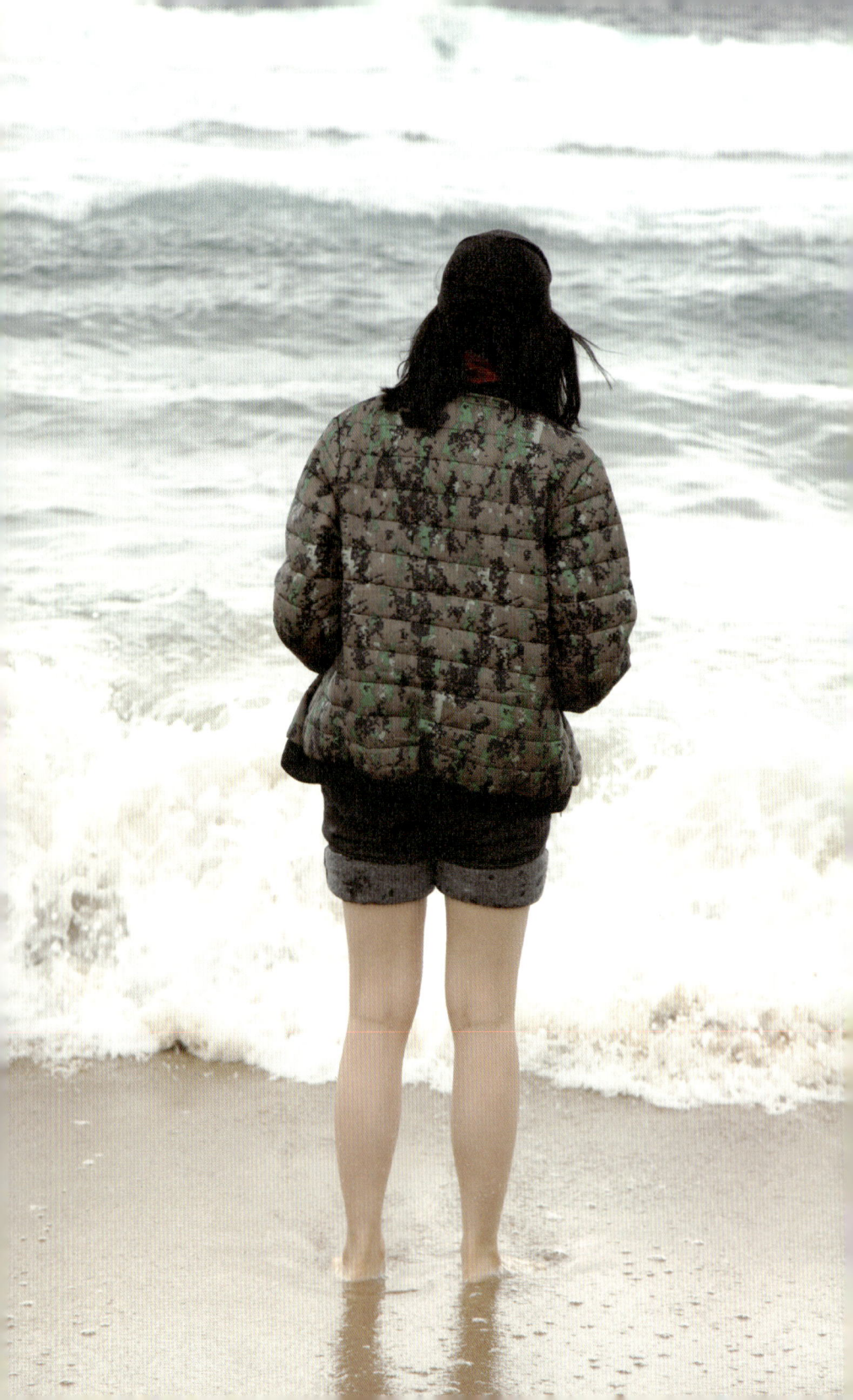

이다. 그러면서 소리를 중음, 고음으로 올려 본다. 고음으로 갈수록 초점이 정확해질 것이다. 정확하게 송과체에 진동이 집중되면 그 부위가 시원한 느낌이 든다. 마치 가려운 곳을 긁듯이 말이다. 이와 같이 소리를 통해 신체를 움직이는 방법을 〈음파 진동술〉이라고 한다.

10. 틈틈이 자주 하되 한번 할 때마다 3~5분 정도 하면 좋다. 잠자기 전에 하면 잠이 깨거나 아니면 깊은 잠에 빠지거나 둘 중에 하나를 스스로 선택할 수도 있다.

11. 평소에 엄지발가락을 움직여 운동을 시켜준다. 주무르며 마사지를 해주면 더욱 좋다. 엄지발가락의 운동은 간접적으로 송과체를 자극해 멜라토닌 분비를 촉진시킨다. 맨땅요법을 할 때는 엄지발가락에 힘을 주어 힘껏 땅을 밟으며 앞으로 나간다.

12. 시험공부나 정신노동으로 피곤할 때 이 방법을 실행하면 맑은 정신과 강력한 집중력 그리고 시원하고 상쾌한 기분으로 일의 능률을 한층 업up시킬 수 있다. 송과체 활성법은 머릿속을 목욕시키는 효과가 있는 것이다.

7. [딱딱 주무르기] 음파 진동술이 끝나면 천천히 일어나면서 입을 크게 벌리고 이빨을 〈딱딱〉 소리가 나도록 부딪치며 귓불을 당기기도 하고 주무르기를 20회 정도 한다. 이것은 치아와 귀의 건강을 위한 방법이다.

영국의 리즈 대학 연구팀은 귀 마사지가 심장 건강에 도움이 된다는 연구 결과를 발표하였다. 이는 경피신경 전기 자극 치료기기를 이용하여 귓바퀴나 돌기 등을 자극한 결과와 마찬가지로, 심장 박동수

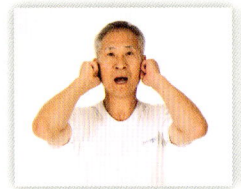 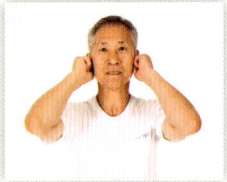 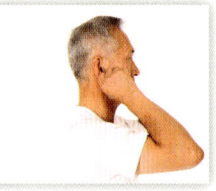

가 20% 이상 증가했거나 교감 신경계가 억제되는 효과가 나타났다고 한다. 이와 같은 결과는 귀를 마사지하는 것만으로도 스트레스나 긴장, 노화 등으로 인해 심장질환이 우려되는 위험을 낮출 수 있다는 뜻이기도 하다. 그래서 귀를 주무르며 귓불이 있는 부위를 지긋이 20회 정도 눌러준다.

8. [접시돌리기] 다음은 오른손부터 접시돌리기를 10회 정도 한다. 오른손이 끝나면 왼손을 다시 10회 정도 하고, 왼손이 끝나면 다시 양손을 함께 10회 정도 한다. 단, 관절염이나 디스크 혹은 근육통 등으로 몸이 아픈 사람은 한번에 30회 정도를 한다. 처음에 힘들면 할 수 있는 만큼만 하기 시작해서 점점 횟수를 늘려나간다.

방법은, 손바닥에 진짜 접시가 있다고 생각하고 접시 위의 물건이 쏟아지지 않도록 손을 크게 말아 한 바퀴 돌리는 것이다. 자세는, 오른손을 돌릴 때는 오른쪽 다리를 앞으로 내밀고 90도 각도로 구부린 뒤 손바닥을 밖에서 안쪽으로 접시를 돌리듯 휘감으며 위로 크게 돌린다. 이때 몸의 중심을 뒤로 하며 앞무릎을 펴 준다. 시선은 돌리는 손을 따라가면 된다. 이렇게 10회를 실시한다. 돌아가는 손을 시선이 따라가면 자연히 목 운동이 되어 목 디스크 등이 좋아질 것이다. 반대로 왼손을 할 때도 같은 방법으로 똑같이 한다.

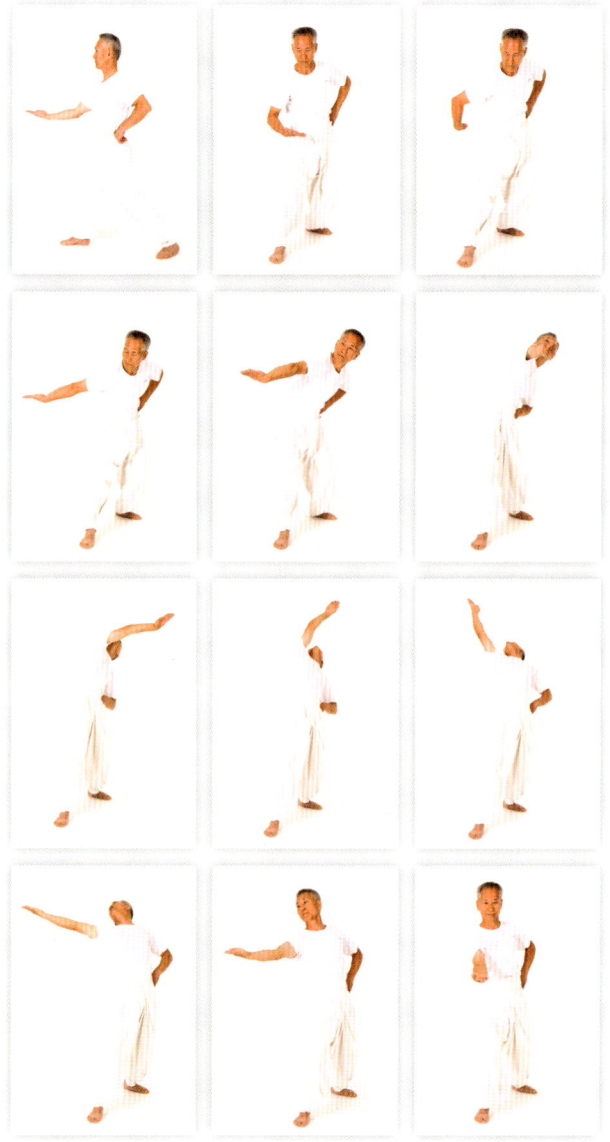

싸이파워Psy-Power 체조

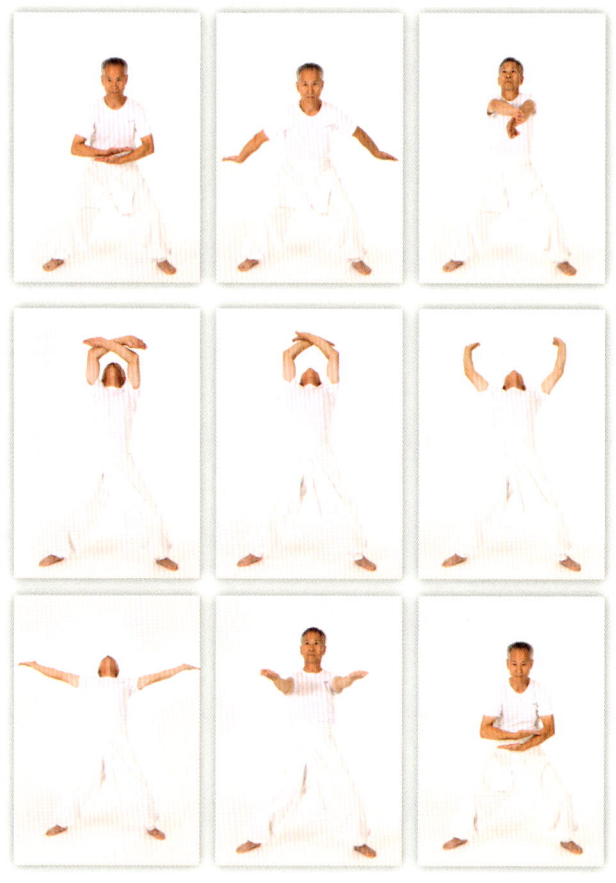

    그리고 양손을 할 때는 기마자세 상태에서 실시한다. 주의해야 할 점은, 팔은 감아 돌리되 허리는 곧추 세워 등을 바로 펴줘야 하고, 빠른 속도보다는 정확한 자세로 천천히 실시해야 한다.

    이것은 옆구리를 비롯해 온몸의 긴장을 풀어주는 효과와 각 뼈마디를 움직여 관절염, 류마티스 등에 큰 효과가 있다. 또 많은 사람들이 이 방법을 통해 허리 디스크와 목 디스크 그리고 손목, 발목, 팔꿈치, 무릎, 어깨 등 아픈 뼈마디의 통증 모두가 사라졌다는 보고가 있다.

9. [뱃살 빼기 체조] 다음은 다리를 어깨넓이보다 반 보 정도 더 벌린 뒤 손을 합장한 상태에서 최대한 허리를 앞으로 숙이면서 쭉 뻗은 다음 다시 가운데 위치로 오고 다시 몸을 뒤로 최대한 젖힌다. 이렇게 기도하듯이 10회를 반복한다.

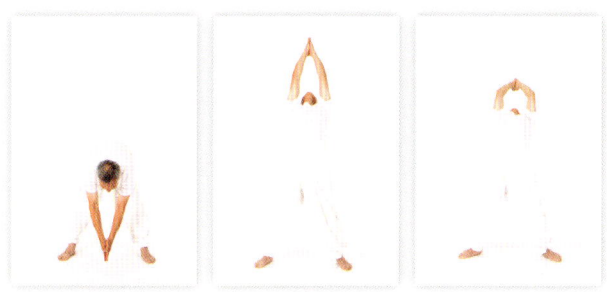

호흡은 단전을 통해 하되 배에 영향이 가도록 신경을 쓰면서 한다. 뱃살을 빼기 위해 하는 방법이니만큼 반드시 배에 신경을 써서 자극이 느껴지도록 해야 한다. 다음은 합장한 손을 머리위로 뻗은 다음

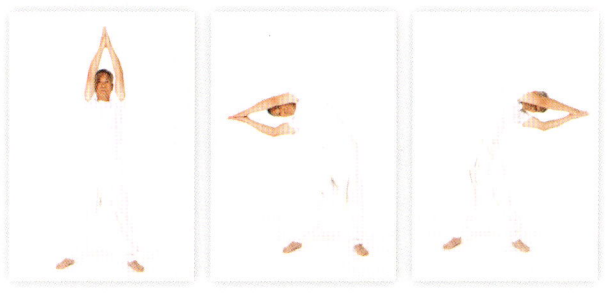

왼쪽으로 최대한 기울였다가 가운데 위치로 오고 다시 오른쪽으로 최대한 기울였다가 가운데 위치로 온다. 이렇게 10회를 반복한다. 이것은 뱃살을 빼주는 효과가 있다.

10. [스쿼트 체조] 인생에 5분이라는 시간을 주며 운동을 하라고 하면 꼭 해야 할 운동이 바로 이 운동이다. 왜냐하면 이 운동은 허벅지와 척추에 미토콘드리아 수를 엄청나게 증가시키며 몸의 균형을 바로잡아 주기 때문이다. 먼저 다리를 어깨넓이의 1.5배 정도 벌리고 앞쪽 발끝을 살짝 벌린 뒤 기마자세처럼 앉아 스쿼트squat 자세를 취한다. 이때 호흡은, 밑으로 내려갈 때는 단전으로 마시고 위로 올라올 때는 코로 뱉는다. 스쿼트 자세는 기마자세보다 더 밑으로 내려가 허벅지가 대지와 평행이 되도록 무릎을 90도로 굽히고 엉덩이를 뒤로 쭉 빼는 자세다. 이때 주의해야 할 점은, 무릎이 반드시 발가락 끝보다 안쪽에 있어야 한다. 만약 발가락보다 앞으로 나가게 되면 무릎에 이상이 올 수도 있다. 그래서 주의해서 자세를 똑바로 취해야 한다. 물론 엉덩이는 뒤로 쭉 빼고 허리는 곧추 세우며 시선은 앞을 향한다. 손은 젖가슴이 있는 중앙에 오른손은 펴고 왼손은 주먹을 쥐어 그림과 같이 놓는다. 그리고 팔꿈치를 일자로 평행이 되게 올린 뒤, 주먹이 몸과 반뼘 정도 벌어지게 자연스럽게 놓는다.

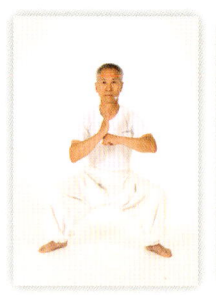 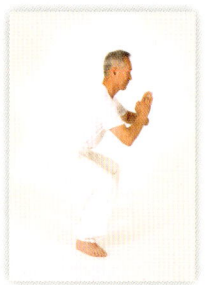

스쿼트 체조는 처음에 30

회 정도로 시작해서 차츰 늘려 50회 이상 실시한다. 처음에는 힘들어서 오래할 수 없지만 계속하다 보면 우리 몸이 힘들지 않게 〈미토콘드리아〉 수를 증가시켜 오랜 시간 할 수 있다. 그래서 스쿼트 체조는 〈장수 비결〉에 속하는 매우 중요한 운동이다.

11. [학다리 체조] 학다리 체조는 정신을 집중하고 치매나 기억력 상실을 막는 효과가 있다. 방법은, 서서 한쪽 발을 살짝 들어주는 것이다. 이렇게 교대로 최소한 1분 이상 3분 정도를 한다. 마음속으로 빠르게 100에서 300까지 세면 된다. 이 학다리 자세는 평소에도 틈틈이 자주 해주면 좋다. TV를 보거나 차를 기다릴 때 그리고 심심할 때마다 틈틈이 자주 하면 좋다.

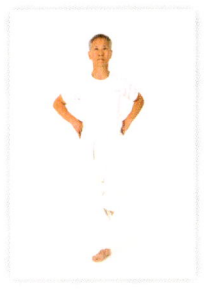 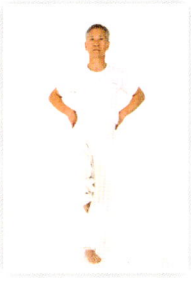

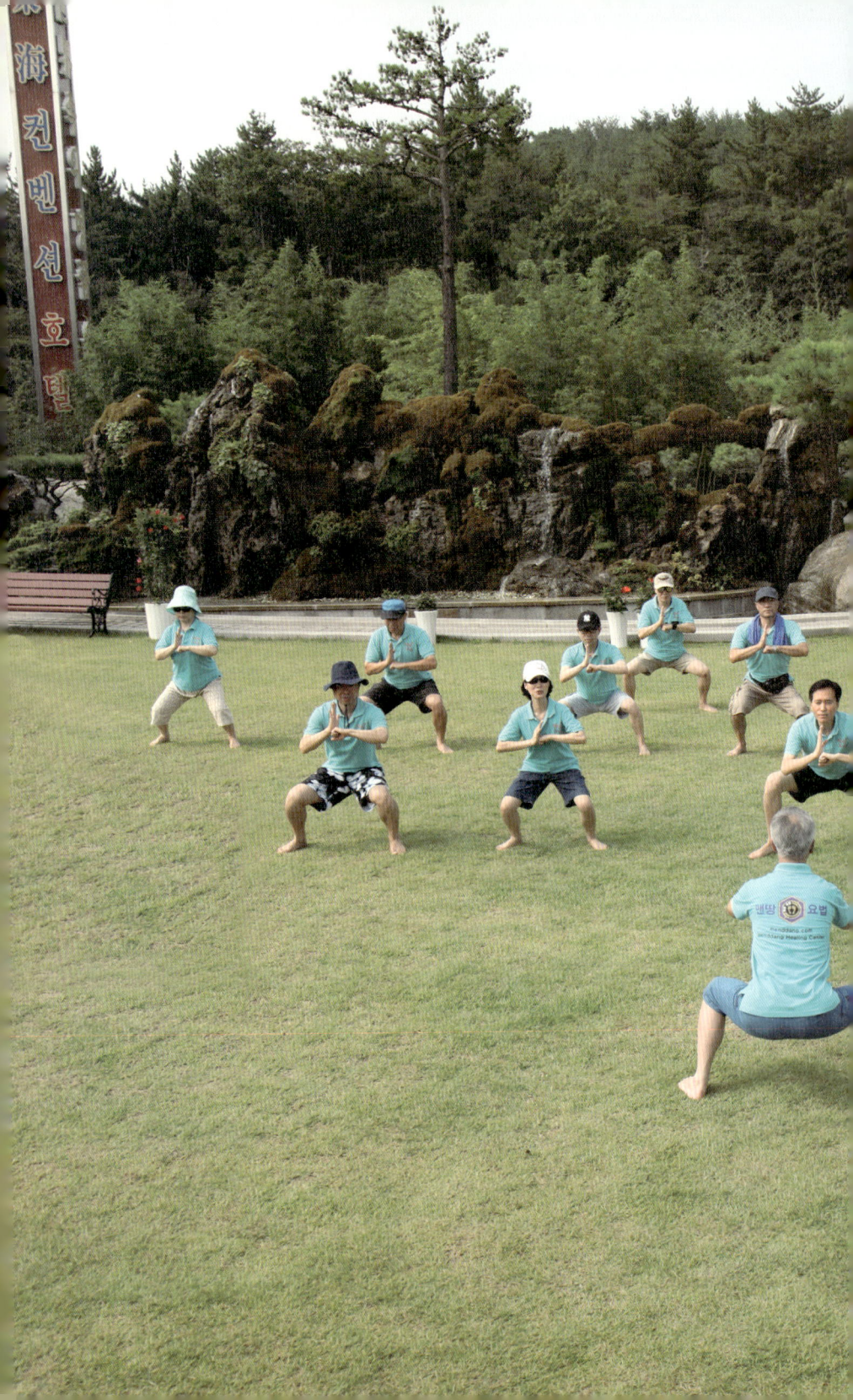

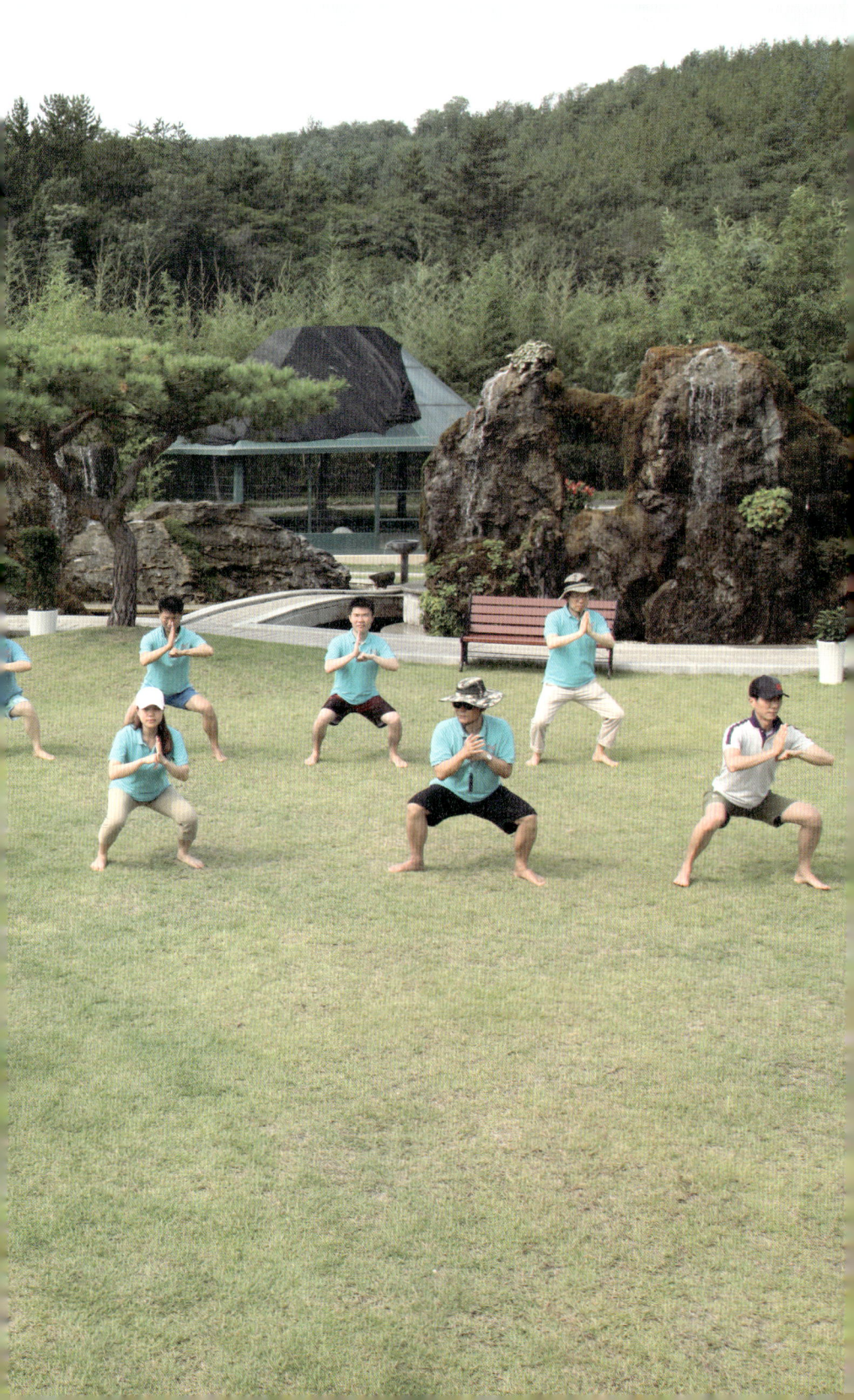

맨땅요법의 효능

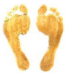

〈맨땅요법〉은 의사 선생님이 병을 치료하기 위해 처방을 내리는 식의 그런 치료법이 아니다. 오히려 〈예방의학〉으로 치료 이전에 병이 생길 수 있는 원인을 해소하고, 또 설사 병이 있다 하더라도 그 증세가 없어질 수 있는 근본 원인을 해결하는 것일 뿐 결코 치료행위가 아니다. 그래서 뚜렷하게 어떤 병은 어떻게 하고 또 어떤 병은 어떻게 한다는 식의 치료법이 없다. 일부 운동선수들이 상처가 났거나 통증이 있을 때 그 상처 주변에 〈맨땅패치〉를 만들어 땅과 연결하여 붙여주는 방법이 있을 뿐이다. 그러나 앞에서 설명한 내용을 통해 알겠지만, 맨땅요법은 우리 몸의 질병을 일으키는 원인의 90%를 차지하고 있는 활성산소를 제거하고, 또 여러 가지 증상을 일으키는 정전기를 제거하며, 그로 인해 생기는 암, 당뇨병, 어지럼증, 혈압장애, 체중감소, 신장장애, 백내장 등 작게는 별것 아닌 병에서부터 크게는 암에 이르기까지 무수히 많은 질병에 호전적 성과를 보이고 있다.

　인간의 집념과 노력은 집요해서 1900년대 활성산소가 발견된 뒤로 이것을 제거하기 위한 수많은 노력이 진행되고 있다. 2014년 4월에는 일본 도호크 대학 환경 보건학 대학원에서 활성산소를 제거할 수 있는 화학 물질을 발견했다고 발표했으며, 이 물질을 통해 산화 스트레스 관련 질병인 감염, 염증, 암, 동맥경화증, 대사 증후군 등 성인병과, 알츠하이머 병 등 신경 난치병의 새로운 치료법 확립에 크게 기여할 것으로 기대하고 있다. 또 미국과 이태리 등에서는 고전압 테슬라 코일 주파수 변조 전자기장 장치와 같은 다양한 방식으로 우리 몸에 음이온 등을 주입시켜 활성산소를 제거하기 위한 노력을 진행 중에 있다. 반면에 유럽이나 미국 등에서는 인위적으로 만든 활성산소 제거법보다 땅속 〈자연전자〉를 이용하여 상처가 난 부분이나 활성산소로 인해 생긴 환부에 〈맨땅패치〉를 붙여 빨리 상처가 아물거나 환부가 사라지게 하는 〈맨땅요법〉도 활발하게 진행 중에 있다. 쉽게 말하면 〈맨땅패드〉 위에 아픈 상처를 대고 자는 대신 〈자연전자〉가 흐를 수 있는 〈맨땅패치〉를 직접 아픈 부위 주변에 붙이는 것이다. 그러면 의외로 상처가 빨리 회복되는 효과가 있다고 한다.

　맨땅요법은 우리 몸이 땅에 닿는 순간 정전기를 제거함으로써 〈혈액순환 개선〉을 통해 혈압을 낮추고, 단백질이 엉키는 현상을 해소하여 주름살이 생기는 원인을 해결하기도 한다. 그래서 결국 쭈글쭈글하고 처진 피부를 탱탱하고 윤기 있게 만들어 주는 피부미용 효과 또한 뛰어나다. 그리고 대지로부터 〈자연전자〉를 유입하여 활성산소가 일으키는 DNA의 변형을 예방하며 〈암〉이 생길 수 있는 것을 미리 막아준다. 또 활성산소의 〈부수적 피해〉인 〈염증〉을 해결하고, 그로 인해 생긴 쑤시고 아픈 통증도 말끔히 없애주기도 한다. 더불어 산만하고 나른한 정신상태의 청소년들에게 20분간 맨발로 맨땅을 달리도록 시켰더니 집중력이 향상되고 운동량도 증가했다는 일본의 보고도 있다. 이렇게 맨땅요법은, 우리 몸이 산화되는 것을 막아주는 〈항산화 방어 시스템〉이며, 모든 질병이 몸속에 자리 잡기 전에 사라지게 하는 최고의 〈예방요법〉이다.

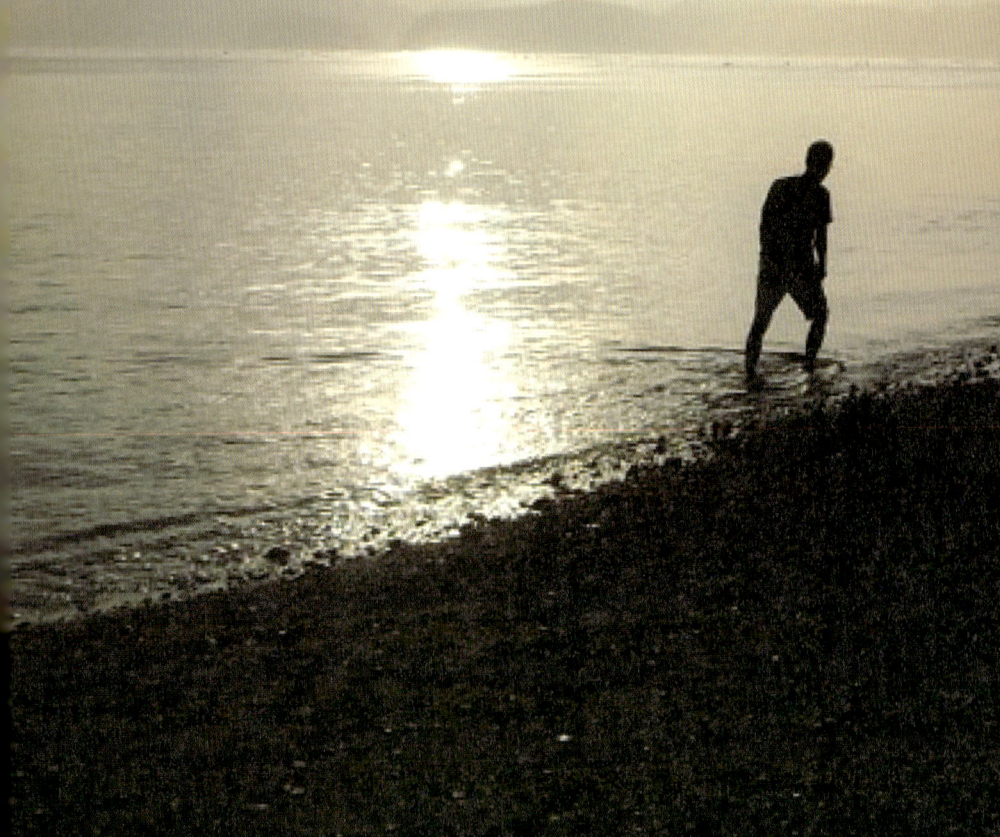

우주는 스스로 자신을 보존하려고 하는 〈보존본능〉이 있다. 맨땅요법은, 단순히 우리의 몸을 땅과 접촉시키는 것만으로, 우주의 〈보존본능〉에 의해 면역력을 증진시키며 건강을 보장 받는다. 그래서 2층 이하에 사는 사람은 일주일에 4일 정도, 하루에 1시간 반씩 맨땅 위를 걷는 것 외에는 특별한 노력을 할 필요가 없다. 그러나 7층 이상에 사는 사람은 거의 매일같이 일주일에 5일 이상 하루에 1시간 반 정도를 〈맨땅요법〉을 해주어야 한다. 왜냐하면 7층 이상에 살게 되면 우리 몸의 전압은 상승하고 그로 인한 전위차 때문에 활성산소가 대거 증가하여 여러 가지 암이나 당뇨병, 어지럼증, 혈압장애, 신장장애 등을 일으킬 수 있기 때문이다. 그래서 반드시 맨땅요법을 통해 전위차를 줄여주어야 한다. 물론 맨땅요법은 혼자서 무턱대고 하기보다는 자연전자 유입에 관한 세심한 방법을 알고 있는 〈맨땅지도사〉의 지도를 받아 시작하는 것이 좋다. 또 맨땅용품 역시 마찬가지로 전도율이 낮은 선이나 나노제품, 음이온 첨가제, 저항, 자석 따위로 인한 〈해〉가 없는 확실한 제품을 선정하여 불이익이 생기지 않도록 조심해야 한다.

이렇게 자연전자가 확실하게 우리 몸에 들어오면 그때는 우주의 보존본능이 알아서 모든 것을 조절해 준다. 그런데 현대인은 이렇게 저절로 이루어지는 건강법에는 별로 익숙하지 않아 무언가 특별히 해야만 성과가 있는 것처럼 생각한다. 그래서 혼자 하면 자꾸 무리를 하여 또 다른 문제를 일으킨다. 때문에 처음에 시작할 때는 〈맨땅지도사〉의 지도를 받아 전반적으로 맨땅요법의 실체를 알고 실행하면 우주 최고의 건강법을 누릴 수 있다.

탱탱하고 윤기 나는 꿀피부를 갖길 원하면 〈맨땅요법〉을 하라. 탄력 있고 생기발랄한 모습으로 살고 싶으면 〈맨땅요법〉을 하라. 또 늙지 않는 젊음을 유지하고 싶으면 그 또한 〈맨땅요법〉을 하라. 기미, 주근깨 등이 생기지 않기 위해서는 20분 이상 햇빛에 노출하지 말 것이며, 고혈압 등이 있을 때는 의사 선생님과 상의해서 실시하라. 그리고 당뇨가 있어 지혈이 문제 되면 〈맨땅신발〉을 신고 하고, 참을 수 없게 추우면 〈맨땅양말〉을 신고 하라.

몸이 나른하고 정신이 산만할 때 〈맨땅요법〉을 하면 정신집중이 잘 되고 머리 또한 개운해진다. 그래서 하고자 하는 마음만 있으면

〈맨땅요법〉은 공짜로 얼마든지 할 수 있다.

집이나 사무실 등 실내에서 할 때는 〈맨땅매트〉를 사용하고, 잠을 잘 때도 항상 〈맨땅패드〉를 깔고 〈맨땅베개〉를 베고 자자. 맨땅요법은 아무리 많이 해도 부작용이 없으니 친구나 연인끼리 만날 때도 맨땅요법을 통해 건강하게 살아보자. 인생은 택한 대로 되는 것이다.

앞으로는 이와 같은 〈맨땅요법〉을 하는 사람들이 점점 더 많아질 것이다. 그런데 지금까지 〈맨땅요법〉이 많은 사람들한테 잘 알려지지 않은 이유는 무엇일까? 그 첫째는 귀찮아서이다. 날마다 시간을 내어 땅을 밟는다는 것이 귀찮은 것이다. 두 번째는 건강하기 때문이다. 건강할 때 계속 해주면 사전에 미리 병을 예방하는 등 여러 가지 이득이 있는데 그 효능을 잘 알지 못하기 때문에 아픈 사람만 가끔 그 효과를 보는 것이다. 세 번째는 〈자연전자〉를 잘 모르기 때문이다. 자연전자를 물리학적 자유전자와 착각하여 그 실체를 잘 모르기 때문에 무수히 많은 시행착오를 일으키는 것이다. 그러면 자신의 무지 때문에 효과가 없는 것을 모르고 별 효과가 없다고 생각하여 집어치우는 것이다.

이 세상에 무엇인가가 존재하기 위해서는 반드시 〈존재의 원칙〉을 지켜야 한다. 꼭 오래 살기 위해서라기보다 건강하고 활기차게 살기 위해서는 귀찮음 따위를 생각하지 말고 꾸준히 〈맨땅요법〉을 하여야 한다. 왜냐하면 맨땅요법을 꾸준히 계속함으로써 기분도 좋고 몸도 가벼우며 건강과 활력이 넘치기 때문이다. 이렇게 계속해서 맨

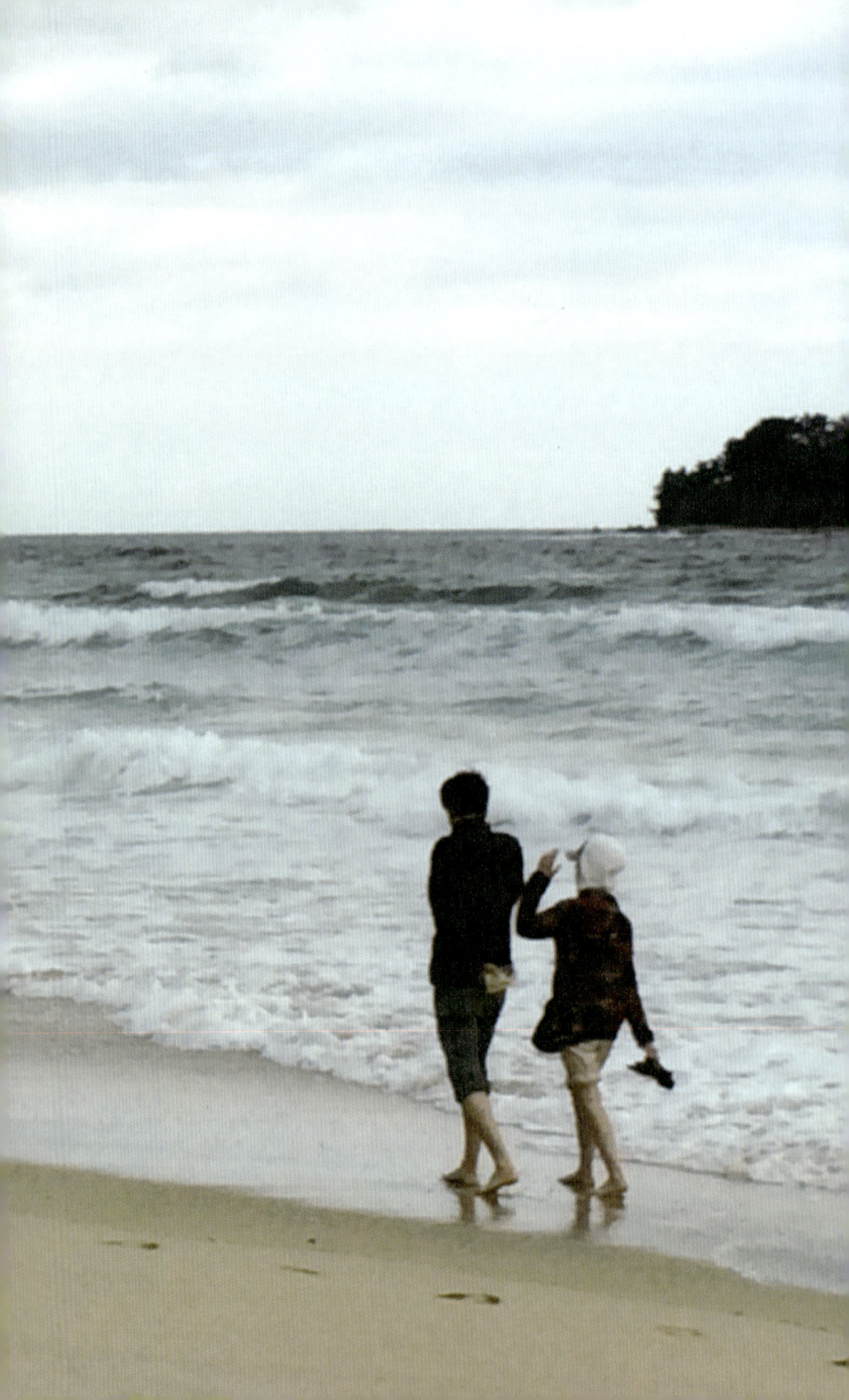

땅요법을 꾸준히 하면 무엇보다 암이나 당뇨병, 어지럼증, 고혈압, 체중감소, 신장장애, 백내장 등 여러 가지 증세들이 자기도 모르게 사라진다. 이렇게 영혼에 〈건강〉이 각인되는 것이다. 그리고 계속해서 꾸준히 맨땅요법을 하면 다음과 같은 효능을 맛볼 수 있다.

- 몸속의 독소를 빼낸다.
- 혈액순환을 원활하게 해 준다.
- 미토콘드리아 수를 늘려 기력이 강해진다.
- 발바닥 경혈을 자극하여 온몸을 치유한다.
- 자연전자를 유입하여 활성산소를 제거한다.
- 몸속의 정전기를 제거하여 잡념과 번민을 줄여주며 집중력을 높여준다.
- 잘못된 몸속의 이상부위를 원상회복 시켜준다.
- 통증을 없애주며 깊은 잠을 잘 수 있다.
- 소화가 잘 되며 밥맛이 좋다.
- 마음이 편안하고 몸이 가벼워진다.
- 송과체의 지방질이 제거되어 기감능력이 향상된다.
- 정전기 제거를 통해 활성산소의 증가를 막는다.
- 운동량을 30% 이상 증가시킨다.

특히 맨땅요법은 실내에서도 할 수 있는데, 조심해야 할 것은, 확실하게 〈자연전자〉를 알고 설치해야 한다는 것이다. 가장 좋은 방법은 〈접지판〉을 직접 땅 속에 파묻고 여기에 〈맨땅매트〉나 기타 〈맨땅용품〉을 가장 짧은 직선거리로 연결해 주는 것이다. 만약 직접 접지판을 설치하기 힘들면 어스가 들어와 있는 콘센트를 이용하여 접지선과 연결시킨다. 그리고 이 두 가지 방법 외의 다른 방법은 모두 잘못된 방법이라고 생각하면 된다. 또 접지선은 저항이 들어 있지 않은 선을 사용해야 하며, 자석 등이 붙어 있는 접지선은 사용하지 않는 것이 좋다. 이런 접지선은 〈자연전자〉가 들어오는 것을 방해하며 그 효력을 떨어뜨리기 때문이다. 접지는 전구에 불이 들어오듯이 흐르는 전류가 아니다. 때문에 철사 줄이나 사용하기 편한 아무 도체나 사용해서는 안 된다. 가급적이면 확실한 효과가 날 수 있도록 전문기술을 갖춘 육각나라의 〈맨땅 접지팀〉에 의뢰하는 것이 좋다.

맨땅요법을 시작해야 할 때

아스팔트가 깔리기 전 시대에는 그래도 많은 사람들이 쉽게 땅을 접할 수가 있었다. 그러나 요즘은 시골마저 대부분 아스팔트를 깔거나 아니면 시멘트라도 깔아 땅을 접하기가 매우 힘들다. 그리고 아스팔트 위에서 신발을 신고 다니는 것이 〈존재의 원칙〉에 의해 당연시되어 땅을 밟는다는 자체가 마치 더러운 것처럼 인식되어 있다. 그래서 TV를 켜야만 겨우, 자연 속에 들어가 땅을 밟고 사는 사람들이 나올 뿐이다. 그러나 그들은 모두 한결 같이 건강하고 행복하다고 말한다.

일본의 〈가고시마 현〉에 가면 〈토리야마 보육원〉이라는 유치원이 있다. 이곳은 맨땅에서 아이들을 뛰어놀게 하는 천재 교육기관이다. 다섯 살부터 초등학교에 들어가기 전까지 2년 동안 그곳 학생들은 감기 등 잔병치레가 없고, 또 집중력 역시 대단해서 하루에 백 단어 이상을 암기하며, 졸업하기 전까지 2500권 이상의 책을 읽는다. 또 전교생 모두가 유치원을 졸업할 때에는 주산 2급 이상을 딴다고 한다. 그들은 피곤하고 정신이 산만해지면 맨땅으로 되어 있는 운동장을 맨발로 20분씩 뛰고 들어와 공부를 한다. 이렇게 맨땅은 우리의 인생에 더할 수 없는 보물 창고인 것이다.

그래서 일차적으로 맨땅요법을 하기에 가장 좋은 시기는 태어나서부터다. 물론 유아기니까 일반 땅을 기어 다니게 할 수는 없고 황토를 물과 잘 섞어서 평지도 만들고 언덕도 만들어 기어 다니게 하는 것이다. 기어 다닐 때는 반드시 양발 엄지발가락으로 밀어서 앞으로 가도록 교육을 시킨다. 그러면 송과체가 자극을 받아 기감능력이 뛰어나진다. 이렇게 태어나자마자 시작하면 평생 젊음을 유지하며 활기차고 건강하게 100세 이상을 살게 될 것이다. 무병장수의 근본이 되는 것이다.

두 번째로 좋은 시기는 7살 때부터다. 7살 이전에는 송과체의 활동이 커서 기감능력이 뛰어난데 이때부터 꾸준히 맨땅요법을 계속하면 그 〈기감〉능력을 계속 유지할 수가 있다. 더구나 앞으로는 파동문명 시대이기 때문에 영혼이 주도하는 기감능력이 떨어지면 모든 면에서 크게 성공하기 힘들다. 그래서 7살 때부터 맨땅요법을 꾸준히 계속하면 이 또한 건강과 학습능력이 남들보다 월등히 좋아진다. 〈정신이 산만하고 피곤하면 맨발로 맨땅을 뛰어라〉. 이렇게 20분 정도 뛰고 들어와서 공부하면 학습효과는 몇 배 이상 배가되어 놀라움을 금치 못할 것이다. 그리고 공부할 때나 업무를 볼 때는 〈똑똑이〉를 사용하면 훨씬 더 효과적이다.

세 번째로 맨땅요법이 필요한 시기는 사춘기가 시작되는 13세경부터다. 이때부터 맨땅요법을 시작하면 잡념 없이 공부에 몰두할 수 있으며, 깊은 잠과 함께 멜라토닌 분비가 많아져 지치지 않는 활력을 발휘할 수 있다. 또 회복력도 매우 빨라 쉽게 적응하고 한곳에 몰두할 수 있게 된다. 단, 여학생들은 생리 중에는 맨땅요법을 쉬는 것이 좋다. 이때는 도리어 활성산소가 필요하기 때문이다.

네 번째로 좋은 시기는 21세 때부터다. 앞의 시기를 놓쳤다면 이때부터는 꼭 시작하는 것이 좋다. 왜냐하면 이때부터 송과체 주변은 **지방변성**_{정상조직이 위축되면서 지방이 축적되거나 지방으로 바뀌는 현상}이 시작되기 때문이다. 그래서 이때부터 맨땅요법을 꾸준히 계속하면 송과체에 지방질이 쌓이는 것을 방지하고, 뛰어난 기감능력의 향상과 빠른 두뇌활동 등으로 영특함을 유지할 수 있다.

물론 〈맨땅용품〉은 아기가 탄생했을 때부터 사용하는 것이 좋다. 평소에 잠을 잘 때도 〈맨땅용품〉을 사용하면 가장 긴 시간 동안 맨땅요법을 하는 것과 같은 효과가 있기 때문이다. 그래서 앞에 열거한 시기를 놓쳤다면 끝으로 40세 때부터는 꼭 해야만 한다. 왜냐하면 이때부터 우리 몸은 〈항산화 효소〉가 급격히 줄어들어 이유 없이 쉬이 피로해지며, 암이나 당뇨병 같은 성인병이 생기기 쉽기 때문이

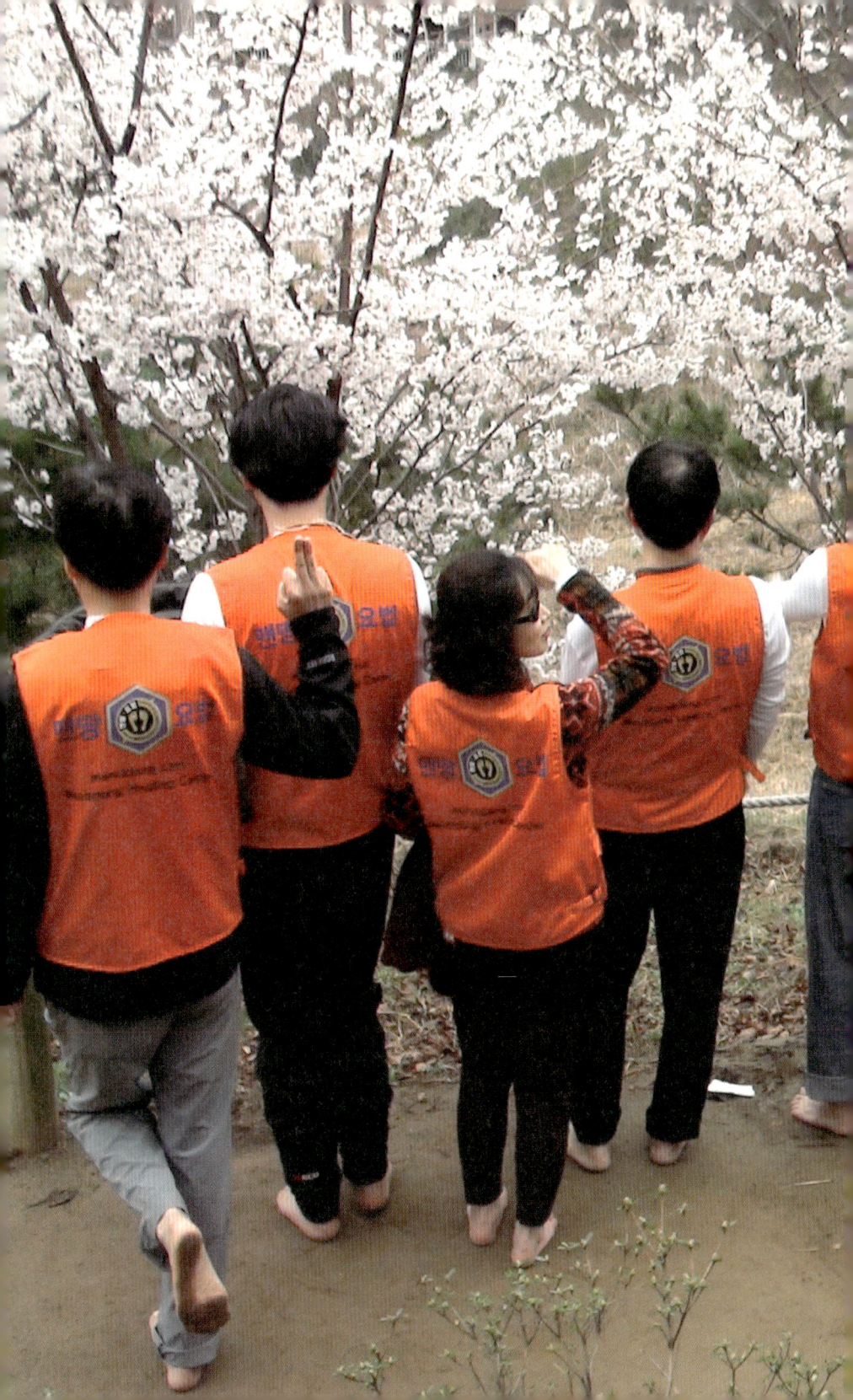

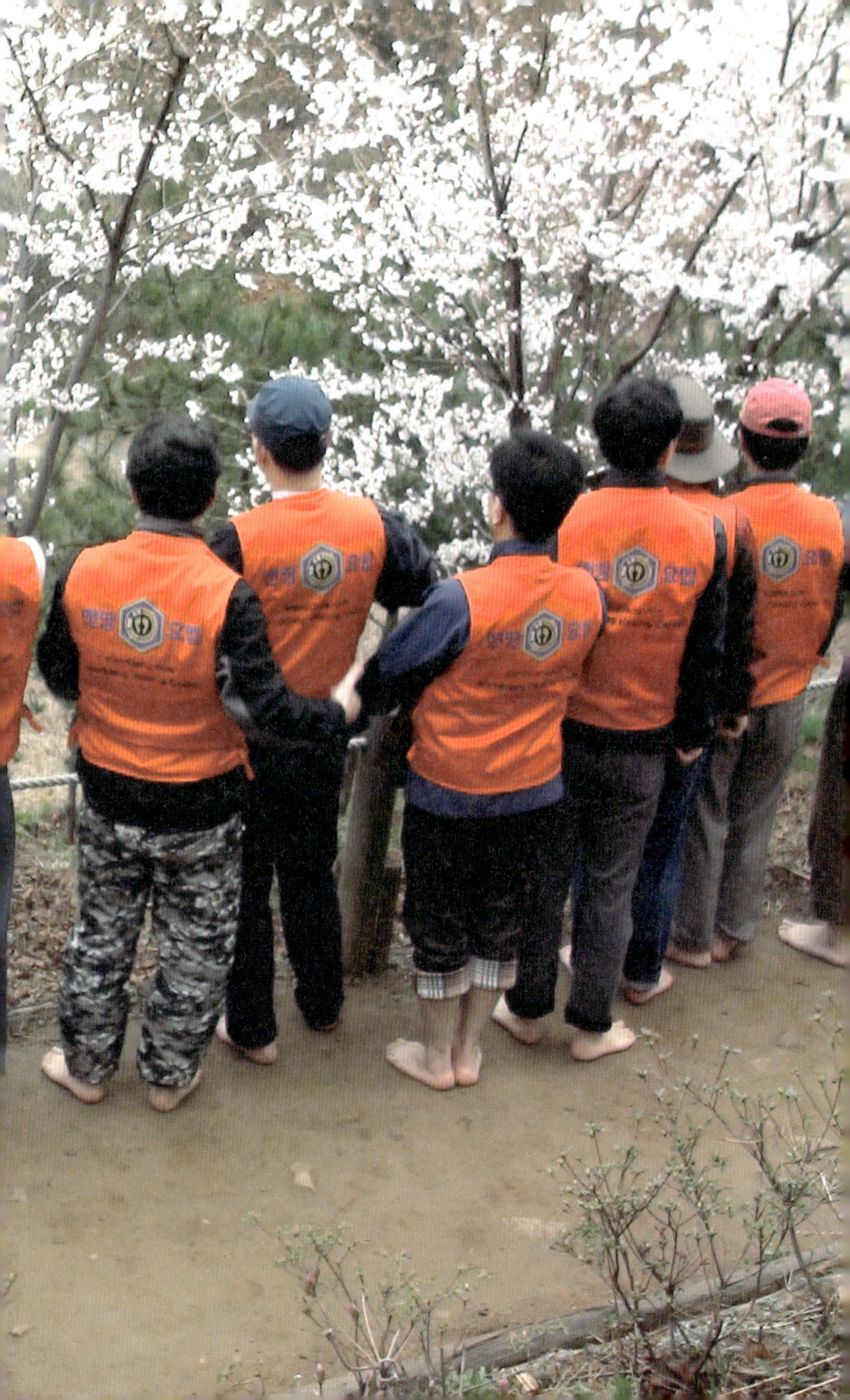

다. 그래서 이때부터 활성산소로 인한 직접적 피해가 발생하지 않도록 〈자연전자〉를 충분히 땅으로부터 유입해야 한다. 젊고 건강한 인생을 유지하려면 늦어도 이때부터는 꼭 시작해야만 하는 것이다. 쉽게 피로감을 느끼면 〈코엔자임 큐 텐〉을 복용하면서 함께 하면 더욱 효과적이다. 그래서 늦어도 40세에는 꼭 시작해야 한다고 말하는 이유가 바로 여기에 있다.

그나마 이 시기를 놓쳤다면 오늘부터 당장 시작하는 것이 좋다. 주변에 맨땅이 있고 숲이 있으면 서슴지 말고 그리로 가라. 결코 긴 〈길〉이 아니어도 된다. 짧은 길은 반복해서 왔다 갔다 하면 되고, 그것조차 여의치 않으면 맨발과 맨손을 땅에 접촉하기라도 하라. 그리고 차츰 주변을 살펴보면 틀림없이 할 수 있는 장소가 있을 것이다. 맨땅요법은 이렇게 하루라도 빨리 시작하는 것이 좋다.

전류가 흐른다는 것은 곧 〈자유전자〉가 흐른다는 뜻이다. 그러나 이 책이 말하는 〈자연전자〉는 집에서 사용하는 전기의 〈자유전자〉와는 다른 것이다. 집에서 사용하는 전기는 대지와 같은 자연전자가 아니다. 대지의 〈자연전자〉는 〈자연면역 기능〉이 작동하지만 집에서 사용하는 전기의 자유전자는 인위적으로 만들어진 것이기 때문에 〈자연면역 기능〉이 없다. 그래서 TV선이나 안테나선에 연결해서 사용하면 별 효과가 없다. 오히려 우리 몸을 해칠 수 있기 때문에 절대 사용하면 안 된다. 이 점을 각별히 유념해서 착오 없으시길 바란다. 또 어떤 사람은 수도나 가스 파이프에 연결하는데 이 또한 효과가 없다. 특히 가스 파이프는 폭발 등 위험성이 있으니 절대 사용하면 안 된다. 이 책이 말하는 〈자연전자〉는 대지의 제로볼트 자유전자나 자연 속의 음이온만을 말하는 것이다.

　에코힐링을 통해 맑은 정신으로 〈싸이파워 체조〉도 하고, 이렇게 1시간 이상 2시간 정도를 하면 밥맛도 좋고 어딘가 남모르는 기운이 몸속에 자리 잡고 있는 것을 느낄 수 있다. 주의해야 할 점은, 맨땅요법은 몸속의 활성산소를 제거하는 위력이 있기 때문에 사춘기 이상의 여성은 생리 중에는 쉬는 것이 좋다. 생리 중에 맨땅요법을 하거나 〈맨땅용품〉을 사용하면 생리현상이 멈추지 않고 길어질 수도 있기 때문이다.

　또 임신 중에는 안 하는 것이 원칙이나, 임신말기에는 주 1회 정도 걷기운동을 겸해 맨땅요법을 할 것을 권한다. 그리고 수술 후에는 체력이 회복되는 일정기간 동안 맨땅요법과 〈맨땅용품〉 사용을 금해야 한다. 왜냐하면 이때는 몸속의 활성산소가 살균작용과 세포증식을 위해 꼭 필요하기 때문이다.

　맨땅요법은 맨발을 직접 땅에 대고 걷는 것이기 때문에 이른바 지압효과가 있다. 우리 발은 7800여 개의 경혈이 있어서 온몸과 연결이 되어 있다. 결과적으로 맨땅요법은 발의 경혈을 자극하여 혈액순환과 더불어 몸의 치유를 겸하고 있는 것이다. 또 신발을 신고 걸을 때보다 운동량도 30% 이상 많아져 운동효과도 크다. 그리고 무엇보다 송과체의 지방변성을 줄여주고 송과체를 활성화시키며 기감능력을 향상시켜 넘치는 총기聰氣를 발휘할 수 있게 한다. 이렇게 땅은 우

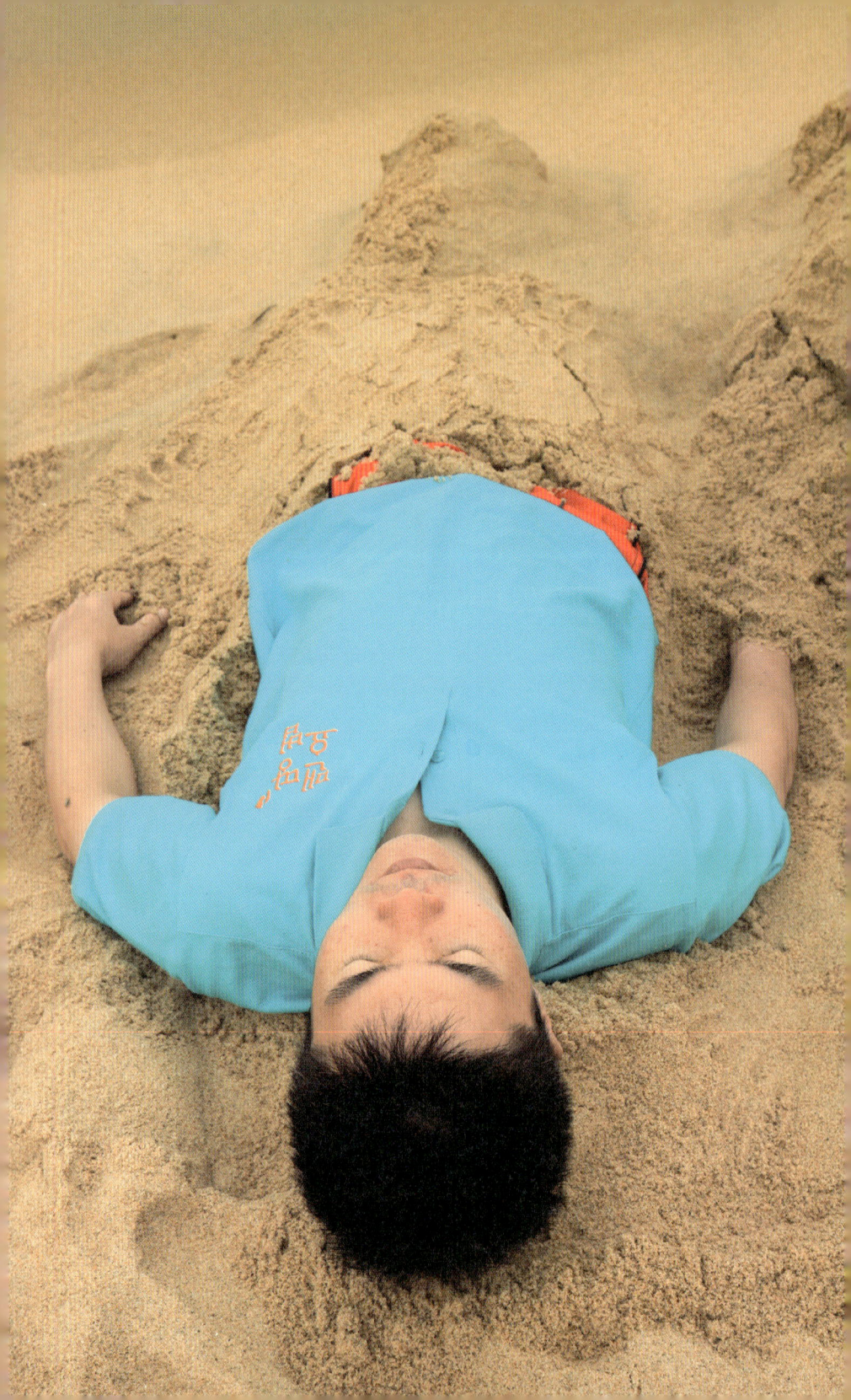

리의 인생에 매우 중요한 것이다.

　맨땅에서 하는 〈맨땅요법〉은 경혈을 자극하는 효과가 뛰어나고, 황토에서 하는 〈맨땅요법〉은 스칼라 에너지가 방출되어 피로회복 및 원상복구 효과가 뛰어나며, 또 원적외선을 통해 몸속 깊숙이 파고드는 장점이 있다. 그리고 바닷가에서 하는 맨땅요법은 미네랄 함유량이 많아 지방질을 제거하고 머리숱이 많아지는 것은 물론, 정신을 맑게 하고 몸을 가볍게 하여 활기찬 인생을 만들어 주는 효과가 있다. 헥사곤에서 하는 맨땅요법은 운동효과는 없지만 우주 최초의 생명 에너지와 스칼라 파장, 그리고 원적외선이 엄청 강하다. 때문에 아프고 변질된 몸의 세포가 원상복구 되는 효과가 있으며, 원적외선은 체온을 올려주어 면역력이 한층 〈업〉 된다. 그리고 지구 자장의 영향을 받지 않아 쭈그러진 피부가 팽팽해지는 효과가 있으며, 더불어 지구 고유 주파수와 동조되어 편안하고 행복한 감정에 젖게 한다. 그래서 이곳에서 바라는 미래를 생각하면 실현되는 성과 또한 크다. 이렇게 이곳은 늙지 않고 싱싱하게 잘 살 수 있는 비밀이 숨겨진 곳이다. 그러므로 자신의 여건에 맞는 장소에서 맨땅요법을 하되, 필요에 따라서는 필요한 곳을 선정하여 하는 것이 좋다.

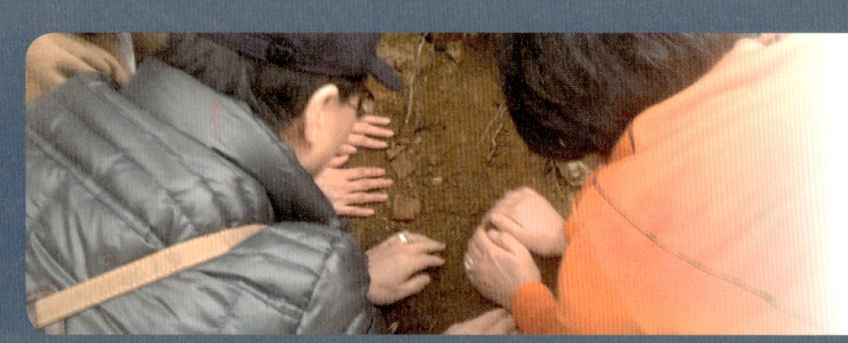

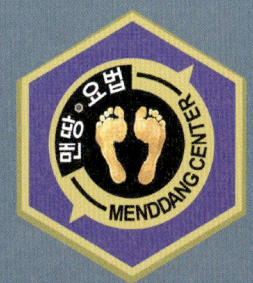

PART _07

질병이 호전되는 디톡스 Detox명현 반응

질병이 호전되는 디톡스Detox명현 반응

사람의 몸 안에는 신진대사 과정에서 만들어지는 각종 독소 물질을 해독하는 방법으로 〈대변, 소변, 땀, 호흡, 방귀〉 등을 통해 체외로 배출하는 기능이 있다. 그러나 허약체질이나 만성병을 가지고 있는 사람은 이런 독소 배출 능력이 약하여 〈유독한 물질〉을 몸 안에 간직하고 있게 된다.

이러한 사람들의 몸에 대사 기능을 활성화시켜 주는 〈맨땅요법〉이나 〈맨땅용품〉을 적용하면 〈체질 개선〉과 더불어 〈자연 치유능력〉이 회복되기 시작한다. 그러면 이때 체내에 남아 있던 다량의 〈독소 물질〉을 일시에 몸 밖으로 배출하게 된다. 이때, 일시적으로 일어나는 변조현상통증, 발열, 발한, 설사, 발진 등이 바로 디톡스detox반응이다. 이런 디톡스 반응이 지나면 몸은 빠른 속도로 치유된다.

디톡스 반응을 우리말로 번역하면 〈명현현상〉이라고 한다. 이것은 한의학 용어로 〈호전 반응〉 또는 〈해독 반응〉이라고도 하며, 허약하거나 질병으로 인해 균형을 잃었던 몸이 정상화되는 과정에서 일시적으로 증상이 악화되거나 엉뚱한 반응이 나타나는 것을 말한다. 그것은 마치 녹슨 수도관을 뚫을 때 막혀 있던 녹가루 덩어리가 제거되는 것과 같은 일종의 진통 과정이다. 동양의학에서는 〈명현이 없으면 병이 낫지 않는다〉고 할 정도로 오랫동안 앓아 왔던 병이 낫기 위해 지나가야 하는 당연한 과정으로 이해하고 있다.

명현현상의 대부분은 좋지 않았던 몸이 새롭게 질서를 잡으면서 몸속의 나쁜 독소가 나올 때 나타나는 증상이다. 그러나 이것은 과학적으로 증명되지 않았기 때문에 한동안 한방에서만 주장해 온 학설에 지나지 않는다고 비하해 왔다. 그런데 최근 들어 구미의 자연 의학계에서는 이러한 명현현상을 〈치유의 위기 crisis for healing〉라고 부르며 새로운 시각으로 바라보고 있다. 이 말의 뜻은 치유 과정에서 중단하게 될지도 모르는 〈위기의 순간〉을 말하는 것으로 실제로 이 위기를 잘 견뎌야만 질병으로부터 건강을 지킬 수 있다는 뜻이다.

명현현상의 네 가지 종류

명현현상에는 크게 다음과 같은 4가지 반응이 있다.

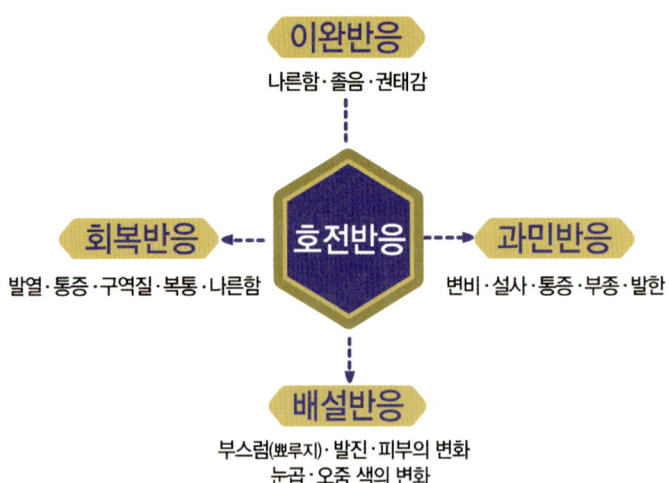

1. 이완반응

 기운이 없고 몸이 늘어지는 현상으로, 명현현상을 호소하는 사람 중 약 35%가 이와 같은 증상을 말한다. 이것은 문제가 있었던 장기가 원래의 기능을 회복해 가면서 생기는 증상이다. 왜냐하면 다른 기관들이 문제가 있는 장기를 보완하기 위해 그간 불균형을 이루고 있다가, 장기의 문제가 해결되자 다시금 원상태로 돌아가기 위한 약간의 혼란 상태라고 말할 수 있다. 기운이 없고 어지럽고 무력감을 느끼지만 일시적인 것이므로 크게 걱정할 필요는 없다.

2. 과민반응

 장기에 문제가 생겼을 때, 급성증상을 보이다가 어느 정도 안정세에 접어들면 만성으로 자리를 잡는다. 이때 〈맨땅요법〉을 하면 일시적으로 다시금 급성 상태로 되돌아와 악화 증세를 보인다. 명현현상을 나타내는 환자의 18%가 이러한 증상을 경험하며 변비, 설사, 통증, 부종, 발한 등의 증세를 보인다. 전에 사고 등으로 다쳐서 아팠던 부위가 또 다시 아픈 경우도 마찬가지다. 이러한 과민반응은 비교적 빠른 시간에 나타났다가 2~3일 만에 가라앉으며 몸이 원상태로 돌아온다.

3. 배설반응

 체내에 쌓여 있던 노폐물과 독소, 중금속 등이 분해되어 땀이나 소변, 피부 등으로 배출되면서 생기는 증상이다. 피부에 울긋불긋한 발진이 돋거나 눈곱이 끼고, 여드름이 심해지고, 습진이 생기며 온몸이 가렵기도 하다. 약 10%에서 이러한 증상이 나타나는데, 어떤 사람은 배설 작용의 일환으로 변비가 해소되면서 갑자기 식욕이 왕성해지기도 한다.

4. 회복반응

혈액순환이 좋지 않았던 곳에 다시금 혈액이 왕성하게 돌면서 생길 수 있는 증세다. 그간 혈관 벽에 붙어 있거나 혈액 내에 있던 혈전이 일시적으로 체내를 순환할 때 생기는 반응이다. 열이 나거나 구토 증세를 보이고 통증이 나타나며 손발이 저리기도 한다. 이러한 증상은 갑자기 나타났다가 3~4일 만에 저절로 사라지는 특징이 있다.

이처럼 명현현상은 장기가 정상적인 활동을 하기 시작하면서 발생할 수 있는 일시적인 증상으로 크게 염려할 필요는 없다. 기간 또한 길어야 3~5일이고 대개는 2~3일 이내에 점차 수그러들다가 곧 사라진다. 그러나 드물게는 명현현상이 1~2주 동안 지속되는 사람도 있다.

명현현상이 있은 후에는 몸이 급격히 호전되므로 명현현상은 반가워해야 할 증상이다. 그러나 사람에 따라서는 이런 명현현상을 견디기 힘들어할 수도 있다. 그럴 때는 〈맨땅용품〉 사용 시간을 단축하여 하루 1시간부터 점차 사용 시간을 늘리는 것이 바람직하다. 그러다 보면 명현 증세가 저절로 사라지면서 〈메디칼 싸이파워〉를 하기 전과 후를 비교했을 때 상당히 건강해진 것을 느낄 수 있다.

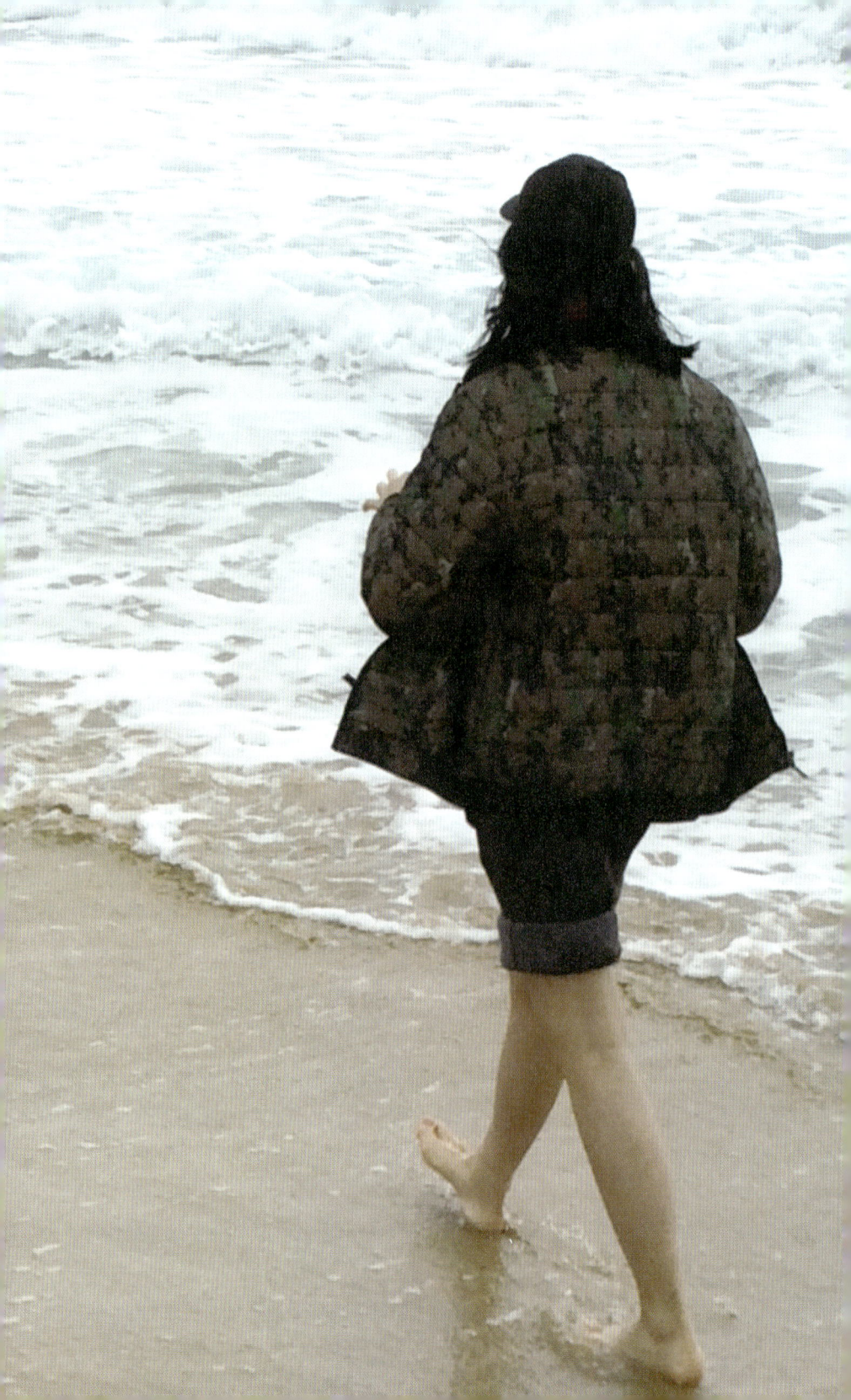

대체로 〈에코힐링〉을 통해 〈맨땅요법〉을 경험한 사람들 중에는 극소수가 다음과 같은 명현 반응이 있었다고 한다.

1. 만성 염증

섬유 근육통, 피로, 불안, 우울증이 있거나 약을 다량으로 복용하는 사람은 처음 〈맨땅용품〉에서 잠을 잘 때 〈불쾌감〉이나 〈감기〉 같은 증상을 느낄 수 있다. 이것은 〈맨땅요법〉으로 인한 명현 반응으로 〈독소 배출〉이 활발해졌기 때문이다. 또 감기 증상, 메스꺼움, 설사, 코피 등도 모두 명현 반응이다.

이때, 음식을 먹으면 〈명현현상〉은 저절로 없어진다. 그러므로 병이 아닌 것이다. 명현현상이 있을 경우에는 접지 시간을 줄여 하루 1시간부터 차츰 늘려 나가도록 한다.

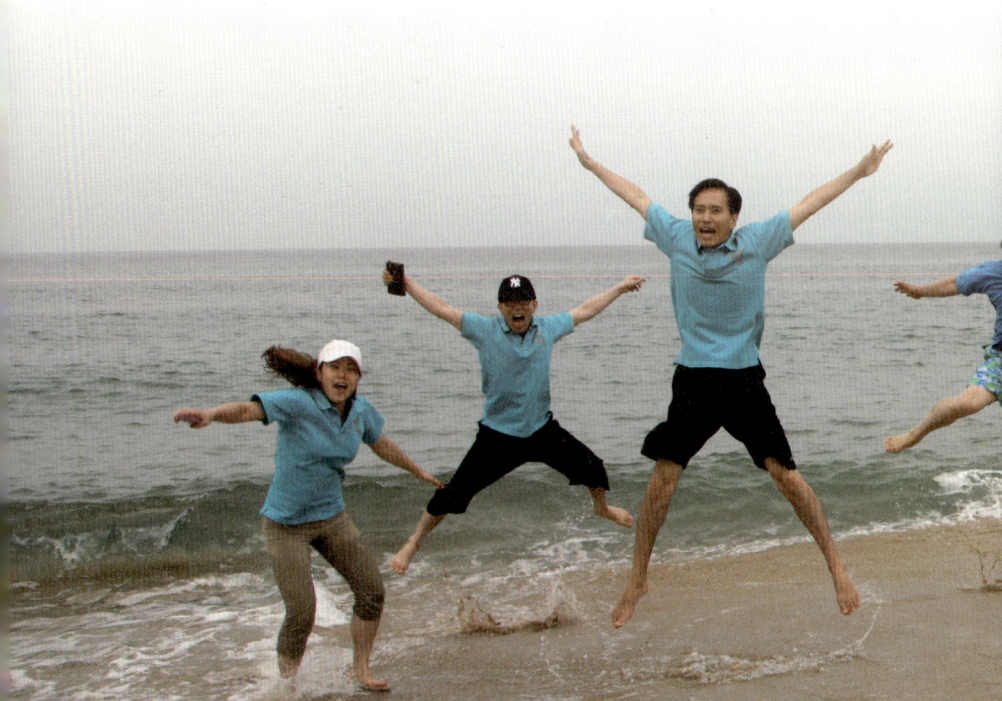

2. 찌릿찌릿한 느낌

밤에 〈맨땅용품〉으로 접지하면서 자면 처음 며칠 동안은 찌릿찌릿한 느낌이 있을 수 있다. 이것은 감전 사고가 아니라 땅 속에 있는 〈자연전자〉가 몸 안으로 유입되는 것을 몸이 느끼는 현상이다. 자연전자가 유입되면 정상화 작동, 재동기화 작동, 재활성화 작용이 시작된다. 〈맨땅용품〉은 접지만 할 뿐 전기와는 아무 상관이 없다. 그래서 이 느낌은 보통 몇 차례 이상 경험하고 나면 줄어들다 없어진다. 또, 한동안 〈맨땅용품〉 사용을 중단했다가 다시 시작하면 이런 느낌이 다시 올 수도 있다. 그리고 혈액순환이 나쁜 당뇨병 환자 등은 다리와 발 부위에 자연전자가 유입되면서 통증이 생길 수도 있다. 사지 말단이 아프거나 쥐가 나는 것처럼 느껴질 수도 있는 것이다.

또, 휴대폰이나 아이패드 등 전자제품을 손에 쥐고 〈맨땅용품〉을

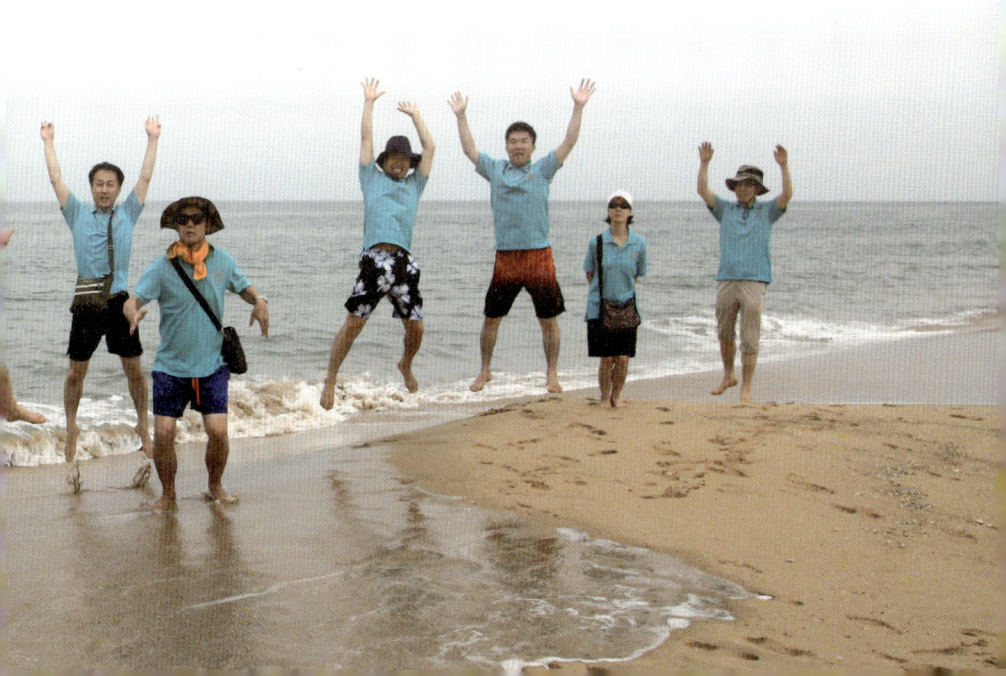

사용할 경우나, 전기장판 위에 〈맨땅용품〉을 깔고 잘 때 따갑도록 따끔따끔한 느낌이 있을 때가 있다. 물론 〈맨땅용품〉은 전기와는 무관하므로 감전현상은 절대 아니다. 단지 이때는 전자파나 정전기가 방전되는 현상이니 손에서 전자제품을 내려놓든지 아니면 전기장판을 사용하지 말아야 한다. 그래도 계속되면 전기 코드를 바꾸든지 아니면 다른 콘센트를 사용해 보라.

3. 남성은 혈액순환의 개선에 따라 발기가 잘될 수 있다

나이 많은 남성은 〈전립선 염증의 감소〉로 밤중에 소변보는 횟수가 줄어든다. 또 〈맨땅용품〉을 사용하면 아침에는 기분도 좋고 아픔도 덜하지만, 낮이 되면 아침보다 못한 경우가 있다. 이것은 〈맨땅요법〉이 불충분한 것으로 낮에도 접지를 하여 접지 시간을 늘려야 한다.

그 밖의 증세별 명현 현상을 요약하여 정리하면 다음과 같다.

명현현상	이유
열이 난다.(감기 증상과 비슷)	내 몸의 노폐물이 연소될 때 열이 난다.
근육통이 심하다.	면역력이 약하거나 간 기능이 약하다.
잠이 쏟아진다.(운전 조심)	신경이 약하거나 간 기능이 약하다.
눈곱이 끼거나 눈이 튀어 나올 것만 같다.	간, 신장이 약하다.
피부에 각질이 일어나거나 뾰루지가 난다.	독소들이 피부로 배출되고 있다.
머리가 멍하거나 아프다.	스트레스를 많이 받았거나 신경이 약하다.
방귀 냄새가 많이 나고 독하다.	대장의 독소가 나오고 있다.
소변이 자주 마렵다.	혈액의 찌꺼기가 나오고 있다.
말간 콧물이 나온다.	호흡기의 찌꺼기가 쏟아지고 있다.

명현현상은 질병의 종류와 상태에 따라서 반응이 다르게 나타나므로 미리 참고해 두는 것이 좋다. 증세별 세부반응은 다음과 같다.

내 몸이 안 좋은 곳	명현 반응	내 몸이 안 좋은 곳	명현 반응
산성체질	졸림, 목과 혀의 건조증, 빈뇨, 방귀 등	폐기능 쇠약	가래의 양이 증가하고, 노란색을 띤다.
고혈압	머리가 무겁고, 어지러운 증세가 1주일간 지속됨. 무기력함	축농증	콧물의 양이 많아지고 진해진다.
빈혈	경미하게 코피가 나기도 한다.	피부 과민	초기에는 피부 가려움증이 있다.
위기능 쇠약	가슴 부위 답답, 미열, 음식을 잘 먹을 수 없다.	신경과민	잠도 이룰 수 없고, 흥분되는 경우도 있다.
위궤양	위 부위가 아프고 답답한 느낌	적혈구 부족	코피가 나는 경우가 있다.
위하수	위 부위가 답답하고, 토하고 싶은 느낌이 든다.	백혈구 감소	입이 마르는 것 같고 꿈을 많이 꾸며 위가 불편하다.
장질환	설사를 하는 현상이 생긴다.	신경통	환부가 더 아플 수 있다.
간기능 쇠약	토하고 싶고, 피부가 가려우며, 발진이 생기는 경우도 있다.	통풍	무력감이나 통증이 올 수 있다.
간경화증	대변에 피 또는 핏덩어리가 섞여 나오는 경우가 있다.	요산과다	전신이 아프고 증상의 정도에 따라 예전과 다른 반응이 나올 수 있다.
신장병	단백질이 감소하며, 얼굴이 붓고 다리 부분에 경미한 부종 현상이 생긴다.	생리통	전신 무력감, 또는 통증이 올 수 있으며, 2-3일 만에 사라진다.
당뇨	배설되는 당분의 농도가 일시적으로 증가하고 수족이 부어 오르며 무기력한 증세가 있다.	치질	변에 피가 섞여 나올 수 있다.
여드름	초기에는 조금 더 증가하나 곧 사라진다.	만성 기관지 염증	입안이 마르고 구토가 나며 어지럽고 가래를 쉽게 뱉을 수 없다.

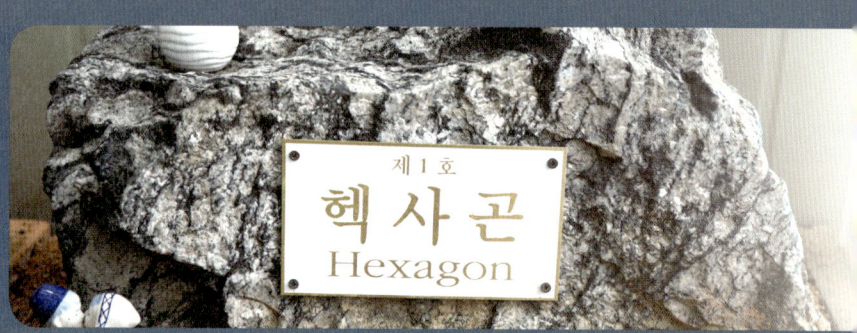

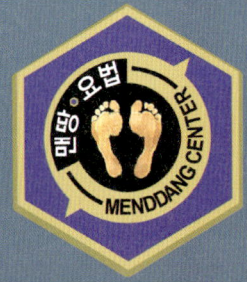

PART _08

건강의 안전지대

건강의 안전지대

바람이 빠진 공을 따뜻한 곳에 놓아두면 공은 곧 팽팽하게 불어난다. 그러다 다시 차가운 곳에 놔두면 또다시 쭈글쭈글하게 줄어든다. 결국 공은 계속 따뜻한 곳에 놔두면 터져버리고, 계속 차가운 곳에 놔두면 쭈그러져 못쓰게 된다. 이렇게 터지기 직전의 상태에서 쭈그러져 공의 가치가 없어지기 직전의 상태까지를 〈우주의 안전 범위〉라고 한다. 그리고 사실 우주는 지금도 그와 같은 수축과 팽창을 계속하고 있다. 어쩌면 수축과 팽창이라는 작용을 통해 자신을 보존하고 있는지도 모른다.

그렇다고 에너지의 양이 늘거나 줄어드는 것은 절대 아니다. 공이 커졌다 줄어들어도 그 안의 공기는 일정한 것이다. 이것을 〈질량불변의 법칙〉이라고 한다. 그래서 우주가 커지거나 줄어들어도 그 내용물의 세계는 변함없이 일정한 것이다. 이 말을 넓게 해석하면, 우리는 결코 죽어 없어지는 것이 아니라는 뜻이다.

수축과 팽창은 사실 아프락사스의 작용이다. 서로 다른 성질이 함께 있기 때문에 벌어지는 작용이다. 밀어내는 척력을 통해 팽창하고, 끌어당기는 인력을 통해 수축한다. 그래서 이와 같은 〈우주의 안전범위〉를 〈아프락사스의 공〉이라고 부른다. 그리고 그 범주는 황금률의 팽창 7 : 수축 3이다. 피조물의 경우는 수축 7 : 팽창 3이다.

〈맨땅요법〉을 통해 몸속의 정전기를 빼내고 또 땅으로부터 자연전자를 공급 받는 이유는 우리 몸속의 질병을 예방하고 또 치유하기 위함이다. 망가질 수 있는 몸을 사전에 예방하고 또 망가진 몸은 망가지기 이전 상태로 되돌려 놓는 것이 〈에코힐링〉이지만, 그렇다고 〈에코힐링〉이 〈건강〉의 주역은 아니다. 그렇다면 우리 몸의 건강을 주도하고 있는 주인공은 과연 무엇일까? 〈불로장생〉의 〈마스터키〉는 누가 쥐고 있는 것일까?

그렇다! 그 첫 번째 주인공은 바로 〈영혼〉이다. 〈자의식〉이 〈나〉의 주인이라면 〈영혼〉은 〈인생〉의 주인인 것이다. 그리고 〈영혼〉은 〈칠성좌〉의 핵심이다. 자의식은 〈있는 마음〉이니까 〈이렇다, 저렇다〉 말을 할 수 있지만 영혼은 〈움직이는 마음〉이라 〈어떻다〉고 말을 할 수가 없다. 쉽게 말하면 자의식은 〈나는 취미가 무엇이고 무엇을 좋아하며 성격이 어떻다〉는 등 설명을 할 수가 있지만 영혼은 7성좌에 의해 반응하고 행동할 뿐 뭐라고 할 말이 없는 것이다. 중요한 것은, 자의식은 주변 환경에 의해 스스로 변할 수가 있지만, 영혼은 한번

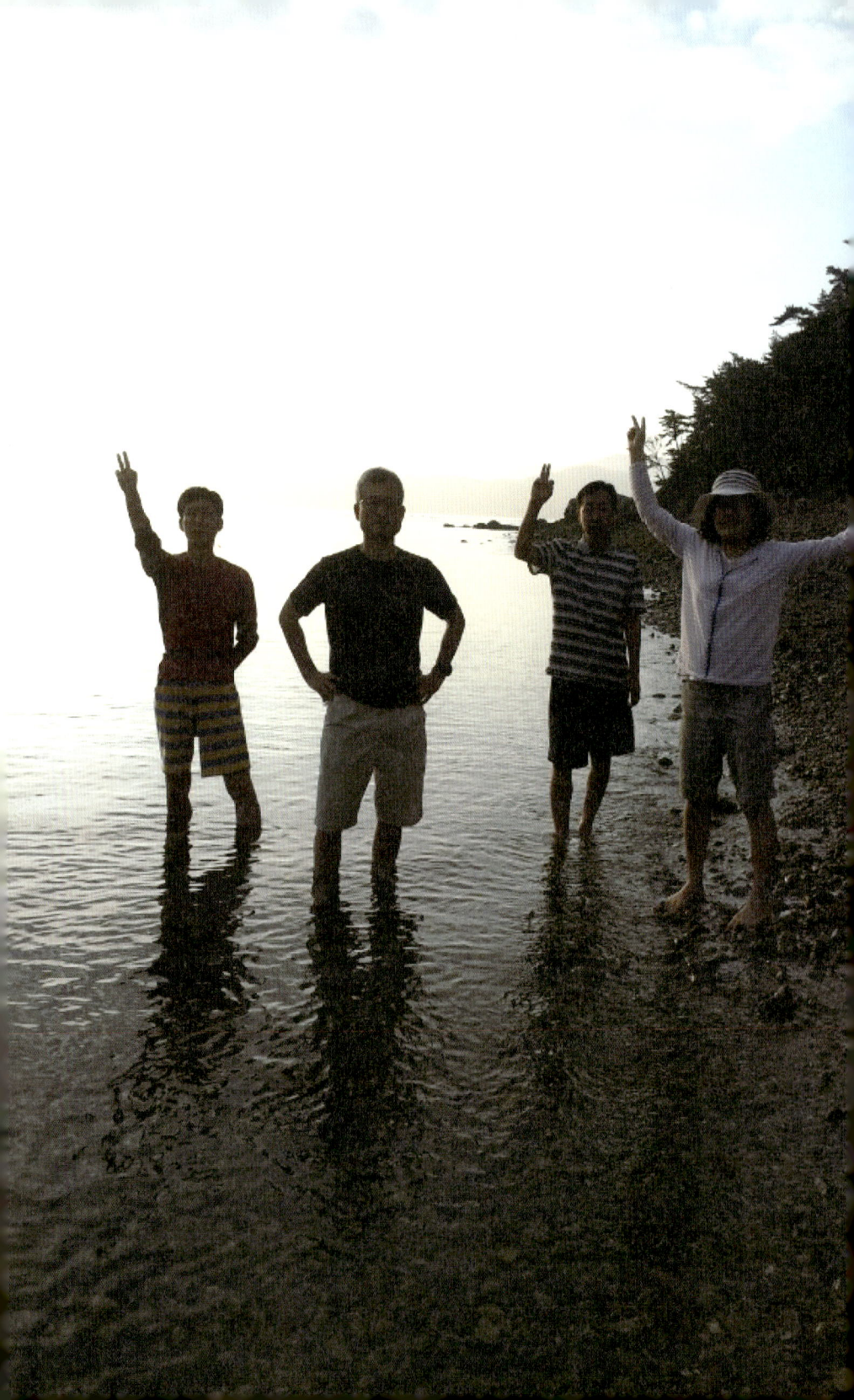

인식하면 영원토록 변함없이, 그리고 철저히 그 상태를 지킨다는 것이다. 이 말을 바꿔 말하면, 자의식은 세상이 변하면 내가 바뀌는 〈수동역受動易〉이라면, 영혼은 내가 하면 세상이 바뀌는 〈능동역能動易〉이라는 뜻이다. 예를 들면, 자의식은 현재 기분이 좋더라도 갑자기 좋지 않은 소식을 들으면 우울해질 수 있지만, 영혼은 외부 환경의 영향과 상관없이 스스로 설정된 값만 꾸준히 해나가는 것이다. 이른바 기분이 없다. 기분이란, 주변 환경에 따라 변하는 기운을 말한다. 이것을 물리학적으로 표현하면 자의식은 수평적 파동의 세계에 살지만, 영혼은 수직적 파동의 세계에 사는 것이다.

슬픈 노래를 좋아하는 사람은 영혼이 〈슬픔〉을 즐기는 것이다. 경쾌한 노래를 좋아하는 사람은 영혼이 〈즐거움〉을 좋아하는 것이다. 〈악〉을 거부하는 사람은 영혼이 〈선〉하기 때문이며, 〈부〉를 꿈꾸는 사람은 영혼이 부자이기 때문이다. 영혼이 공부하고 싶지 않은 아이는 〈공부해라! 공부해라!〉 하고 다그쳐도 성적이 오르지 않는다. 〈맨땅요법이 몸에 좋으니 하시오!〉 해도 사람들은 쉽게 따라하지 않는다. 그래서 지금 이렇게 여러분의 영혼이 해야 할 필요를 느끼게 하기 위해 설명하는 것이다. 그리고 영혼은 움직이는 〈나〉이기 때문에 그렇게 정해진 대로 인생은 흘러간다. 불치병에 걸린 사람은 영혼 속에 병이 있기 때문이며, 아무리 심한 병에 걸렸다 하더라도 낫는 사람은 영혼 속에 병이 없기 때문이다. 그래서 영혼은 곧 우리의 인생인 것이다.

〈사람 팔자 알 수 없다〉고 말하는 것은 바꿔 말하면 영혼이 수직적 파동이라 보이지 않아 파악하기 힘들다는 뜻이다. 그래서 훌륭한 인생을 만들기 위해서는 영혼을 교육시키고 영혼을 움직일 수 있는 능력이 필요하다. 영혼을 움직이는 자의식의 방법을 〈5대로〉라고 한다. 영혼이 풍요로우면 부자가 되고, 영혼이 즐거우면 건강하고, 영혼이 전체적이면 지도자가 되고, 영혼이 활동적이면 성공할 수 있지만 그렇지 않으면 결과 또한 그 반대가 된다. 이렇게 인생은 영혼에 의해 나타나는 것이다.

  자의식은 할 일이 있어도 게으름을 피우든가 핑계를 내세워 흐지부지 끝내지만, 영혼은 해야 할 일이 있으면 즉시 처리하고 현실적으로 완벽하게 끝낸다. 그리고 그렇게 완성된 것을 확인하고 난 뒤에야 마음을 놓는다. 영혼이 한번 믿으면 믿는 대로 되고, 남이 뭐라 하든 그 믿음이 흔들리지 않는다. 또 자의식은 이득을 위해 눈치를 보거나 망설이며 변할 수 있지만, 영혼은 스스로 결정한 결과를 위해 선택하기 때문에 〈현시안現視眼〉을 통해 있는 현실을 냉철하게 살핀다. 자의식은 분위기에 따라 기분도 〈이랬다, 저랬다〉 변하지만, 영혼은 외부 환경의 영향과 상관없이 스스로 설정된 값만 꾸준히 해나간다.

  〈즐거운 영혼〉은 건강하게 진취적인 삶을 살고 〈슬픈 영혼〉은 일찍 죽는다. 그래서 병든 몸은 치료할 수 있으나 병든 영혼은 치료하기 힘든 것이다. 영혼이 병들면 우주는 〈락〉의 원칙에 의해 그 영혼의 인생을 아프게 만드는 것이다. 반면에 영혼이 즐겁게 희망을 갖고 있으면 우주는 그 대가로 〈건강〉과 〈성취〉를 안겨준다. 그러므로 영혼은 항상 우주처럼 즐겁게 파동 쳐야 한다. 왜냐하면 그 즐거움의 대가가 곧 건강이기 때문이다.

슬픈 노래는 부르지도 말고, 듣지도 말고, 만들지도 말라. 영혼 속에 슬픔이 자리 잡으면 미래는 반드시 슬픈 일이 생기게 된다. 왜냐하면 우주는 〈락의 원칙〉이 있어서 그 파장과 똑같은 현실을 〈공명현상〉을 통해 불러들이기 때문이다. 그러므로 항상 즐겁고 경쾌한 파동만을 즐겨라. 그러면 그 파장대로 인생이 나타날 것이다. 〈간~다, 간~다〉 하며 슬픈 노래를 부르는 가수는, 지금 우주가 그리로 보내고 있다는 사실을 알지 못한다. 단지 그렇게 죽을 뿐이다. 〈죽음〉이 있기에 슬픔이 있고 슬픔이 있기에 죽는다. 그래서 슬픔은 〈죽음〉의 씨앗인 것이다.

진정으로 〈건강〉하게 〈행복〉을 누리면서 살기 위해서는 영혼이 먼저 건강해야 한다. 그러나 대부분의 사람들은 그렇게 살지 못하고 있다. 그 이유는 바로 〈자의식〉 때문이다. 〈자의식〉이 영혼을 병들게 하는 것이다. 혹시 주변에 병으로 앓고 있는 사람을 보더라도 그 사람을 도와줄망정 그 사람의 〈병〉과 자신은 아무런 상관이 없다고 믿으라. 덕산 선사처럼 몸은 아프더라도 〈영혼〉은 건강해야 한다. 〈영혼〉의 건강! 이것이 바로 모든 병을 물리칠 수 있는 최고의 〈마스터키〉인 것이다.

영혼을 움직이는 5대로

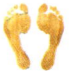

영혼은 자의식이 아니기 때문에 쉽게 그 상태를 바꿀 수가 없다. 쉽게 말할 수 있는 〈마음〉은 곧 자의식이기 때문에 보고 들으며 배울 수 있지만, 영혼은 〈칠성좌〉의 기능에 의해 받아들이느냐 거부하느냐만 있을 뿐 쉽게 바뀌지 않는다. 그래서 자의식은 변덕쟁이, 영혼은 고집불통이라고 한다. 그러나 입자는 곧 파동이며, 자의식과 영혼은 아프락사스의 한 몸이기 때문에 〈자의식〉을 통해 영혼을 움직일 수는 있다. 이 통로를 〈5대로〉라고 한다.

일단 영혼이 쉽게 움직이지 않는 원인을 살펴보자. 그것은 자의식이 방해를 하고 있기 때문이다. 자의식은 할 생각은 하지 않고 과거의 지식을 토대로 하여 〈과연 될 수 있을까?〉 하는 식으로 영혼이 움직일 수 없도록 부정적 견해를 내놓는 것이다. 그래서 흔한 말로 〈긍정적 사고방식〉 따위의 말들이 나오는 것이다. 긍정적 사고방식이란,

쉽게 말하면 영혼을 움직여 활동할 수 있게 하는 생각이란 뜻이다. 그래서 일단 자의식이 부정할 수 없도록 충분히 이해를 시켜야 한다. 이것이 곧 〈학습〉이다. 계속해서 학습을 하면 자의식은 〈존재의 원칙〉을 통해 그것을 받아들인다. 지금 여러분이 이 글을 읽고 〈그래, 맞는 말이야!〉 하면서 이해를 했다면, 다음번 생각은 〈그렇다면 나도 한 번 해봐야지.〉 하는 행동을 하게 된다. 이렇게 자의식이 인식을 하면 영혼은 곧 행동을 취한다. 이것이 자의식을 통해 영혼을 움직이는 기본 원리이다.

〈맨땅요법〉이 아무리 좋아도 사람들이 따라하지 않는다면 그것은 아직 자의식 속에 맨땅요법이 좋은 이유가 입력되지 않았기 때문이다. 그러나 여러분에 의해 맨땅요법이 좋다는 것이 알려지면 그때는 너 나 할 것 없이 모두 따라하게 될 것이다. 이렇게 하고 안 하는 것은 〈자의식〉이 수긍을 하느냐, 안 하느냐에 따른 영혼의 움직임인 것이다. 매스컴이 주는 위력도 이와 같다. 그것이 사실과 다르더라도 계속해서 방송을 통해 보고 들으면 그렇다고 인정하게 된다. 일종의 존재의 원칙이다.

사실 맨땅요법은 건강할 때 하는 것이 제일 좋다. 아무리 건강한 사람도 알고 보면 여기저기 문제점이 많이 있다. 아직 드러나지 않아서 건강해 보일 뿐이지 그렇지 않은 경우가 대부분이다. 그래서 맨땅요법을 해야 한다. 그러면 아플 수 있는 증세가 하나둘씩 사라지는 것이다. 그러나 사람들은 이런 말에 귀 기울이지 않는다. 나도 산에

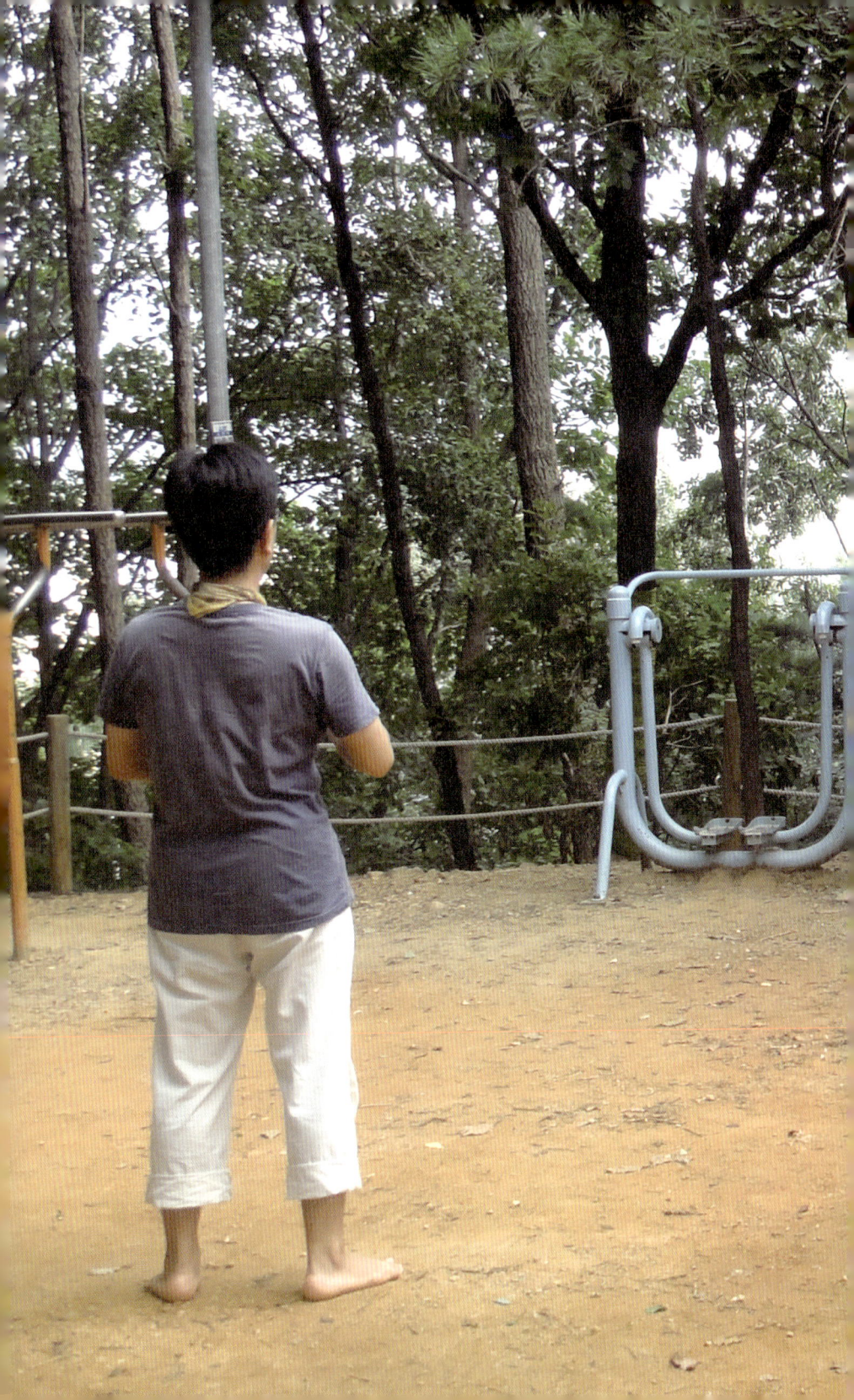

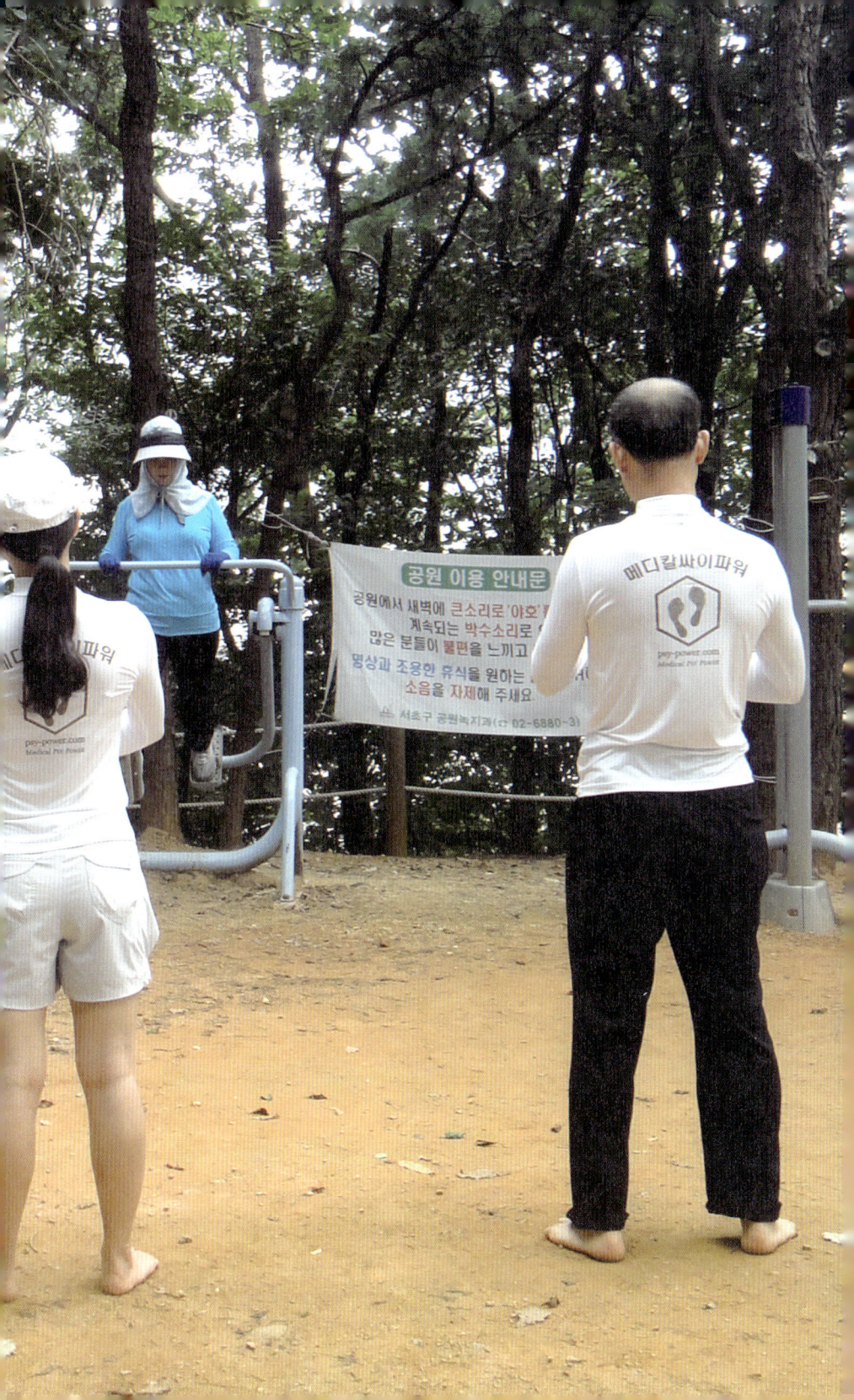

있을 때는 오히려 아픈 몸이 자랑스러웠다. 그러다 진짜 아픔이 왔을 때 그때는 〈맨땅요법〉이 구세주처럼 다가오는 것이다.

〈제로보드〉란, 자의식과 우주심의 힘이 비슷한 상태를 말한다. 생각이 없고 어찌 보면 〈멍〉한 상태와 비슷한 경지다. 많은 명상가들이 찾고자 하는 마음 상태가 바로 이것이다. 이때의 뇌파는 〈세타파 θ波〉 상태에 가깝다. 세타파는 쉽게 말하면 제로선상에 있는 파장이다. 그렇다고 이 상태를 너무 어렵게 생각하지는 말라. 그러면 정말 어렵게 된다. 명상가들이 높은 경지라고 해서 어렵게 받아들이면 결코 쉽게 되지 않는다. 사실 세타파 상태는 우리가 잠을 잘 때마다 항상 경험하고 있는 세계다. 또 호흡을 할 때도 마시고 뱉는 중간에 나타나는 호흡정지 상태가 곧 〈제로보드〉 상태다. 그러니 대수롭지 않게 생각하라. 그러면 순간 자의식의 희망이 우주심 쪽으로 넘어간다. 이렇게 〈자신감〉은 자의식의 거부를 물리치고 『싸이파워』를 일으키는 영혼의 힘인 것이다. 자신감은 제3성좌에 의해 일어난다.

학습에 의해 자의식이 충분히 인식하면 그 순간 곧 영혼을 움직인다. 이것은 이미 〈세타파〉를 통해 자의식의 뜻이 영혼으로 전달되었기 때문이다. 이미 〈제로보드〉를 통과한 것이다. 이렇게 자의식 안에서 일어나는 생각이 자기도 모르게 〈제로보드〉를 통과해 영혼에 전달되는 통로는 다섯 가지가 있다. 그 다섯 가지 통로를 〈5대로〉라고 한다.

〈5대로〉는 자의식 안에 마음먹은 뜻을 영혼에 전달하기 위한 다섯 가지 통로이다. 이 다섯 가지 통로는 〈정한 대로 된다〉, 〈택한 대로 된다〉, 〈믿는 대로 된다〉, 〈말한 대로 된다〉 그리고 〈욕한 대로 된다〉가 바로 그것이다. 이렇게 정하고, 택하며, 믿고, 말하거나 욕하면, 그것이 숨을 쉬는 순간이나 잠을 자는 동안에 순간적으로 영혼에 전달되는 것이다. 그러면 그 사람의 미래는 그리로 가게 된다. 미래란 이렇게 영혼이 가고자 하는 세계인 것이다. 지금 여러분의 처지는 곧 여러분의 영혼이 택해서 온 것이다.

먼저, 〈정한 대로〉는 프로가 아니면 쉽게 할 수 없다. 그렇다고 어렵게 생각하지 말라. 왜냐하면 프로란 결국 여러 번 하다보면 〈존재의 원칙〉에 의해 영혼이 저절로 하는 것이기 때문이다. 만차인 주차장에 들어갈 때 〈나는 꼭 주차를 한다〉고 마음에 정하고 들어가는 순간 차가 한 대 빠져나왔다면 그것이 바로 〈정한 대로〉 된 것이다. 또 만원 지하철을 탈 때, 〈꼭 앉는다〉고 마음에 정하고 들어가는 순간 앞 사람이 벌떡 일어났다면, 그것 또한 정한 대로 된 것이다. 그러므로 정하라! 〈나는 항상 즐겁고 활력이 넘친다!〉라고. 그러면 건강해질 것이다.

그러나 〈건강해야지〉 하고 건강을 염려하지는 말라. 왜냐하면 〈건강〉이란 사실 이 세상에 없는 것이다. 이 말은 아주 쉬운 말인데 얼핏 들으면 이해가 잘 되지 않는다. 마음을 비우고 생각해 보라. 이 세상에 건강은 없다. 단지 질병이 있을 뿐이다. 그래서 건강이란 바꿔 말하면 질병이 없는 상태인 것이다. 결국 건강은 질병이 있기 때문에

〈그렇지 않다〉는 뜻으로 만들어진 말이지 그 자체는 없는 것이다. 질병이 있을 뿐 건강은 없는 것이다. 그래서 건강을 원하면 영혼은 우주에 없는 건강을 가져와야 하기 때문에 〈염려〉를 하게 된다. 그러면 결과적으로 〈염려〉가 또 다른 근심을 불러들여 새로운 질병을 가져온다. 그래서 결과적으로 진짜 건강을 원한다면 마음은 〈즐거움〉을 선택해야 한다. 왜냐하면 즐겁게 활동하면 그것이 바로 〈건강〉이기 때문이다.

〈택한 대로〉는 자신과의 약속이다. 결코 눈치를 보거나 상황을 살펴 택하지 말라. 세상은 수없이 많은 여러 가지가 존재하는 것 같지만, 사실 내 영혼이 선택하지 않으면 나와는 아무런 상관이 없는 것이다. 그저 바탕화면에 깔려 있는 배경화면에 불과하다. 그래서 일일이 배경화면에 신경 쓸 필요가 없다. 관심을 갖고 신경을 쓰면 그 순간 영혼이 개입하여 나의 인생에 들어온다. 그러나 관심을 갖지 않으면 그 세계는 나와 아무런 상관이 없는 것이다. 그래서 대통령이 되고 싶으면 처음부터 대통령을 선택하라. 누가 뭐라고 하든 신경 쓰지 말라. 그리고 대통령이 되기 위해 할 수 있는 일에 최선을 다해 하라. 자신이 대통령이 되는 것에 대해 마음의 쑥스러움이 전혀 없으면 그때 대통령이 될 것이다. 이렇게 배경화면과 상관없이 자신의 내면세계에서 일어나는 파장을 〈수직적 사고방식〉이라 한다. 그러나 마음 약해서 배경화면에 깔려 있는 9급 공무원부터 시작하는 사람은 대통령이 될 수 없다. 길은 밖에 있는 것이 아니라 자신의 내면 속에 있는 것이다. 영혼이 대통령이 되길 원하면 대통령이 되는 것이다. 자의식이 원하면 남의 눈치를 보게 되고 〈안 되면 어쩌나〉 하는 불안감 때문에 자기 수준에 맞는 밑바닥부터 시작하게 된다. 그러면 영혼은 밑바닥 세계를 선택하여 인생을 바닥에서 살게 하는 것이다. 자의식은 되려는 마음보다 두려움이 먼저 앞서기 때문이다.

택한 대로는 인생에 매우 중요한 〈각오〉이기도 하다. 스스로 자신의 인생을 선택하는 길이기 때문이다. 커피를 좋아하다 못해 사랑하는 사람이 있는 반면, 커피를 쓰다고 하며 꼴도 보기 싫어하는 사람도 있다. 커피를 싫어하는 사람이 커피에 대해 연구를 하면 틀림없이 그 결론은 〈커피가 인체에 끼치는 해〉라고 하는, 몸에 해로운 이유를 찾아낼 것이다. 반면에 커피를 좋아하는 사람이 커피에 대해 연구를 하면 그 결과는 틀림없이 〈커피를 꼭 마셔야 하는 이유〉라고 하는, 몸에 이로운 점을 발견할 것이다. 어차피 세상은 〈아프락사스〉로 모든 존재는 서로 상대적이기 때문이다. 여기서 중요한 것은 〈이롭다〉와 〈해롭다〉는 결과가 아니라 선택이라는 점이다. 스스로 택한 대로 결론에 도달하는 것이다. 성공과 실패 역시 결과가 아니고 선택이며, 건강과 질병 역시 선택인 것이다. 물론 커피가 몸에 이롭다고 하여 무턱대고 많이 마시면 〈아프락사스의 공〉을 넘어 그때도 역시 마찬가지로 〈해〉가 된다. 택한 대로는 그것이 옳건 그르건 상관없이 그렇게 스스로 택한 방향으로 이루어지는 것이다. 마음이 택한 곳으로 〈제로지대〉의 우주심이 흘러가면 결과는 그렇게 택한 대로 나타나는 것이다. 그래서 〈아프지 말아야지〉 하는 〈염려〉를 하게 되면 그 사람의 인생에는 〈병〉이 나타난다. 〈5대로〉는 인생을 만들어 내는 메커니즘이기 때문에 설사 〈맨땅요법〉을 열심히 한다 하더라도 건강에

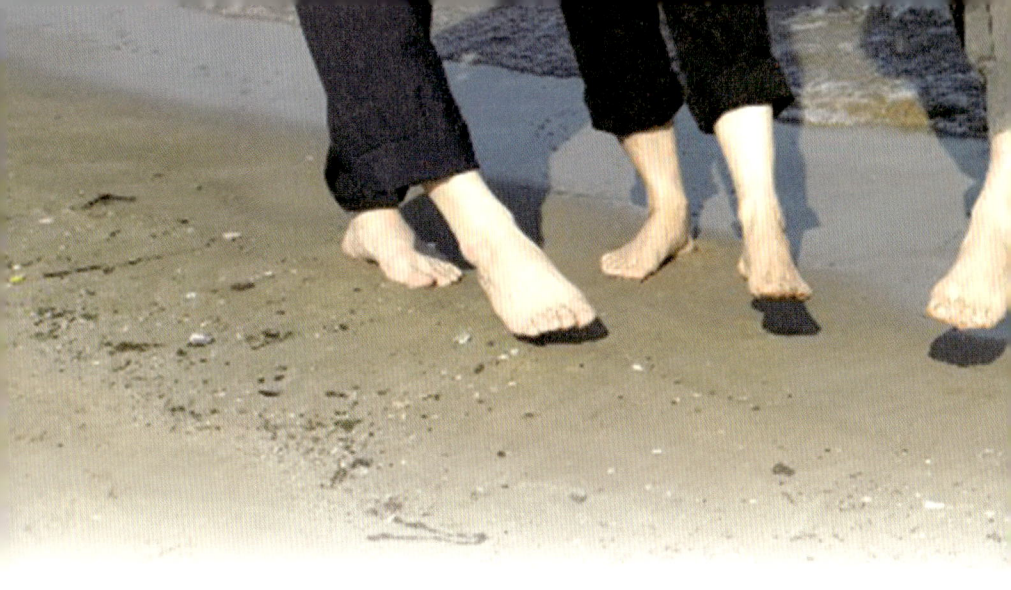

대한 염려를 갖고 있으면 어쩔 수 없이 환자가 되어야 하는 것이다. 그러므로 항상 즐겁고 유쾌하게 사는 모습을 선택하라. 건강하게 뛰어놀면서 즐겁게 사는 미래를 그려라. 그러면 〈제로지대〉의 우주심은 그와 같은 인생을 창조할 것이다. 건강한 인생 또한 〈택한 대로〉 되는 것이다. 그리고 이렇게 즐거운 인생을 지켜주는 것이 바로 〈맨땅요법〉이다.

늙어서도 특별한 불편함이 없이 건강하게 사는 분들이 있다. 이 분들의 공통점은 대부분 내일 할 일이 있는 사람들이라는 것이다. 스스로 선택한 계획이 있는 것이다. 이렇게 영혼이 해야 할 일이 있으면 결코 그 기운이 쇠하는 법이 없다. 왜냐하면 영혼은 그 자체가 우주의 힘이기 때문이다. 그리고 이때 하는 맨땅요법은 신체에 막강한 기력을 불어넣어 준다. 건강한 영혼이 건강한 신체 활동을 하는 것이다.

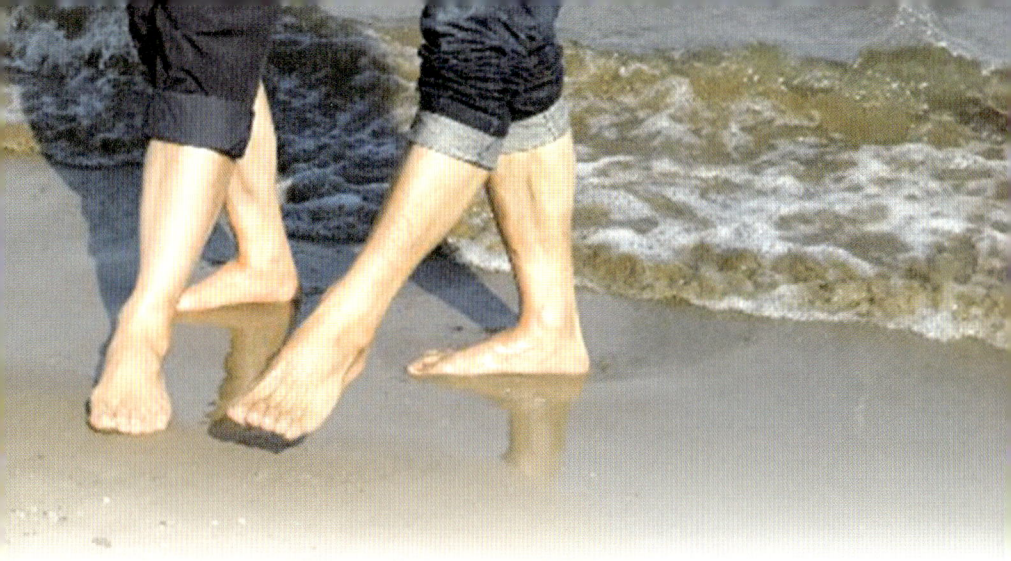

〈정한 대로〉와 〈택한 대로〉는 주의할 점이 있다. 나머지 세 〈대로〉는 자의식의 방해가 없지만, 이 두 〈대로〉는 자의식이 함께 작용하여 자꾸 자의식의 욕심으로 하려고 하기 때문이다. 예를 들면, 주차장에 차를 세워놓기 위해서는 마음 안에 차를 주차시키는 〈이미지〉를 떠올려야 한다. 진짜 원하는 것은 차를 주차시키는 것이다. 들어갈 때 차가 나오는 것은 원하는 최종 목표가 아니다. 최종 목표는 주차장에 차를 〈주차〉시키는 것이다. 때문에 마음에 정할 때는 최종 목표인 차를 주차시키는 그림을 떠올려야 한다. 만원 지하철에 탈 때도 좌석에 앉는 그림을 그려야 한다. 누군가 일어서주길 바라는 마음은 최종 목표가 아니다. 영혼 속에 넣어야 할 것은 이렇게 최종 목표여야 한다. 그래야 영혼은 미래에 그 목표를 실현하는 것이다. 대통령이 되길 원하면 청와대 안에서 집무 보는 장면이나 경호를 받으며 청와대에 들어가는 장면 등을 떠올려야 한다. 투표하는 장면이나 공무원으로 진급하는 생각을 꿈꾸면 절대로 대통령이 될 수 없다. 영혼이 도달해야 할 최종 목표를 미리 영혼 속에 〈정〉하거나 〈택〉하는 것이 바로 〈정한 대로〉와 〈택한 대로〉인 것이다.

〈말이 씨가 된다〉는 말이 있다. 이때의 말은 곧 영혼이 한 말이다. 영혼은 생각이 없다. 그래서 무심결에 내뱉듯이 하는 것이다. 그러면 그렇게 된다. 이유는 이미 여러분이 잘 알고 있을 것이다. 중요한 것은 이처럼 무심결에 하지 않더라도 의도적으로 자꾸 반복해서 하면 실제로 그렇게 된다는 것이다. 계속해서 자꾸 원하는 최종 목표를 말하면 〈존재의 원칙〉에 의해 최종 목표가 영혼 속에 자리 잡게 된다. 그러면 이미 그곳으로 가고 있는 중이다. 단 원하는 목표가 중간에 자꾸 바뀌면 그것은 영혼 속에 각인되어 있지 않다는 뜻이다. 그러면 되지 않는다. 이것이 〈말한 대로 된다〉이다. 일본에 〈고토다마言靈〉라는 말이 있다. 말 안에 영혼이 깃들어 있다는 뜻이다. 그래서 확신에 찬 말을 하면 현실이 그 뒤를 따라온다고 한다. 1999년 7월, 일본에서 가장 큰 호수인 〈비와 호〉 주변에 350명 정도의 사람들이 모였다. 그들은 〈비와 호〉의 물이 깨끗해지면 일본 전체의 물이 깨끗해진다고 하는 옛말을 믿는 사람들이었다. 그리고 더러워진 호수가 〈깨끗해졌다〉고 강하게 말을 하였다. 그로부터 한 달 뒤 수면을 덮고 있던 악취를 풍기는 녹조가 사라졌다고 그곳 교토신문은 8월 27일자로 크게 보도하였다. 중간 과정은 무시하고 원하는 최종 목표만을 말하라. 그러면 영혼이 알아서 목표가 이루어지도록 할 것이다. 무심결에 툭하고 내뱉은 말, 그것은 생각 없는 영혼의 〈결론〉이었던 것이다.

아무런 의심 없이 간절히 바랐거나, 왠지 될 것 같은 기분이 드는 것은 반드시 그렇게 된다. 이것을 〈믿는 대로 된다〉고 한다. 훌륭하다고 믿고 있는 의사가 내려준 처방은 그것이 가짜라 하더라도 시키는 대로 하면 반드시 낫는다. 이것을 플라시보 placebo 효과라고 한다. 믿는 자기 심정이 그와 같은 효과를 만들어낸 것이다. 그래서 종교도 〈믿음〉을 강조하는 것이다. 이 말은 당연히 될 일도 의심을 하면 안 된다는 말이기도 하다. 의심하는 자의식이 방해를 하고 있기 때문이다. 이렇게 자의식과 영혼의 작용은 어마어마하게 서로 다른 결과를 만들어낸다. 그래서 믿는 대로 되기 위해서는 당연히 바라는 목표가 이루어진다는 기대감을 갖고 최선을 다해야 한다. 믿음은 곧 된다는 자신감과 같기 때문이다. 자신감은 곧 부정하는 자의식을 억누르는 힘이다. 그리고 진정한 믿음은 될 것 같은 기분일 뿐 믿음조차 없는 것이다. 그래야만 영혼이 편안하게 원하는 것을 해낸다. 믿음은 이미 최종 결론이다. 죽어라 하는 노력도 믿음을 이길 수는 없다. 왜냐하면 믿음은 이미 결과이기 때문이다.

단, 될 것 같다 하여 미리 다른 사람에게 말하거나 기뻐하지 말라. 왜냐하면 말하는 순간 끌어오는 힘이 빠져버려 무산되기 때문이다. 이것을 〈천기누설 天機漏泄〉이라고 한다. 결국 〈믿는 대로〉는 시작에서 결과로 가는 것이 아니라 결과에서 시작하는 것이다. 한마디로 끝에서 시작하는 것이다. 이렇게 영혼이 결과를 품고 현실에서 시작하는 것, 그것이 곧 〈믿는 대로 된다〉이다.

자의식을 통해 『싸이파워』가 이루어지기 위한 최선의 방법도 바로 이 〈믿는 대로〉이다. 설명을 듣고, 그 내용을 이해하여 알면, 믿음이 생겨서, 된다는 기대를 하게 되고, 기대하는 마음을 갖고 아는 대로 행하면 그 결과는 기대하는 대로 이루어지는 것이다. 이것을 〈돈스텝6Done step six〉라고 한다. 보거나 듣고, 이해하여 알며, 믿고, 기대하며, 하면, 된다는 자의식의 여섯 단계, 『싸이파워』 원칙이다. 예를 들면 『싸이파워』 체조에서 접시돌리기를 하면 관절염이 나을 수 있다는 설명을 듣고, 그럴 수도 있겠다는 내용을 이해한 뒤, 그렇게 된다는 믿음을 갖고, 낫는 상태를 기대하며 접시돌리기를 하면 실제로 낫게 되는 것이다. 또, 맨땅요법 강의를 듣고 자연전자와 정전기, 전자파의 관계를 이해한 뒤, 모든 병이 저절로 없어진다는 믿음을 갖고, 건강한 몸과 마음을 기대하며 책에 나와 있는 대로 하루에 1시간 반씩 전도율이 좋은 장소를 찾아 맨땅요법을 하면 실제로 온갖 병이 저절로 사라져서 건강을 찾게 되는 것이다. 이것을 〈돈스텝식스〉라고 하며 〈믿는 대로 된다〉의 매우 중요한 단계인 것이다.

서울에 사는 50대 어떤 남자분이 접지공사를 의뢰하여 육각나라 접지 팀이 접지 공사를 해 주고 왔다. 그때 그분은 〈맨땅신발〉도 함께 주문을 하였다. 그렇게 〈맨땅신발〉과 함께 접지 공사를 하더니 잠도 잘 오고 효과가 좋았던 모양이다. 그래서 며칠 후 다른 방도 접지를 하고 싶다고 하며 또 접지 공사를 의뢰하였다. 그래서 접지 팀이 다시 접지 공사를 해주러 갔다. 육각나라의 〈맨땅신발〉은 누구나 쉽게 구입해서 사용할 수 있도록 하기 위해 저렴한 가격으로 만든 제품이다. 결코 귀한 소장품이 아닌 것이다. 그런데 접지 팀은 깜짝 놀랐다. 그 분은 〈맨땅신발〉을 집 안에서 신고 있었던 것이다. 그래서 〈이

신발은 땅과 접촉하지 않으면 효과가 없다〉는 설명을 하며 〈왜 이 신발을 실내에서 신고 있느냐?〉고 물었다. 그때 그 분은 "몇 년 동안 앓아오던 허리 디스크를 실내에서 이 신발을 신고 고쳤다"고 하였다. 이 신발을 신었더니 갑자기 허리가 끊어져 나가듯이 아프더니 허리의 통증이 싹 가셨다는 것이다. 그래서 이분은 외출을 할 때도 사진처럼 아주 소중하게 〈맨땅신발〉을 곱게 실내에 벗어 놓고 나간다. 이 신발을 신으면 〈온 몸이 나을 것만 같은 기분〉이 고질병을 해결해 준 것

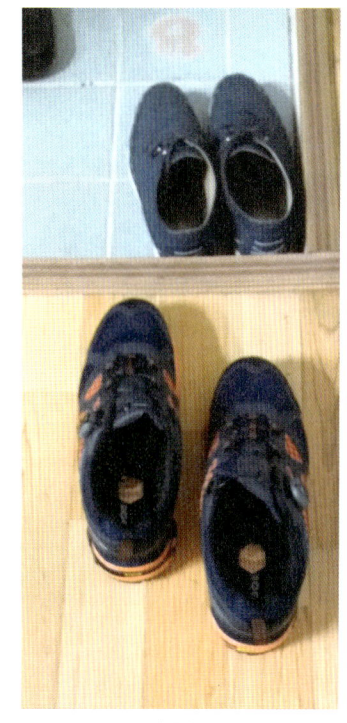

맨땅신발

이다. 의사들은 이렇게 낫기 위한 작용을 하는 DNA가 〈영혼이 일으키는 것은 아닌가?〉 하고 생각하는 사람도 있다. 그렇지 않으면 달리 설명할 수 없기 때문이다.

〈끝에서 시작하라〉. 덕산 선사는 몸이 아팠을 뿐, 그의 영혼은 건강했던 것이다. 건강한 영혼 앞에 아픈 몸은 나을 수밖에 없다.

끝으로 〈욕한 대로〉가 있다. 이 〈욕한 대로〉는, 〈말한 대로〉와 〈믿는 대로〉가 합쳐진 아주 막강한 위력을 행사하는 파동이다. 특히 〈욕한 대로〉는, 상대방 역시 피해를 입을 수도 있지만 그보다 먼저 자신

이 큰 피해를 입게 된다. 왜냐하면 상대방은 그 욕을 모를 수도 있기 때문이다. 예를 들면, 자동차를 운전할 때 차안에서 하는 욕은 자기가 하고 자기가 들을 뿐 상대방은 전혀 알지 못한다. 그리고 욕의 발단이 자의식이기 때문에 영혼이 쏟아내는 최종 목표를 자의식은 전혀 방해하지 않고 그리 되도록 방치해 둔다. 만약 자식 중에 부모의 DNA와 전혀 관계없는 특별한 특성이 있다면 한번쯤 부모의 과거를 되돌아봐야 한다. 부모 중 누군가가 욕했던 남의 특성이 나타난 것일

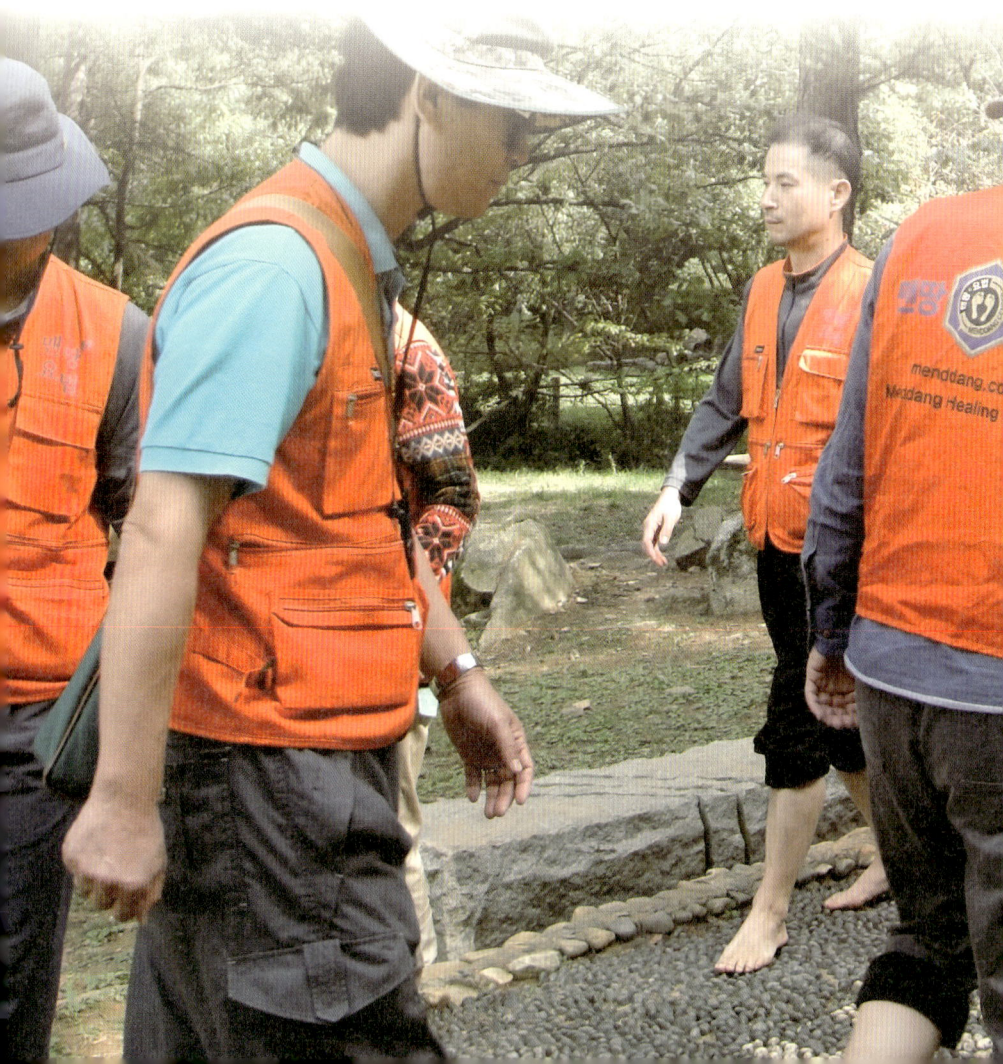

수도 있기 때문이다. 이렇게 영혼이 쏟아내는 욕은 언젠가 자신한테 되돌아온다는 것을 잊지 말자. 그토록 땅속에서 자는 것을 홍보했던 내가 지금 〈맨땅요법〉 책을 쓰고 있다.

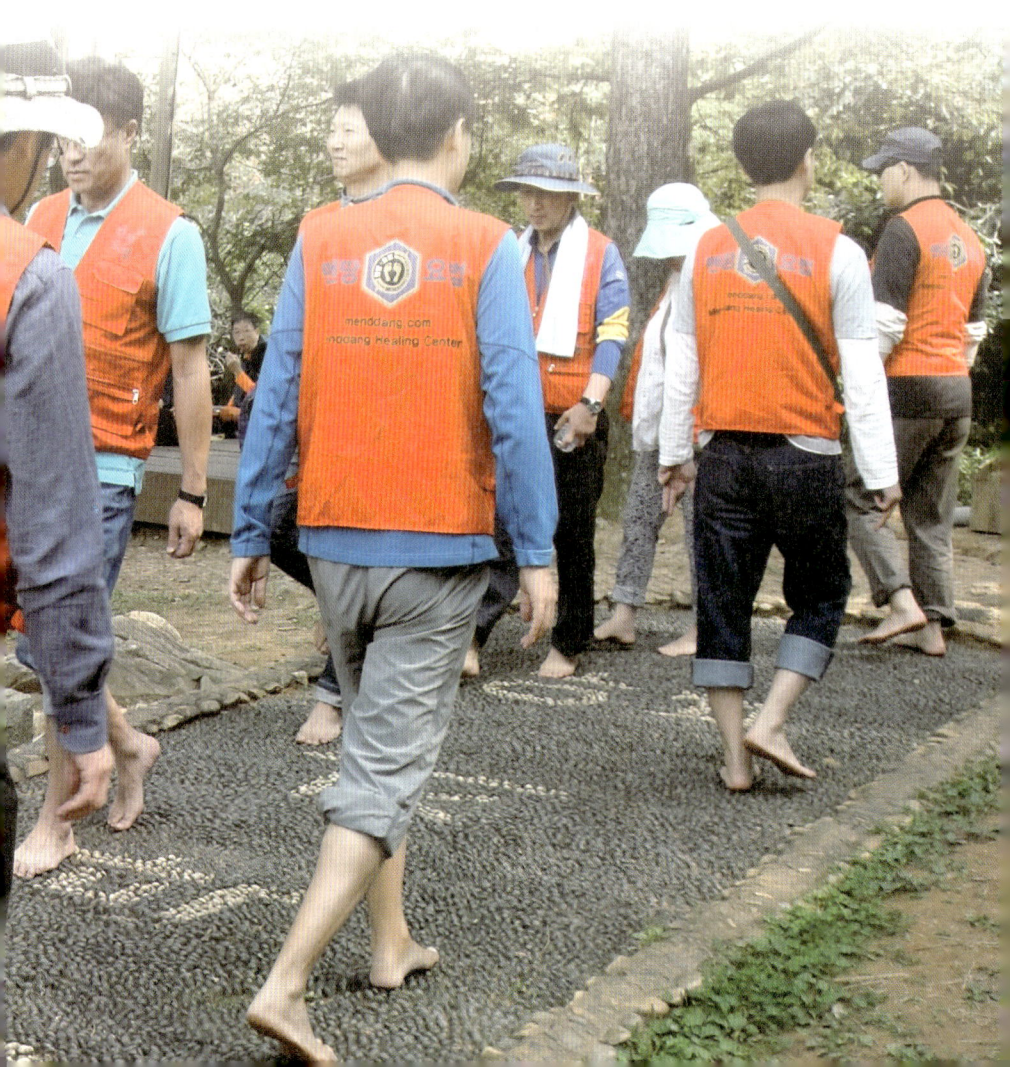

영혼의 자각 능력

영혼은 칠성좌를 통해서 느끼고 인식할 뿐 생각을 통해서 자각하는 능력이 없다. 만약 그것이 있다면 이렇게 길게 책을 쓸 필요도 없다. 그래서 맨땅요법은 영혼이 자각할 때까지 꾸준히 해야 하는 것이다. 물론 맨땅요법의 가장 중요한 점은 발을 땅에 대는 것이지만 그렇다고 모든 땅이 다 똑같은 것은 아니다. 또 땅도 땅 나름대로 서로 다른 기운과 작용을 하기 때문에 가급적이면 좋은 장소를 찾아 하는 것이 바람직하다. 또 혼자 하다보면 무리하게 욕심을 부려 〈도전〉을 하듯이 하면 도리어 역효과가 날 수도 있다. 그래서 무턱대고 혼자 시작하지 말고 처음에는 맨땅요법 전문가의 지도하에 시작하는 것이 좋다. 맨땅요법을 여럿이 함께 하다보면 부정적인 사람은 마음도 열리고 또 다른 사람을 보면서 그 사람들의 효과도 가까이에서 느끼면 자신감도 생기고 또 더 잘해야겠다는 경쟁심도 일어나게 된다.

우리나라는 옛날부터 소원을 빌 때 100일 동안 꾸준히 기도하는 관례가 있었다. 이것을 〈100일 기도〉라고 한다. 백일기도는 우리나라뿐만 아니라 다른 나라에도 대부분 있다. 그렇다면 왜 하필 100일일까? 그것은 이렇게 백일 동안 해야 무엇을 요구하는지 영혼이 알아차리기 때문이다. 때문에 맨땅요법도 처음 시작할 때는 일단 맨땅요법 힐링센타에서 100일간을 먼저 할 것을 권한다. 물론 이 책을 읽는 순간 〈알았다!〉 하며 송과체가 영혼 작동법을 터득했다면 그 순간부터 아픈 몸은 사라지기 시작할 것이다. 그러나 이렇게 송과체가 순간적으로 자각하지 않았다면 꾸준히 영혼이 알아차릴 때까지 계속해야 한다. 그러면 〈존재의 원칙〉에 의해 영혼이 자각하는 것이다.

문제는 자의식이 같은 코스, 같은 동작을 반복하면서 한 달 정도 지나면 더 이상 배울 것이 없다고 생각하며 그만두는 것이다. 그리고 혼자 하면 될 것 같은 기분에 교육 받기를 그만두는 것이다. 이때가 가장 위험한 때이다. 특히 건강에 이상이 있는 사람일수록 대부분 부정적인 마음으로 혼자 생각하며 사는 사람들이 많다. 이렇게 혼자 〈자기 염려〉에 시달려 노이로제가 된 것이다. 그래서 함께 한 달 정도 하다보면, 맨땅요법은 마음의 짐을 더는 데 더없이 좋아 자기도 모르게 닫혀 있던 마음을 열어놓기 시작한다. 이때 그만두면 열린 마음은 다시 닫히게 된다. 또 영혼이 왜 하는지 아직 그 이유를 모르는 상태에서 그만두면 영혼은, 〈그만두기 위해 하는 것〉으로 인식하여 다음에 또 다른 방법을 시도할 때 또다시 시작 단계에서 그만두게 된다. 이것은 아직 성과가 있기 전에 자의식이 먼저 다 배웠다고 만족하여 저지르는 실수다. 자의식의 〈만족〉이 〈성과〉를 밀어낸 것이다. 결국 영혼은 맨땅요법을 해야 하는 진짜 이유를 모른 채 〈성과 이전에 그만둘 목적〉으로 하는 것이라고 인식해 버린다. 그러면 또다시 성과를 보지 못하고 시작단계에서 그만두는 것이다.

때문에 직접적인 성과가 나타나기 전에는 다른 계산을 하지 말고 일단 100일간을 꾸준히 해야 한다. 스스로 자유의지를 써서라도 100일을 채우려 해야 한다. 그러면 그때 영혼이 〈몸에 이상이 있는 부분을 없애려 하는구나!〉 하고 알아차린다. 그러면 그때부터 몸이 서서히 좋아지기 시작하는 것이다. 그리고 이렇게 건강하게 계속해서 꾸준히 2년이고 3년이고 하다보면 어느덧 이상이 있던 부분이 모두 다 없어졌다는 의사의 판정을 받는 것이다. 때문에 자의식의 생각으로 〈다 배웠다〉는 경솔한 판단을 하지 말고 꾸준히 3개월 이상을 하여 영혼이 인식할 수 있도록 노력해야 한다.

생체 에너지를 만드는 미토콘드리아

비록 영혼에 병이 없다 하더라도 우리는 언젠가 죽는다. 그 이유는 〈영혼〉이 살아 있다 하더라도 몸이 망가지기 때문이다. 그래서 불로장생의 〈마스터키〉를 갖고 있는 두 번째 주인공은 바로 생체 에너지를 생산하는 〈미토콘드리아〉다. 젊음과 노화 그리고 장수와 단명의 비밀은 〈미토콘드리아〉가 쥐고 있는 것이다. 그래서 미토콘드리아는 건강의 두 번째 주역이다.

〈미토콘드리아〉는 우리 몸의 세포 안에 있는 기관으로, 전체 세포 중의 약 10~20%를 차지하고 있다. 우리 몸의 세포의 개수가 약 60조 개라고 한다면 얼추 10조 개 정도는 되는 셈이다. 이런 미토콘드리아의 가장 중요한 기능은, 몸을 움직이거나 기초대사를 유지하기 위한 〈에너지〉를 만들어내는 일이다. 물론 에너지는 일괄적으로 모두 똑같은 원료를 사용하여 만들어내는 것은 아니다. 예를 들면, 몸에 쓰이는 에너지를 만들어낼 때와 머릿속의 뇌가 사용할 에너지를 만들어낼 때의 원료는 서로 다르다. 에너지는 같으나 그 에너지를 만드는 원료는 서로 다른 것이다. 몸 세포의 미토콘드리아는 당글루코스, 지방질, 아미노산을 균형 있게 사용하여 에너지를 만들지만, 뇌는 〈당〉만을 사용한다. 그래서 저자인 본인도 밤늦게까지 원고를 쓴다든지 하면 자꾸 단 것이 먹고 싶어진다. 이것은 우리 뇌가 에너지를 만들기 위해 필요로 하기 때문이다.

우리가 〈건강〉하기 위해서는 〈에너지〉를 많이 만들 수 있게끔 미토콘드리아의 수를 늘려야 한다. 예를 들면, 평소에 운동을 안 하던 사람이 갑자기 운동을 하면 숨이 차고 가슴이 두근거린다. 이것은 미토콘드리아가 에너지를 만들기 위해 풀가동을 하고 있다는 뜻이다. 그러나 매일같이 그 운동을 꾸준히 계속하면 얼마 후부터는 전혀 숨이 차지 않고 아무렇지도 않은 상태가 된다. 이때는 우리 몸이 그 운동을 감당할 수 있을 만큼 에너지를 만들기 위해 미토콘드리아 수를 늘려 놓았기 때문이다. 그렇다고 무턱대고 미토콘드리아를 많이 만들어낼 수는 없다. 왜냐하면 〈에너지〉는 〈자연면역 기능〉에 의해 우리 몸에 필요한 만큼만 만들어지기 때문이다. 그래서 계속 운동을 해도 별반 힘들지 않은 이유는 우리 몸이 알아서 그 운동량을 감당할 수 있을 만큼 에너지를 만들었기 때문이다. 이것이 바로 운동이 필요한 이유이다. 운동량이 늘면 미토콘드리아 수도 그만큼 느는 것이다.

이렇게 말하면 미토콘드리아를 많이 만들어낼 욕심으로 무리하

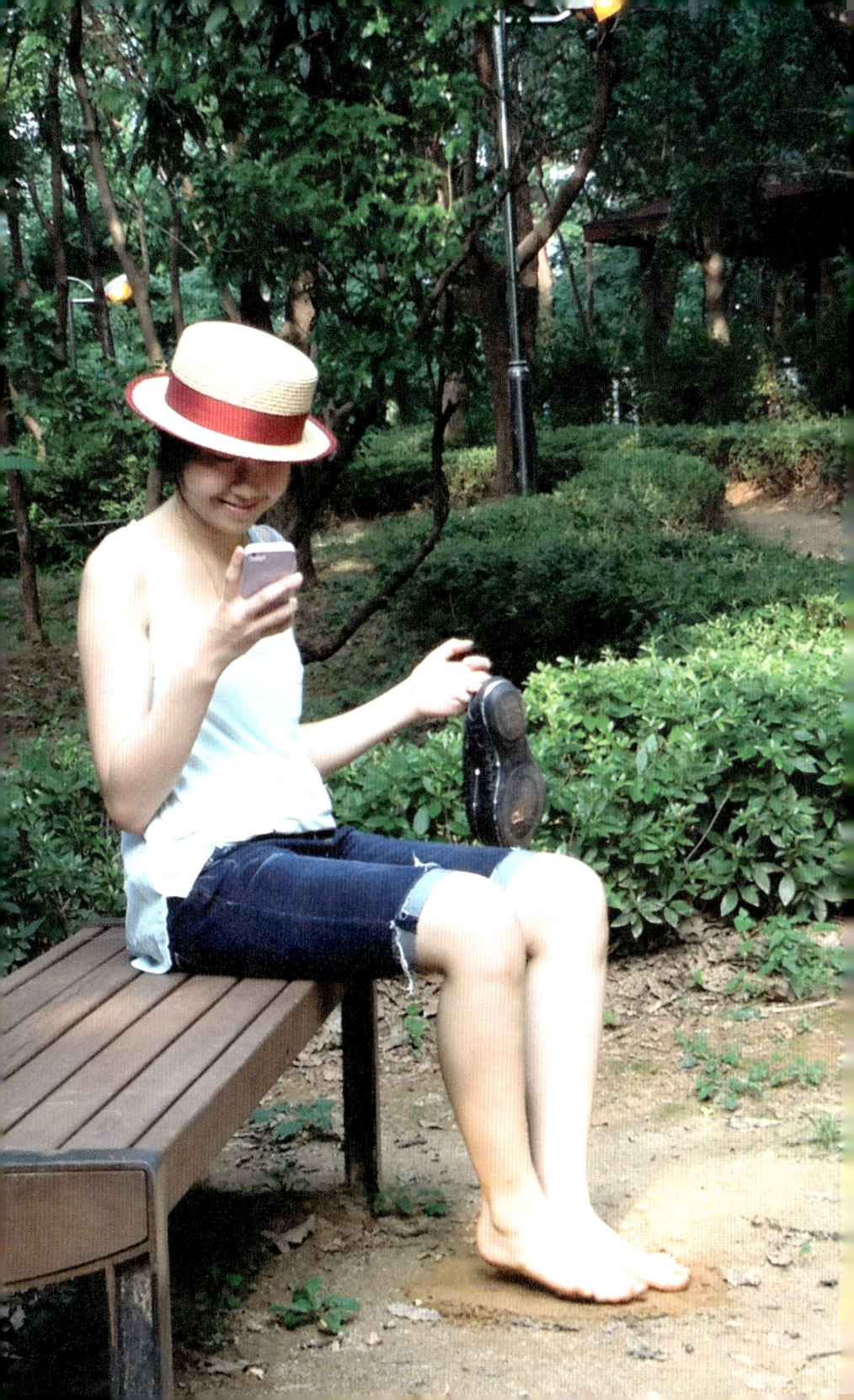

게 하루 종일 운동하는 사람이 있다. 열심히 운동하다 죽는 운동선수들도 마찬가지다. 우주의 〈안전 범위〉를 넘어가 버린 것이다. 에너지는 〈자연면역 기능〉에 의해 그때그때마다 필요한 만큼만 만들 뿐 쌓아 둘 수가 없다. 그러므로 필요 이상 무리하면 〈아프락사스의 공〉은 터져 버린다. 그렇다고 운동을 아예 안 하면 그때는 몸이 알아서 에너지가 필요 없다고 판단하여 미토콘드리아 수를 줄여버린다. 그러면 역시 마찬가지로 활력이 없고 잔병이 많아져 노쇠하여 일찍 죽는다. 때문에 맨땅요법도 꾸준히 무리하지 않게 시간을 정해 계속해야 하는 것이다. 결국 우주는 〈아프락사스의 공〉이라는 범주 안에 있어야만 살게 놔두는 것이다. 이 〈아프락사스의 공〉은 우리 인생에 매우 중요한 〈황금자〉이다. 흥망과 생사의 기준이 모두 이 공 안에 있기 때문이다.

자의식과 영혼, 팽창과 수축, 남성과 여성, N극과 S극, 입자와 파동, 이것은 사실 서로 다른 둘이 아니다. 아프락사스의 하나인 것이다. 그래서 어느 한쪽만 크게 작용하면 그 존재 자체는 아예 사라져 버린다. 이 말은 100%의 팽창도, 100%의 수축도 없다는 뜻이다. 그러므로 〈아프락사스의 공〉을 통해 두 가지 기능을 모두 보존해야만 존재할 수 있다. 자의식과 영혼 또한 그 기능이 서로 잘 융합되어야 보다 안전한 결실을 맺게 되는 것이다. 그리고 이렇게 자의식과 영혼의 조화가 잘된 상태를 〈머리가 좋다〉, 〈똑똑하다〉, 〈총명하다〉고 말하는 것이다. 자의식은 〈5대로〉를 통해 영혼이 활동할 수 있게끔 설정함과 동시에 그에 따른 이득과 손해를 철저히 가려 손해는 막고 이득은 취해야 하며, 영혼은 스스로 기감을 통해 자의식이 설정한 이미지가 현실이 되도록 최선을 다해야 한다. 만약 이와 같은 자의식과 영혼의 조화를 어기고 〈아프락사스의 공〉의 범주를 넘어선다면 그때는 현실과 자의식의 관념을 구별하지 못하는 바보나 정신병자가 되는 것이다.

   결국 건강이든, 경제든, 인간관계든, 모든 것이 다 〈아프락사스의 공〉 안에 있어야만 〈건재〉할 수가 있다. 〈존재의 원칙〉이 이 안에 있는 것이다. 특히 〈아프락사스의 공〉은 〈존재의 3요소〉 중 〈울타리〉에 해당하는 〈황금자〉이다. 황금자는 보이는 세계와 보이지 않는 세계의 경계를 일러주는 잣대인 것이다.

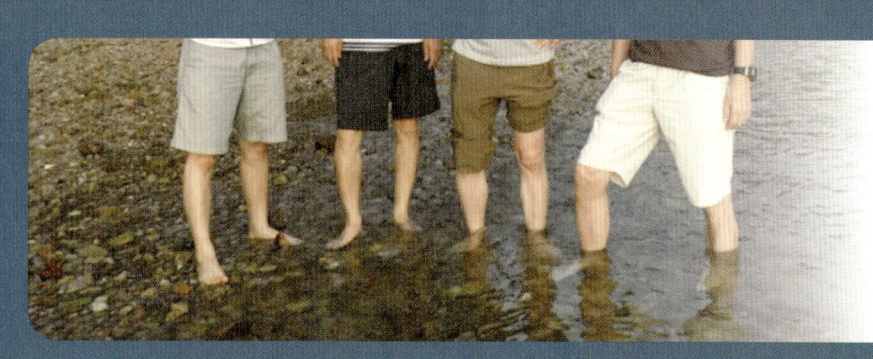

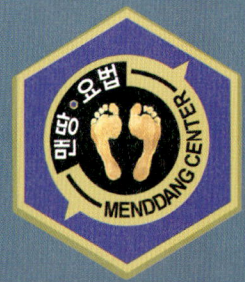

PART _09

무병장수의 비밀

무병장수의 비밀

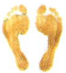

이제 여러분은 병이 왜 생기는지, 건강이 무엇인지, 우주의 작용은 어떤 것인지 모두 알았다. 세심하게 마음을 담고 읽어 본 사람은 〈어떻게 사는 것이 가장 안전하고 활기차게 사는 길인지〉 이미 눈치 챘을 것이다. 그리고 마음 안에 〈병〉이라는 것도 이미 잊었을 것이다. 오로지 희망과 즐겁고 건강한 미래만 있을 것이다.

그런 의미에서 다시 한 번 정리하며 하루하루를 즐겁고 보람차게 건강한 인생으로 만들어 보자. 그래서 우리 모두 이 순간을 행복하게 살자.

1. 가장 중요한 것은 〈제로보드〉에 병이 없어야 한다.

현재 몸에 병이 있더라도 영혼에서 씻어 버리자. 자신에 대한 애착을 〈자의식〉에서 완전히 포기하고 내려놓는 것이다. 마음에서 병이 떠나면 몸의 병은 저절로 없어진다. 대부분 〈죽을병〉에 걸린 사람들이 죽는 이유는 그 병이 죽을병이라는 사실을 마음에서 받아들였기 때문이다. 예를 들어 〈암〉에 걸렸다는 사실을 아는 순간부터 마음은 죽기 시작하는 것이다. 그러면 몸은 마음을 따라간다.

암세포가 몸 안에 있으면 그 암세포는 자기 몸의 일부분이다. 그러면 암세포는 더 자라기 위해 고기나 고기 국물을 먹도록 요구하기도 한다. 이때는 절대 육류를 섭취해서는 안 된다. 항산화제를 섭취하고 〈맨땅요법〉을 통해 극복해야 한다. 단, 항암치료 등 강한 치료를 받을 때는 체력 유지를 위해 단백질이 많은 육류를 섭취할 필요가 있다. 나이가 오십 넘어서도 마찬가지이다. 이때는 절대 지방이 많은 부위는 섭취하지 말고 단백질만 있는 부위를 먹어야 한다. 대표적인 예가 소고기의 〈우둔살〉이나 돼지고기의 〈뒷다리살〉 그리고 닭고기의 〈닭가슴살〉이나 〈닭발〉 등이다. 소고기의 우둔살은 엉덩이 부위의 살로 〈홍두깨살〉이라고도 한다. 생선으로는 삼치, 고등어, 참치가 좋다. 그리고 가장 중요한 것은 거듭 말하지만 〈영혼〉에 암이 없어야 한다. 영혼이 무탈하면 몸도 건강한 것이다.

2. 마음의 병을 쫓아내기 위한 방법으로 〈싸이파워 메달〉을 착용하자.
『싸이파워』에 버금가는 심정이 곧 〈염려〉다. 〈염려〉는 걱정거리를 불러들인다. 〈염려〉는 곧 〈대기 중〉인 것이다. 그런 와중에 마음속 깊은 곳에 〈안심〉과 같은 〈무사함〉이 들어 있으면 현실은 무사하게 되고, 〈성취〉하고자 하는 염원이 들어 있으면 결과는 성취하게 된다.

여기서 염려는 자의식이고 염려 속의 무사함이나 성취는 영혼이다. 이렇게 자의식과 영혼의 관계는 쉽고도 어려운 것이다. 그래서 이 어려운 관계를 종식시키는 위대한 해결사가 곧 〈싸이파워 메달〉이다. 〈싸이파워 메달〉에 믿음이 가면 그때부터 메달은 직접 우주를 움직인다.

　믿는 마음으로 〈싸이파워 메달〉을 손에 쥐고 바라는 바가 이루어지는 최종 결과를 생각하면 그것이 곧 영혼에 각인되어 그렇게 된다. 그러므로 〈싸이파워 메달〉을 손에 쥐고 병이 낫기 위한 생각을 하지 말고 할일을 활기차게 하는 그런 모습을 자꾸 그려라. 그리고 이미 그렇게 하고 있다고 〈느껴라〉. 그러면 반드시 그렇게 된다. 그래서 〈싸이파워 메달〉을 굳이 번역하면 곧 〈여의주〉인 셈이다. 이렇게 〈싸이파워 메달〉은 제로지대 에너지를 통해 몸의 나쁜 기운을 중화시킬 뿐만 아니라 〈제로보드〉의 역할을 한다. 그래서 〈싸이파워 메달〉을 믿고 영혼이 할 일을 메달에 맡기자. 이것을 〈파동요법〉이라고 한다.

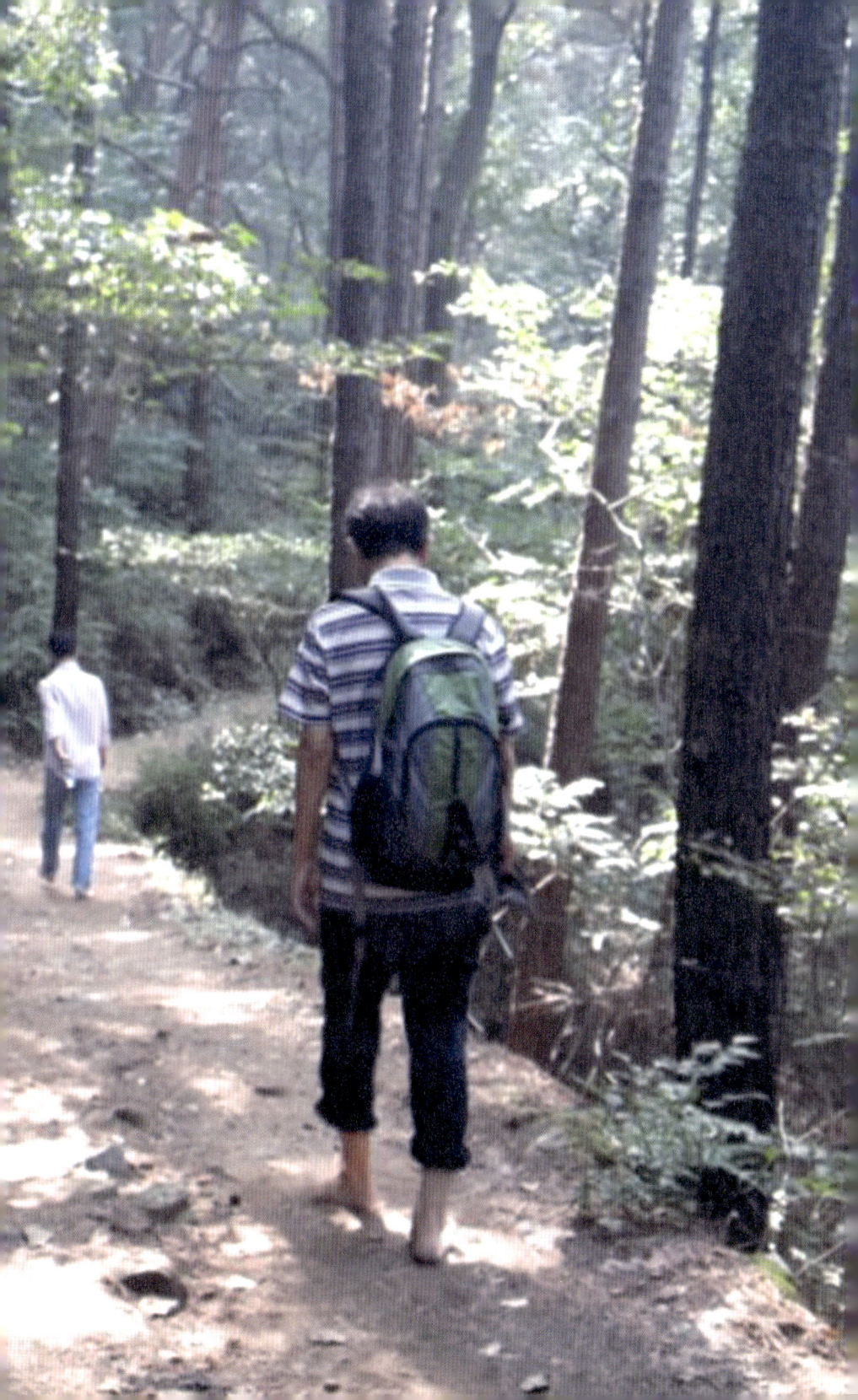

우리 손바닥에는 노궁혈이라는 경혈이 있다. 발바닥에 용천혈이 있듯이 손바닥에는 노궁혈이 있는 것이다. 이 경혈을 자극하면 〈제로보드〉에 원하는 생각을 각인시키는 효과가 있다. 즉 영혼 속에 메모리를 시키는 것이다. 그리고 용천혈과 마찬가지로 전신에 퍼져나가는 연결망을 갖고 있다. 그래서 〈싸이파워 메달〉의 6각 중 한곳을 노궁혈에 대고 손을 말아 쥐면 강한 자극이 간다. 이때 호흡을 끊고 원하는 최종 이미지를 〈영혼〉에 각인시키며 그렇게 된다고 믿으면 그렇게 된다. 이것을 『싸이파워』라고 한다. 그래서 〈싸이파워 메달〉을 여의주라고 하는 것이다. 메달을 손에 쥐고 건강한 모습으로 즐겁게 사는 모습을 자꾸 영혼 속에 각인시키면, 인생이 그렇게 된다. 바라는 것도 메달을 손에 쥐고 영혼 속에 각인시키며 그렇게 된다고 믿으면 그렇게 된다. 메달을 믿음으로써 자의식의 방해를 받지 않는 것이다. 이것이 신의 능력 『싸이파워』다.

3. 몸속의 활성산소를 제거하는 방법은 세 가지가 있다.

첫 번째는 항산화 식품을 섭취하는 것이다. 블루베리나 견과류, 그리고 등 푸른 생선, 녹차나 적포도주, 비타민 ACE 등은 모두가 훌륭한 항산화 식품이다.

두 번째는 음이온을 많이 마시는 것이다. 음이온 역시 자연전자처럼 음전하를 방출하기 때문에 몸속의 활성산소를 제거한다. 숲속이나 폭포가 있는 곳에 가면 많은 양의 음이온을 만날 수 있다.

세 번째는 자연전자다. 자연전자는 〈맨땅요법〉을 통해 땅속이나 아니면 바닷가 등에서 우리 몸에 필요한 만큼만 받아들인다.

여기서 아주 중요한 사실은 활성산소는 결코 나쁘기만 한 것은 아니라는 점이다. 병원균이나 염증을 없애는 일과 세포를 증식시키는 일도 하고 있다. 그래서 활성산소를 모조리 다 없애버리면 안 되는 것이다. 그러므로 항산화 작용이 우리 몸에 필요한 만큼만 스스로 알아서 이루어지도록 〈자연면역 기능〉이 작동해야 한다. 이와 같은 사실을 모르면 사람들은 욕심에 사로잡혀 무조건 많이 섭취하려고 한다. 그래서 항산화 식품도 계속해서 많이 먹으면 〈독〉이 되고, 음이온도 〈자연면역 기능〉을 통해 자연에서 취하는 것이 아니라 전자제품이나 음이온 코팅제를 뿌린 제품에서 취하면 〈방사능〉이 나와 또 다른 〈해〉를 입게 된다.

〈맨땅매트〉 역시 순은이나 적동을 사용하지 않고 나노 공법으로 은을 코팅한 〈은나노 제품〉을 사용하면 그 독성이 우리 몸에 스며들어 〈득〉보다 〈해〉를 먼저 입게 된다. 〈나노〉란, 〈10억 분의 1〉이라는 뜻으로, 이렇게 초미립자 크기이기 때문에 전문가들은 동물의 단백질이나 DNA까지도 변형시켜, 유전이나 미생물 그리고 크게는 환경에까지 영향을 미칠 것으로 내다보고 있다. 때문에 은나노 제품을 사용하면 그 입자가 우리 몸에 스며들어 해가 되는 것이다. 다음은 소비자원이 발표한 나노제품에 관한 발표문이다.

〈소비자원은 동물 실험결과 은나노 물질이 심혈관질환이나 간 독성을 유발할 수 있다고 발표했다. 또 나노 화장품에 들어 있는 이산화티타늄은 세포를 죽일 수도 있다는 국내외 연구진의 실험 결과를 공개했다.〉

이렇게 인위적인 발명은 그 이면의 〈아프락사스〉를 잘 몰라 잘못

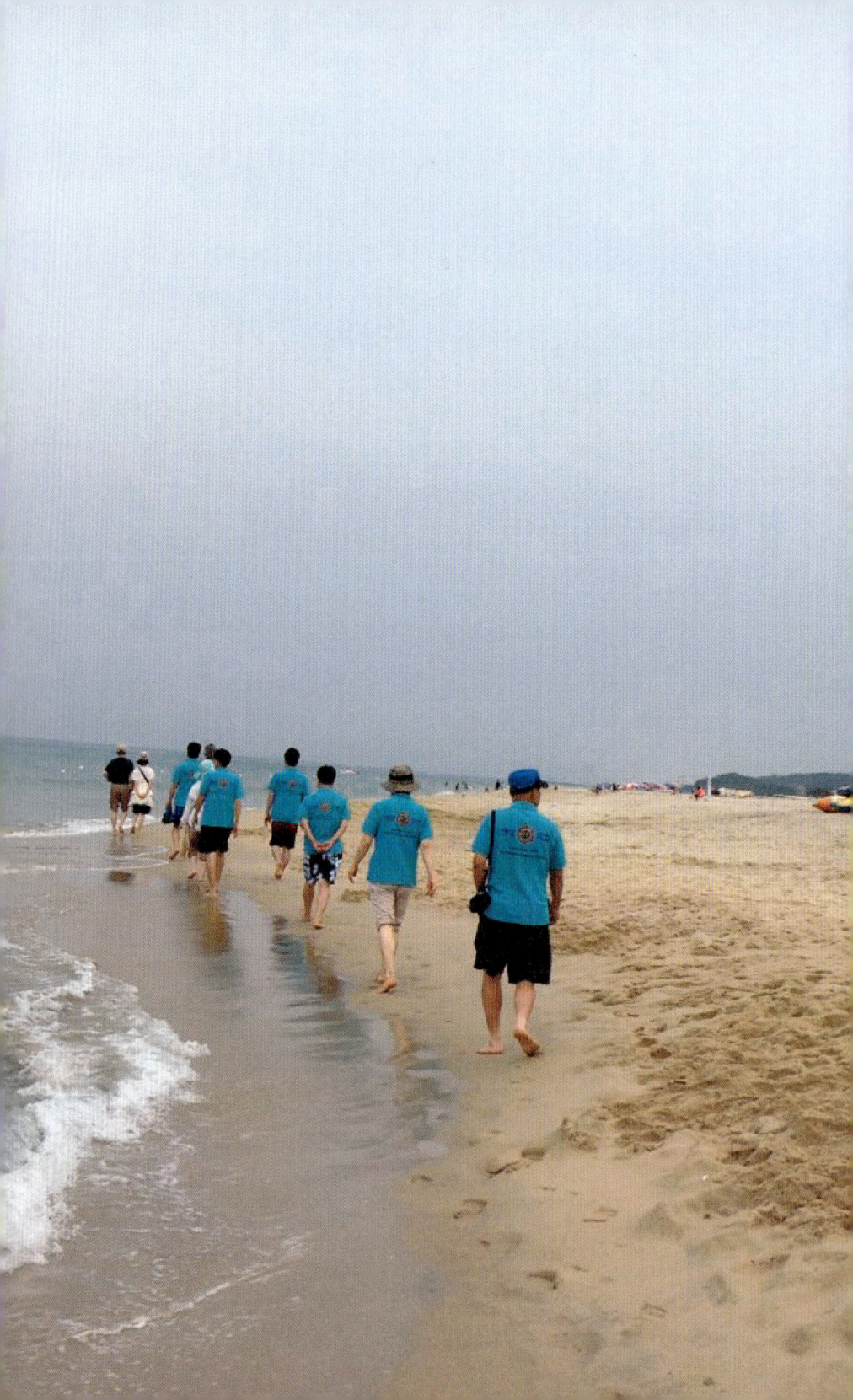

사용하면 건강보다 먼저 심각한 문제에 당면하게 된다. 그래서 〈자연면역 기능〉은 오로지 〈내추럴 사이언스Natural Science〉에 의해 이루어져야 한다. 사람이 욕심 부려 인위적으로 만든 제품에는 〈득〉과 함께 〈해〉도 있는 것이다.

그래서 입맛이 당기는 항산화 식품은 포만감의 70% 정도만 섭취하고, 음이온은 반드시 자연에서 발생된 것만 취하며, 〈맨땅요법〉을 꾸준히 실시하는 것이 가장 좋은 활성산소 제거법이다.

이렇게 자연적으로 이루어지는 음이온과 자연전자는 〈자연면역 기능〉에 의해 우리 몸이 필요한 만큼만 적절히 유입하는 것이다. 여기서 말하는 자연전자는 땅 속에 있는 자유전자만을 말한다. 땅 속의 자연전자는 〈자연면역 기능〉을 갖춘 전자이기 때문에 전기가 흐를 때의 자유전자와는 전혀 다른 것임을 명심해야 한다.

4. 항산화 식품 외에 우리 몸에 또 필요한 것은 물이다.

결코 보약이 아니다. 우리 몸은 70%가 물로 이루어져 있다. 늙어서 피부가 쭈글쭈글해지는 이유 중의 하나는 몸속의 수분이 부족하기 때문이다. 그렇다고 액체라 해서 모두가 물은 아니다. 차나 음료수는 카페인이 들어 있어 이뇨작용 때문에 오히려 물을 빼앗아가고, 불소가 들어 있는 물은 마시면 바보가 되어 의욕을 상실한다. 가능한 한 -20℃에서 4℃로 변한 6각수를 마시면 가장 좋지만 그렇지 않으면 최소한 불소가 들어 있지 않은 생수를 마셔야 한다. 그것도 아니면 헥사곤 안에 들어가 행복한 마음 상태에 젖어 있어야 한다. 밝은 마음과 선한 기분은 우리 몸속의 물을 6각수로 만든다. 그러나 남을 증오하거나 미워하는 마음을 가지면 몸속의 물 분자는 형체를 알 수 없도록 험악해진다.

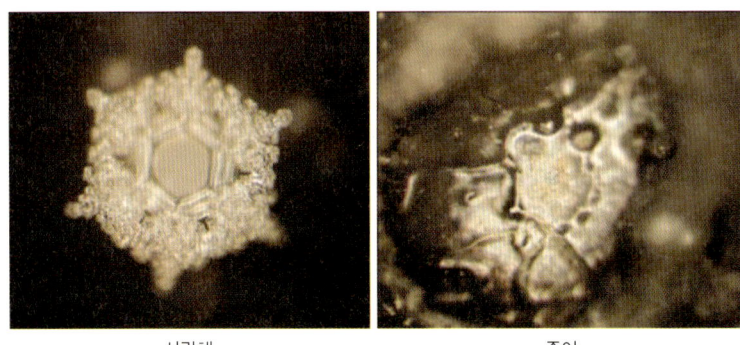

사랑해 　　　　　　　　　　죽어

5. 잠을 잘 때나 일을 할 때는 〈맨땅용품〉을 사용하자.

맨땅을 걸을 때는 〈맨땅신발〉을 착용하자.〈맨땅신발〉은 물론 반도체 공장에서 신는 〈제전 방진화〉가 아니다. 물론 안전한 길에서는 맨발로 걷자.〈걸음아, 날 살려라〉, 이 말은 곧 〈맨땅신발〉이나 맨땅요법을 말하는 것이다. 〈맨땅용품〉은 정전기 해소, 그리고 몸속에 자연전자를 유입하는 효과가 있다. 그래서 잠을 잘 때는 〈맨땅침구〉를 꼭 사용하자.

6. 항상 섭씨 36.5도의 체온을 유지하고 기온에 맞춰 옷을 갈아입자.

체온의 변화는 곧 몸의 이상을 불러온다. 세상이 변하는 것은 온도 제로지대에 의해서다. 그리고 체온이 올라가면 면역력은 증가한다.

7. 일주일에 4회 이상 〈에코힐링〉으로 〈맨땅요법〉을 꼭 하자.

그리고 〈싸이파워 체조〉를 생활화하자. 몸속의 정전기 제거와 자연전자 유입을 위한 맨땅요법 그리고 오장을 움직여 몸 안의 장을 건강하게 지켜주는 음파진동술, 그리고 뇌를 활성화시키는 송과체 활성법. 또 하나, 몸을 원활하게 움직이게 하는 싸이파워 체조. 이 모든 것은 우리 몸의 면역력을 높여 건강을 지키는 소중한 것들이다.

8. 졸리면 참지 말고 잠을 푹 자자.

잠은 휴식의 〈왕〉일뿐더러 〈생명 에너지〉를 우주로부터 충전 받는 없어서는 안 될 기능이다. 그래서 먹는 것보다 소중한 것이 〈잠〉이라는 사실도 잊지 말자.

9. 땅기운이 65점 이상 되는 곳에서 살자.

75점이면 누구에게나 좋다. 힘이 없던 사람도 점점 생기가 나며 건강해지는 것이다. 땅기운이 60점 이상 되는 곳이란, 지전류나 수맥이 없고 햇빛이 잘 들며 통풍이 잘 되는 곳을 말한다. 또 뻗어나가는 기운이 부드럽고 외적으로는 모여드는 기운이 강한 곳이다. 땅기운에 대해서는 〈유나이티드 헥사곤United Hexagon〉에 문의하면 알 수 있다.

맨땅요법 하기 좋은 곳

일반적으로 맨땅요법은 흙으로 된 순수한 땅이면 어디나 된다. 물론 아스팔트 위에 덮여 있는 땅은 안 된다. 그리고 자연전자가 유입되는 양量은 습지와 토양에 따라 약간씩 다르나 우리 몸을 직접 땅에 접촉시키면 된다. 그래서 전국 어느 땅이든 모두 좋다. 단, 해피 어스를 하기에 좋은 곳은 서울 서초구에 있는 〈서리풀 공원〉이다. 본 저자도 주로 이곳에서 하는데 이곳은 미토콘드리아 길이 아주 잘 되어 있다.

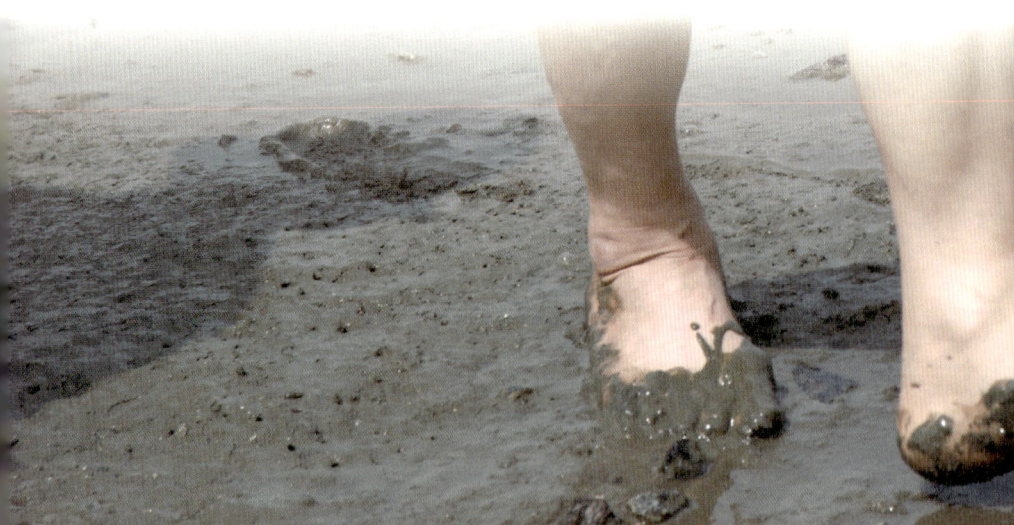

적당히 오르락내리락하는 코스인 것이다. 또 발바닥 경혈을 자극하기에도 매우 적당하다.

파워 어스를 하기 좋은 곳은 대전에 있는 계족산이다. 그곳은 관리자가 있어서 적당히 수분도 있고 또 황토가 부족하면 보충해 주어 매우 좋은 질감을 느낄 수 있다. 이곳에서 맨땅요법을 하면 피곤한 줄 모른다. 수퍼 어스를 하기 좋은 곳은 강원도 고성의 마차진 해변과 울진의 죽변 바닷가이다. 이곳은 개인 해수욕장처럼 크기는 작지만 사람이 많지 않아 맨땅요법을 하기에 매우 적합하다. 물론 여름에는 걷는 것뿐만 아니라 몸 전체를 바닷물에 담그면 그만큼 더 큰 효과를 얻을 수 있다.

맨땅요법이 땅과 접촉하는 것이라 하여 〈맨발등산〉을 하는 사람도 많이 있다. 물론 맨발로 등산을 하면 건강은 한층 〈업〉된다. 그러나 맨땅요법의 효과로 보면 추천할만한 것이 못 된다. 왜냐하면 높은 지대는 전도율이 매우 낮아 자연전자 유입이 거의 없고 또한 높을수록 몸속의 압력이 높아져 위험하기 때문이다. 그래도 많은 사람들이 건강할 수 있는 이유는 그 자체가 이미 맨땅요법이며 발바닥의 경혈을 자극하는 〈해피 어스〉이기 때문이다.

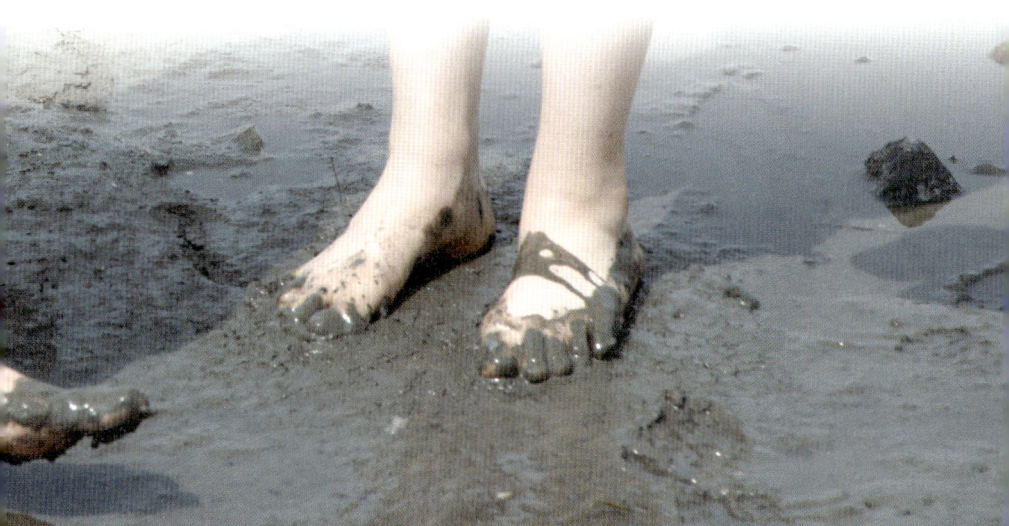

무병장수의 길

무병장수라는 말은 사실 썩 좋은 말이 아니다. 왜냐하면 이 말 속에는 〈겸손〉이 들어 있지 않아 오히려 그 말의 뜻을 밀어낼 수가 있기 때문이다. 단지 여기서 말하고자 하는 뜻은 즐겁고 건강하게 오래오래 살다가 쉽게 인생을 하직하자는 것이다. 그러기 위해 첫 번째 갖추어야 할 것이 있다면 그것은 바로 영혼 속에 〈즐거움〉이 충만해야 한다는 것이다. 즐거움의 대가가 곧 건강이기 때문이다. 이것이 이루어졌다면 두 번째로 중요한 것은 그 건강을 지키는 것이다. 그리고 건강을 지키는 방법은 여러 가지가 있다. 좋은 환경 속에서 무리하지 않게 잘 먹고, 적당히 운동하며, 잘 자는 것이다. 그러나 이렇게 말하면 그 범위가 너무나 넓어 무엇을 어떻게 하자는 것인지 모를 수가 있다. 그래서 가장 원초적이며 모든 방법의 기본이 되는 것을 택하는 것이 좋다. 그것이 바로 〈맨땅요법〉이다.

맨땅요법은 결코 어려운 방법이 아니다. 그렇다고 그 실체를 잘 모르고 무턱대고 하면 〈득〉과 함께 〈해〉도 있을 수 있다. 예를 들면 맨땅요법은 산 중턱에서 평평한 길을 걷는 것이 가장 안전하며 효과도 좋다. 이것을 모르면 맨발로 한라산 정상을 도전하여 올라가려고 한다. 꾸준히 맨땅요법을 하기 때문에 그나마 그 〈해〉를 물리칠 수 있는 것이지 사실 이와 같은 무리는 〈맨땅요법〉의 정도가 아니다. 그래서 처음 맨땅요법을 시작할 때는 반드시 〈맨땅요법 치유센타〉의 전문 지도사의 지도를 받아 시작하는 것이 좋다.

아무리 좋은 것도 과하면 무리다. 맨땅요법 그 자체는 아무리 오래 해도 〈자연면역 기능〉이 있어 해가 없지만 몸이 무리하면 그에 따른 〈해〉가 반드시 있다. 그래서 반드시 전문 지도사의 지도를 받아 〈아프락사스의 공〉을 넘지 않도록 조심해야 한다.

맨땅요법의 주된 작용은 몸속의 정전기를 제거하고 대지의 자연전자를 유입하는 것이다. 여기서 중요한 것은 〈자연전자〉다. 정전기는 접지를 하는 순간 어느 곳에 있든지 즉시 제거할 수 있지만 〈자연전자〉는 매우 까다롭게 우리 몸에 유입되기 때문에 실제로 들어왔는지 아닌지를 구별하기 힘들다. 특히 맨발로 직접 땅을 밟는 맨땅요법은 크게 의심할 필요가 없지만 집에서 사용하는 〈맨땅용품〉은 잘못 사용하는 경우가 대부분이다. 그리고 정전기도 몸속의 지방과 같은 절연체에 들어 있는 것은 쉽게 빠져나가지 않고 꾸준히 맨땅요법을 계속해야 조금씩 빠져나간다. 자연전자 역시 인공적으로 만든 자유전자와는 그 실체가 다르다. 그런데도 많은 사람들이 인공적인 자유전자와 자연전자를 같은 것인 줄 착각한다. 그래서 자연전자를 연결한다는 것이 잘못하여 자유전자를 연결하면 오히려 몸을 해칠 수도 있다. 특히 젊은 층은 평소에 건강하기 때문에 자연전자의 효능을 쉽게 눈치 채지 못한다. 그러나 현대는 휴대폰과 컴퓨터 등 수많은 전자제품에 노출되어 있기 때문에 그로 인한 피해를 예방하는 차원에서 맨땅요법과 맨땅용품은 꼭 필요한 것이다. 그리고 자연전자는 몸 속의 활성산소를 제거하기도 하지만 젊었을 때는 그보다 집중력 증가나 컨디션 향상, 가벼운 몸과 맑은 정신, 분별력, 숙면, 면역력 등 천재적 능력을 발휘할 수 있는 체질로 변환시켜주기도 한다.

정전기는 잡념과 걱정 그리고 활성산소를 만든다. 그래서 정전기를 제거한다는 것은 바로 번민과 활성산소가 생길 수 있는 원인을 제거하는 것이다. 이것은 매우 중요한 것으로 정전기는 거리에 관계없이 〈맨땅용품〉을 통해 어디서나 제거할 수 있다. 99층 높이에서도 접지만 되어 있으면 제거할 수 있는 것이다. 그러나 자연전자는 움직이는 속도가 매우 더디다. 그래도 우리 몸에 자연전자가 필요한 까닭은, 자연전자는 활성산소를 직접 제거할 수 있으며, 또 막강한 면역력을 통해 우리 몸을 지켜주기 때문이다. 그래서 직접 땅을 밟지 않더라도 〈맨땅용품〉을 통해 실내에서 정전기와 활성산소를 제거해야 한다. 맨땅요법의 보조로 사용하는 〈맨땅용품〉이지만 실생활의 많은 시간을 실내에서 보내야 하는 현대인들에게는 〈맨땅용품〉 또한 대단히 중요한 것이다.

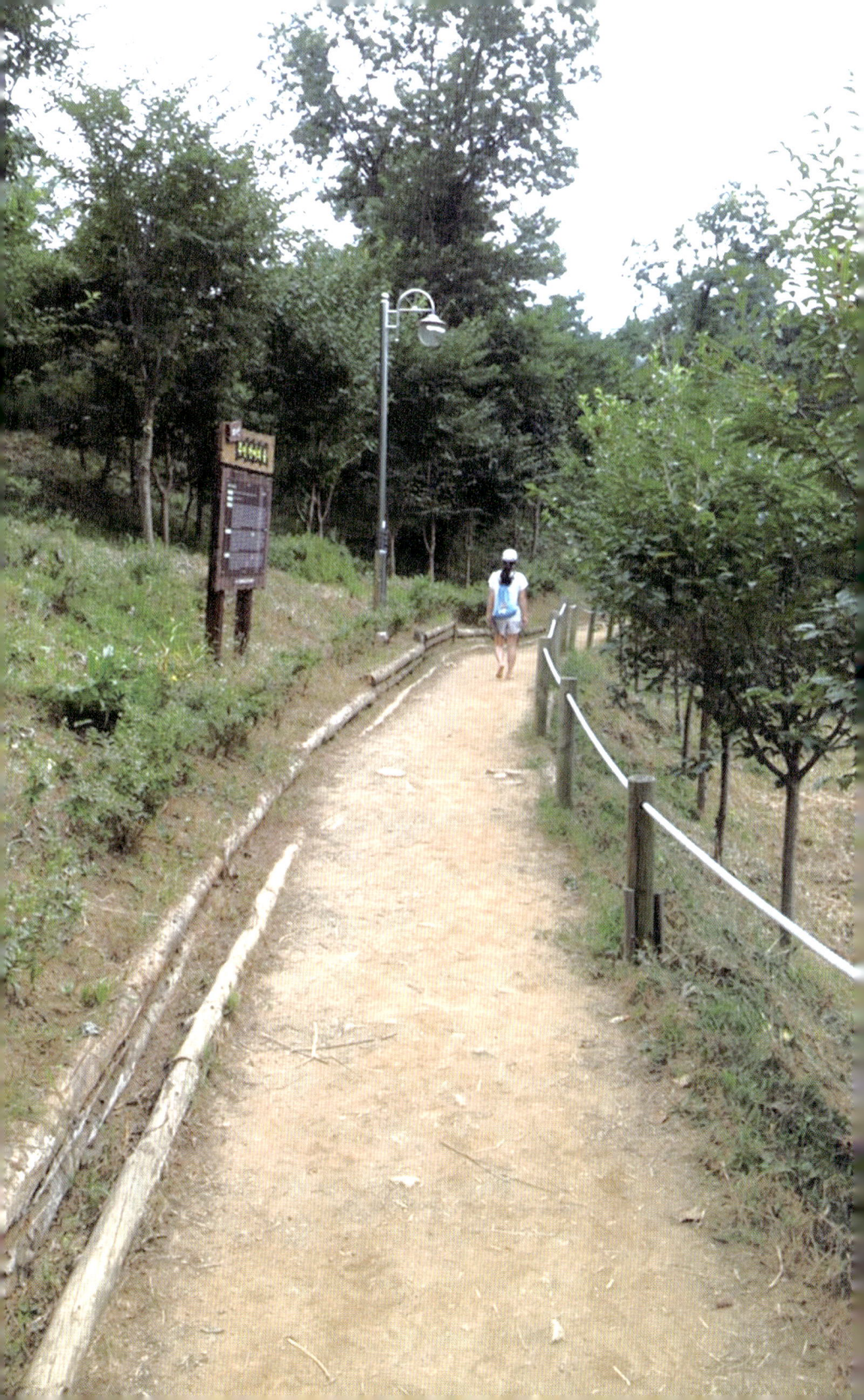

자연전자는 곧 대지가 갖고 있는 〈제로볼트〉의 전자다. 여기서 제로볼트라는 것은 가장 낮은 곳의 압력이라는 뜻이다. 우리 몸이 높은 곳으로 올라가면 올라갈수록 그 압력은 커져 제로볼트와 전위차가 생긴다. 그리고 이렇게 전압이 높으면 그 압력이 뇌에서 작용해 머릿속에서 번개가 치게 된다. 그러면 이때 활성산소가 엄청 많이 발생한다. 그래서 높은 곳에 사는 것보다는 낮은 곳에 사는 것이 여러모로 유리하다. 그렇다고 지하에 사는 것은 좋은 것이 아니다. 지하에는 〈지전류〉나 〈수맥〉이 흘러 그 또한 우리의 건강을 해치기 때문이다. 그래서 높은 곳에 사는 사람들은 반드시 〈맨땅요법〉을 통해 전위차를 줄여주어야 한다.

맨땅요법은, 보통 1~2층에 사는 사람은 하루에 1시간 반 정도를 일주일에 4일 정도 해주는 것이 좋다. 3~4층에 사는 사람은 하루에 2시간씩 일주일에 4일 정도를 해주면 좋다. 만약 암 수술을 받았거나 아니면 특별한 증세가 있는 사람은 하루에 2시간 정도를 해준다. 그러나 7층 이상에 사는 사람은 일주일에 5일 이상을 하루에 1시간 반씩 해주어야 한다. 그리고 10층 이상에 사는 사람은 일주일에 6일 이상을 하루에 2시간씩 해 주어야 한다. 이것을 기준으로 하여 체력과 비교하며 무리하지 않게 적당히 하면 모두가 건강한 모습으로 유쾌한 인생을 보낼 수 있다.

자연전자는 전자이다. 정전기는 번개처럼 아무리 먼 거리라 하더라도 접지만 되어 있으면 순간 빠져나간다. 전류는 전자기파에 의해 빠른 속도로 전달되기 때문이다. 그러나 전자는 한 칸씩, 한 칸씩 자리 이동을 하기 때문에 그 속도가 매우 느리다. 그래서 맨발로 맨땅을 밟는다 하여 즉시 자연전자가 몸속에 유입되는 것은 아니다. 최소한 15분 이상을 맨땅에 발을 대고 있어야 자연전자가 몸속에 유입되기 시작한다. 그리고 몸속에 자연전자가 충만하기 위해서는 최소한 1시간 반 이상을 해야 한다. 이것이 맨땅요법의 시간 설정법이다.

  집에서 〈맨땅용품〉을 사용할 경우에는 가능한 한 땅에 접지판을 직접 묻고 가장 짧은 직선으로 연결하는 것이 최선의 방법이고, 접지단자가 설치되어 있는 콘센트에 접지를 하는 것은 차선책이다. 만약 자연전자가 진공상태에서 이동을 한다면 계속적으로 가속이 되어 속도가 아마어마하게 빨라질 수도 있지만, 그렇지 않고 연결선을 통해 일정한 방향으로 이동을 하면 계속 금속분자들과 충돌하면서 이동을 해야 하기 때문에 그 속도가 굉장히 느리다. 대체로 자연전자의 이동 속도는 1초에 1mm 이하라고 생각하면 된다. 그래서 1미터 정도 이동하는 데 1시간 반에서 2시간 정도 걸린다고 보면 된다. 때문에 가능하면 땅과 가장 가까운 거리에서 〈맨땅용품〉을 사용하는 것이 좋다. 그리고 그 외의 다른 방법은 모두 권하고 싶지 않다.

  어떤 사람은 〈전자파〉 등으로 인해 〈맨땅용품〉의 접촉면이 따끔따끔하다며 접지선에 저항을 붙이는 경우가 있는데, 그렇게 하면 자연전자는 거의 유입되지 않는다. 접지는 전기가 아니기 때문에 절대로 그 자체가 따끔거릴 이유가 없다. 만약 따끔거린다면 그것은 휴대폰이나 그 밖의 전자제품을 맨땅용품 위에서 사용하였거나 아니면 전기장판 등 전자제품과 함께 사용하였기 때문이다. 그것도 아니라면 그때는 중간에 연결한 전선이 잘못되었거나 아니면 다른 전자제품과 함께 콘센트를 사용하여 이상이 생겼기 때문이다. 이럴 때는 얼른 만지고 있는 전자제품을 놓거나 전기장판의 코드를 빼고 사용해야 한다. 때문에 이와 같은 혼란에서 벗어나기 위해서는 가능한 한 직접 땅에 〈접지판〉을 묻어 연결하는 것이 좋다. 단 고압선이 지나는 곳은 피해서 묻어야 한다.

　결국 무병장수는 건강한 몸으로 즐겁고 밝게 살아야 하는 것이며, 건강은 위하기만 할 뿐 염려를 하지 말아야 한다. 그리고 이렇게 얻은 건강은 〈맨땅요법〉을 통해 잘 지켜야 한다. 중요한 것은, 맨땅요법 자체는 무해유익한 것이지만 정확한 맨땅요법에 대한 지식이 없이 잘못된 방법을 선택하면 〈득〉과 함께 〈해〉도 동시에 있을 수 있다는 것을 잊지 말아야 한다. 그래서 처음 시작할 때는 반드시 맨땅요법 지도사로부터 정확한 지식을 습득하여 실행하는 것이 좋다. 또 위와 같은 실수를 조심하면 맨땅요법은 해보다 득이 많으니 주저하지 말고 빨리 실행하는 것이 좋다.

인생 창조의 원리

천지창조는 〈제로지대〉로부터 시작된다. 특히 우리의 인생은 영화를 상영하는 것과 같은 이치로, 제로지대 에너지를 통해 현실세계에 창조된다. 물론 영화를 상영하기 위해서는 영사기가 필요하다. 여기서 영사기는 영혼, 영사기의 불빛은 〈제로지대〉 에너지, 필름은 생각 그리고 스크린에 나타나는 영상은 곧 우리 앞에 펼쳐지는 현실이다. 영사기 앞에 필름을 갖다 놓으면 스크린에는 필름의 영상이 나타난다. 이것이 현실이다. 쉽게 말하면 우리의 인생도 이렇게 〈제로지대〉 앞에 원하는 〈이미지〉를 갖다 놓고 영사기를 돌리면 현실세계에 그 이미지가 등장하는 것이다. 여기서 아주 중요한 것은 〈영사기〉와 〈필름〉이다. 영사기의 불빛과 같은 생명 에너지는 이미 마음의 〈제로지대〉에 있는 것이며, 현실이라는 스크린도 이미 갖추어진 것이기 때문이다. 그래서 〈필름〉만 확실하게 불빛 앞에 갖다 놓으면 인생이라는 영상은 저절로 상영이 되는 것이다. 이것을 〈5대로〉라고 한다. 그리고 〈필름〉과 같은 마음 상태를 〈제로보드〉라고 하며, 〈제로보드〉의 이미지가 현실이라는 스크린에 나타나기 위해서는 〈영혼〉이라고 하는 영사기가 작동되어야 하는 것이다.

MBC 방송국에서 〈사람의 마음이 물체에 끼치는 영향〉에 관한 실험을 하였다. 밥을 하여 두 병에 나누어 담고, 한 병에는 〈고맙습니다!〉라는 말을 하며 애정을 보내고, 다른 병에는 〈짜증나!〉하며 증오하는 마음을 4주일간 계속하여 보냈다. 한 달 후에 병뚜껑을 열어보니 〈고맙다〉는 마음을 보낸 밥은 하얗고 구수한 냄새가 났는데 〈짜증난다〉는 말을 한 밥은 악취가 나며 누렇게 썩어 있었다.

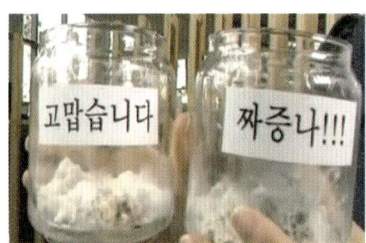 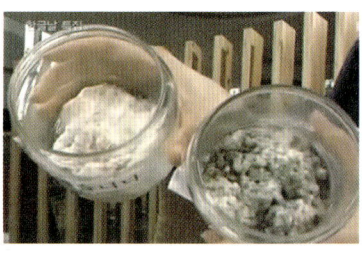

이 실험에서 병 속에 담긴 밥은 스크린의 영상에 해당되고, 〈제로지대〉는 말한 사람의 마음 그 자체이며, 필름은 〈고맙습니다!〉와 〈짜증나!〉이다. 실험 참가자의 〈영혼〉에 〈고맙다〉가 들어 있으면 하얗고 구수한 밥이 되고, 〈짜증나〉가 들어 있으면 썩고 악취 나는 밥이 되는 것이다. 이 실험에서 우리는 마음의 파장이 다른 물체에 끼치는 영향을 알 수 있으며, 우리도 또한 다른 물체로부터 영향을 받는다는 사실도 알 수 있다. 또 일본에서는 물에다 대고 〈사랑해〉라는 말과 〈죽어〉라는 말을 들려주고 이것을 영하 20도로 얼린 뒤 다시 녹여 현미경으로 들여다보았더니 〈사랑해〉라고 한 물은 아름다운 〈6각수〉로 변해 있었고 〈죽어〉라고 한 물은 형체를 알아볼 수 없을 정도로 험악한 모습을 하고 있었다. 그러므로 항상 밝고 사랑스런 마음을 지니면 우리 몸속의 물도 〈6각수〉로 변하는 것이다.

 이렇게 〈제로보드〉에 원하는 이미지를 〈각인〉시키면, 영혼은 〈제로보드〉의 이미지를 송과체의 〈싸이파워 방송국〉에 전달하여 그 파장을 증폭시킨다. 그리고 〈우주심〉을 통해 증폭된 이미지가 〈공간 제

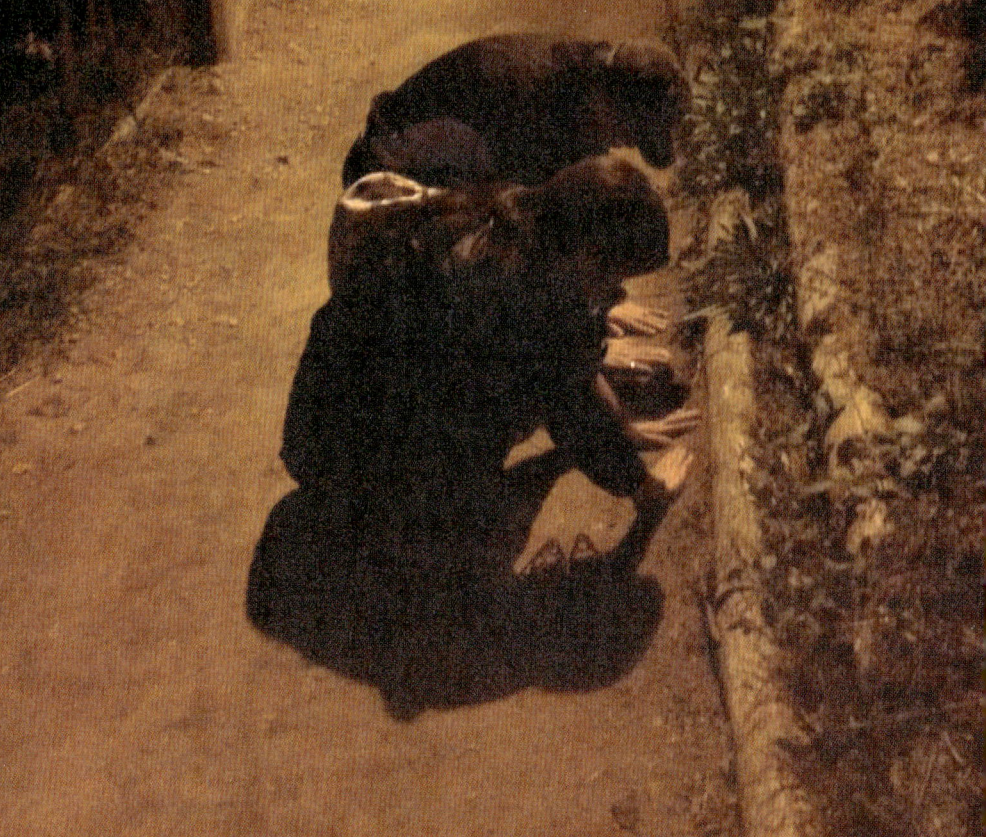

로지대〉와 〈온도 제로지대〉를 통해 전 우주에 전달된다. 그러면 『싸이파워』에 의해 원했던 이미지와 똑같은 재료들이 끌려온다. 이것을 〈공명현상〉이라고 한다. 그래서 스크린에 원했던 이미지가 나타나게 되면, 원했던 것은 성취되는 것이다. 이것이 21세기 이후에 〈파동문명〉을 이룩할 신의 능력 『싸이파워』다.

또 인생에서 〈택한 대로〉처럼 영혼이 선택한 길 이외의 세상은 자신과 무관한 것이다. 그러나 자신과 아무 상관도 없는 세계를 관심을 갖고 영혼 속에 받아들이면 그 세계가 자신의 인생에 등장하는 것이다. 간단하게 설명하면, 옆에 지나가는 개는 자신과 아무런 상관이 없다. 그냥 배경화면에 개가 한 마리 있을 뿐이다. 그런데 개를 보는 순간 무서워서 개를 피하면, 그때부터 개는 자신에게 달려드는 것이다. 이와 같은 원리로 영혼이 세상에 마음을 빼앗기지 않고 추구하는 세계만 꾸준히 선택하면, 그 사람의 인생은 필요하면 나타나고 원하면 이루어지는 세계에 살게 되는 것이다. 이렇게 자신의 인생을 소중하게 생각하며 그 세계를 꾸준히 키워나가면 끝내는 일가—家를 이루며 행복하게 살 수 있지만, 잘 알지도 못하는 다른 세상이 더 좋아 보여 마음을 빼앗기면 개가 달려들듯이 자신의 모든 것을 빼앗아 가버려 잃게 되는 것이다. 연예인들이 돈을 많이 벌어 다른 곳에 투자했다가 쫄딱 망하는 경우가 바로 이것이다.

인생은 흘러가는 것이다. 그래서 가야 할 미래를 설정하고 꾸준히 가면 저절로 건강해진다. 그러나 가야 할 목표가 없이 삶의 애착만 갖고 살길 원하면 그때부터 흐르는 인생은 멈추고 거기서부터 삶은

썩기 시작한다. 그리고 그럴 때 질병이 찾아온다. 애착은 염려를 낳고, 염려는 병을 불러들이는 것이다.

세상은 돌고 돈다는 말이 있다. 지금은 네모 형태를 사람들이 좋아한다면 얼마 후에는 다른 형태를 사람들이 좋아할 것이다. 그 다른 형태가 동그란 형태라면. 그래서 네모를 만들던 사람이 갑자기 동그란 형태를 만들게 되면 그 사람은 계속해서 동그란 형태를 만들던 사람을 따라갈 수가 없다. 차라리 이럴 때일수록 꾸준히 네모를 더 좋게 만드는 계기로 삼아 매진하면 다음번 네모시대에 빛을 보게 되는 것이다. 그러나 이러한 이치를 모르고 지켜야 할 자신의 세계를 버리면 다음번 시대에는 쫄딱 망하는 것이다. 그래서 일본의 도꾸가와 이에야스는 〈인생은 무거운 짐을 지고 먼 길을 떠나는 것과 같다〉고 하였다.

건강한 몸에 건전한 정신이 깃든다는 말이 있다. 몸과 마음은 아프락사스의 하나이기 때문이다. 그래서 영혼이 건강하면 육체는 당연히 건강해진다. 건강한 영혼을 통해 꾸준히 맨땅요법을 실시하면 자기도 모르게 생긴 여러 가지 몸의 증세나 수술 후의 문제점들이 사라지는 것이다. 심사心思 또한 태평해져 속을 끓이는 일이 없이 만사가 무사해지는 것이다.

자의식은 과거의 경험만 가지고 있을 뿐 움직이지 않는다. 때문에 하기 싫은 일이 생기면 귀찮아한다. 이른바 〈고苦〉다. 그러나 영혼은 움직이는 〈나〉다.

느낌을 통해 살피고 해야 할 일이라고 받아들이면 기필코 해낸다.

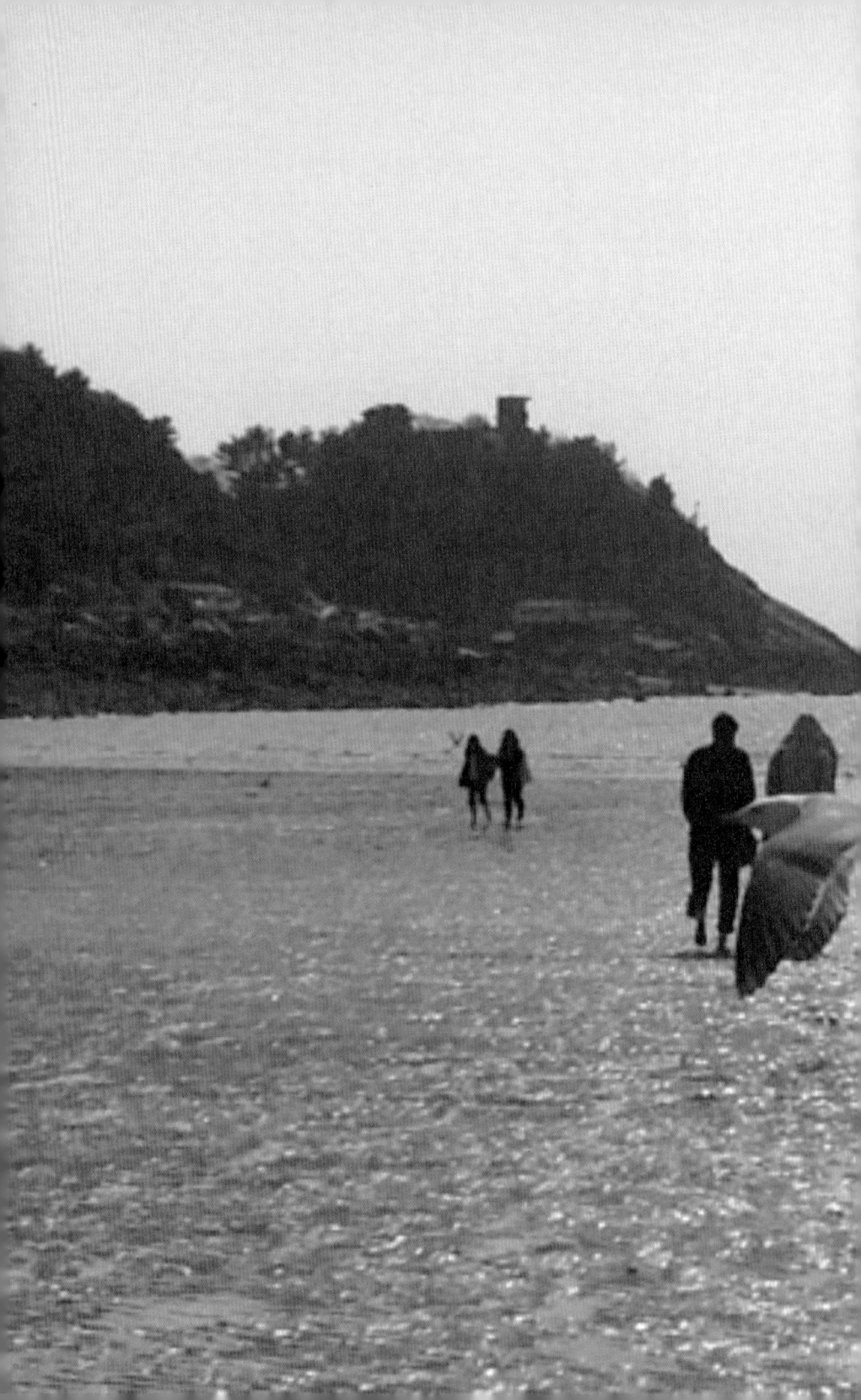

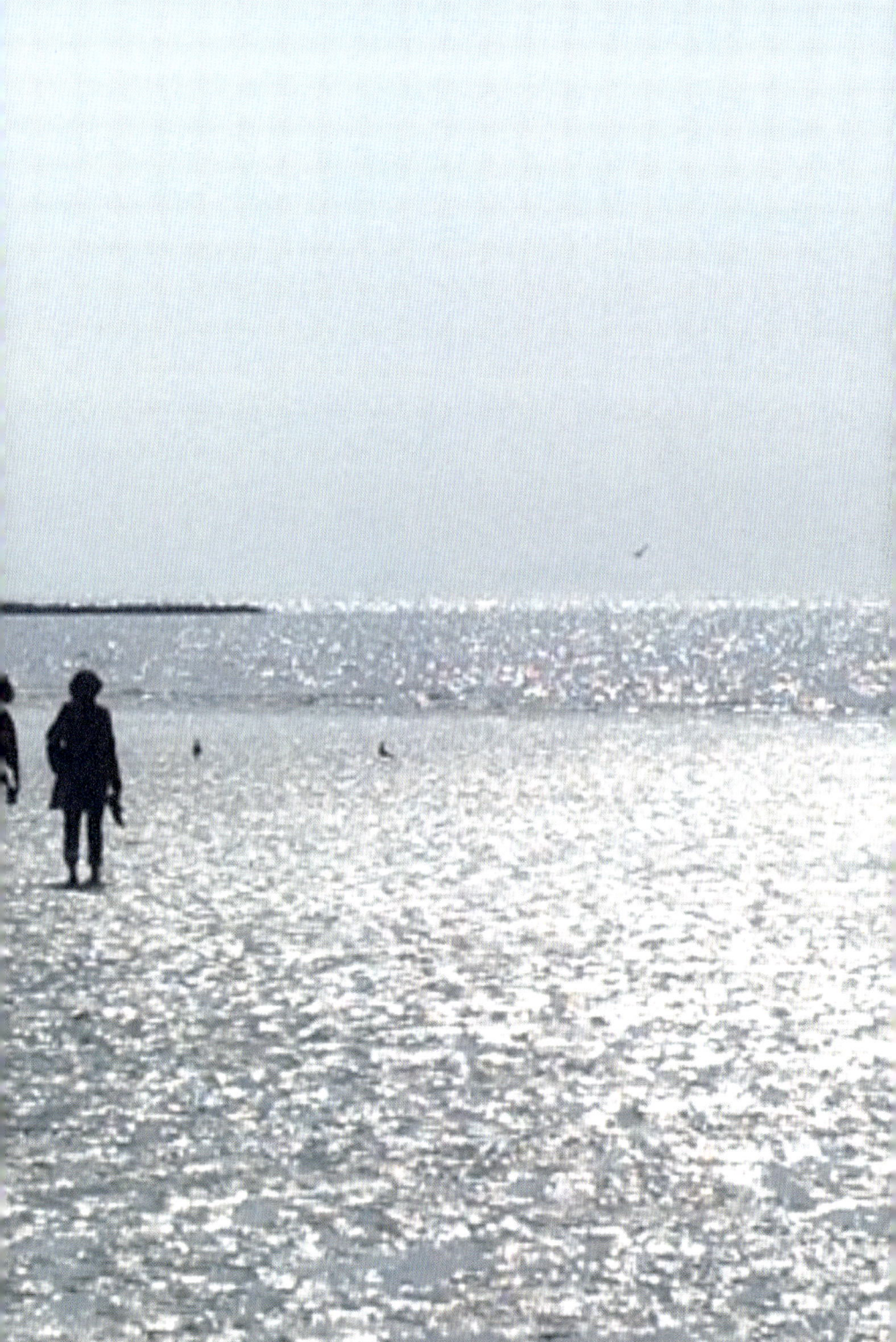

그래서 많은 성공학 연구가들은 〈인생의 성공은 자의식의 어려움을 통해 영혼이 성장해야 이루어지는 것〉이라 하며 일부러라도 고통스러운 일을 받아들이라고 말한다. 이와 같은 자의식과 영혼의 관계를 충분히 알았다면 이제부터 인생은 스스로 택해야 한다. 자의식의 고통은 해결하고자 하는 영혼의 결의만 있으면 얼마든지 해결할 수 있다. 그리고 우주는 영혼이 하고자 하는 것을 항상 돕는다. 때문에 〈할 것인지, 말 것인지〉는 자의식으로 판단하고, 해야 할 일은 영혼으로 반드시 이루도록 하자. 물론 하고 안 하는 판단은 반드시 영혼의 입장에서 해야 한다. 이와 같이 영혼을 움직여 성취하는 삶을 〈수직적 파동 현상〉이라고 한다.

아들을 다섯 둔 아버지가 있었다. 자신이 죽고 나면 형제간에 서로 다툴 것을 염려하여 아버지는 임종 전에 형제들을 모두 불렀다. 그리고 한 아들에게 화살 하나를 주면서 꺾어보라고 하였다. 아들은 쉽게 꺾었다. 다음에는 두 개를 주면서 꺾어보라고 하였다. 아들은 이번에도 쉽게 꺾었다. 다음에는 세 개를 주면서 꺾어보라고 하였다. 이번에는 좀처럼 꺾이지 않았다. 아버지는 말씀하셨다.

〈이 화살은 곧 너희 형제다. 서로 뭉쳐서 그 끈을 놓지 않으면 아무도 너희를 꺾지 못할 것이다.〉

다섯 형제는 아버지 말씀을 가풍으로 삼아 지켰다. 당대에서뿐만 아니라 서로 근친결혼을 해가며 지금까지 그 교훈을 지켜오고 있다. 그래서 결국 이 지구에서 가장 큰 부를 누리며 살고 있다.

한국의 어느 아줌마는, 전쟁이 나서 자식들에게 피해가 가지 않도록 지금 우리가 정신을 차려야 한다고 말하니까, 죽은 뒤에는 알게 뭐냐고 말하는 것이었다. 자기가 죽으면 자식들의 삶은 그때 자식들이 알아서 하는 것이지 자기가 신경 쓸 일이 아니라는 것이다. 그래도 자식들이 그런 불행을 당하지 않도록 대처하고 그 대처를 물려줘야 하지 않겠느냐고 하니까, 그것은 자식들의 몫이지 자신의 일이 아니라고 하였다. 그러면서 자신의 생각이 아주 현명한 판단이라고 믿고 있었다.

지금 현재 세계를 제패하고 있는 집안은 모두 〈영혼〉이 뭉쳐서 가업을 이어가고 있는 집안들이다. 거기에 비하면 앞의 한국 아줌마는 영혼이 없는 사람만도 못한 사람이다. 영혼이 있어도 영혼이 할 일이 없는 사람이다. 자의식만으로 자기 먹을 밥벌이만 하는 것이다. 그러기에 그런 사람은 내일의 현실을 걱정하며 살아야 한다. 위에 말한 화살 패밀리 같은 가문이 있는지도 모르고, 또 있다 하더라도 자기와 다른 무슨 특별한 가문인 줄 알고 있다. 그런 사람들은 결국 화살 패밀리 밑에서 〈종〉처럼 살게 될 것이다.

인생은 영혼에 의해 나타난다. 그래서 귀하고 소중한 것은 계속 이어받아 발전시킬 영혼이 있어야 한다. 영혼은 우주심이기 때문에 영혼이 지키는 소중한 것은 우주처럼 불멸의 존속을 이어가게 될 것이다.

세계는 지금 재력으로 뭉쳐 있는 가문들에 의해 움직이고 있다. 영혼이 재력과 하나가 되어 세상을 움직이는 것이다. 이렇듯 맨땅요법도 우리의 영혼과 하나가 되어 계속 전수해 나가야 한다. 땅을 밟고, 우주의 섭리를 믿으며, 자연과 함께 살아야 한다. 그래서 우리부터 다음 세대, 그 다음 세대까지 계속해서 꾸준히 지켜나간다면 인류는 지구와 함께 영원히 건강한 모습으로 최고의 행복을 누리며 살게 될 것이다. 뿐만 아니라 〈자연면역 기능〉을 갖춘 보다 훌륭한 방법들을 연구하여 몸 가까이에서 지구의 혜택을 편하게 누리도록 노력해야 한다. 그러기 위해서는 먼저 여러분의 영혼이 맨땅요법의 소중함을 느끼고, 그 고마움을 주변 사람들에게 나누어 주어야 한다. 이렇게 모두가 영혼 깊숙이 맨땅요법을 지켜나간다면, 〈맨땅요법〉은 인류 최고의 건강법으로 지구와 함께 영원히 존속할 것이다.

그럼, 오늘 하루도 즐겁고 행복하게 마음껏 맨땅을 밟아 보자.

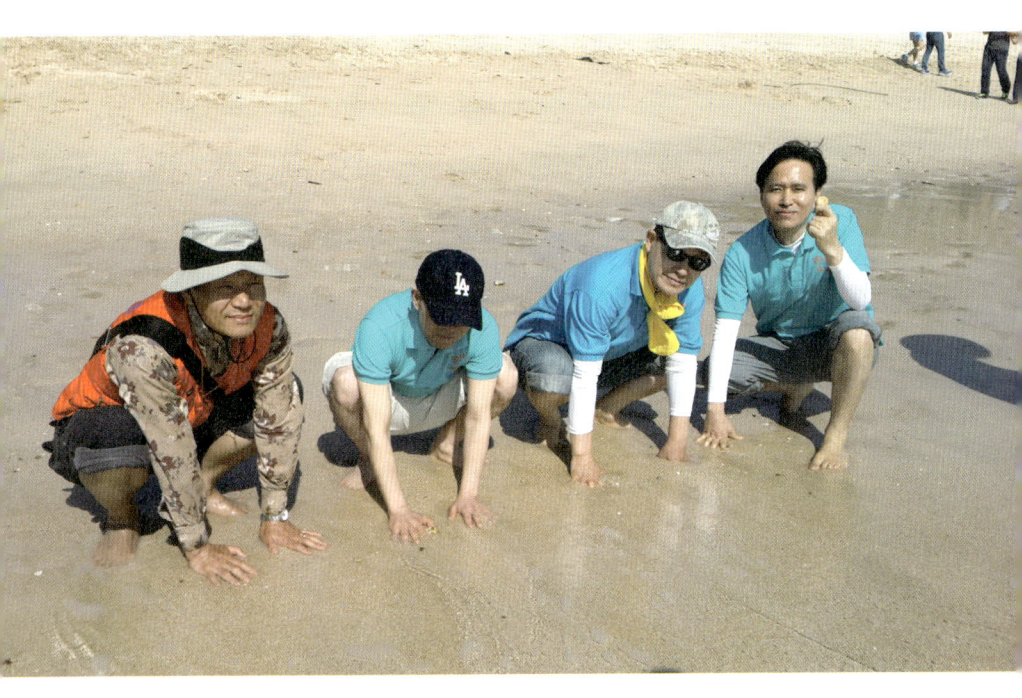

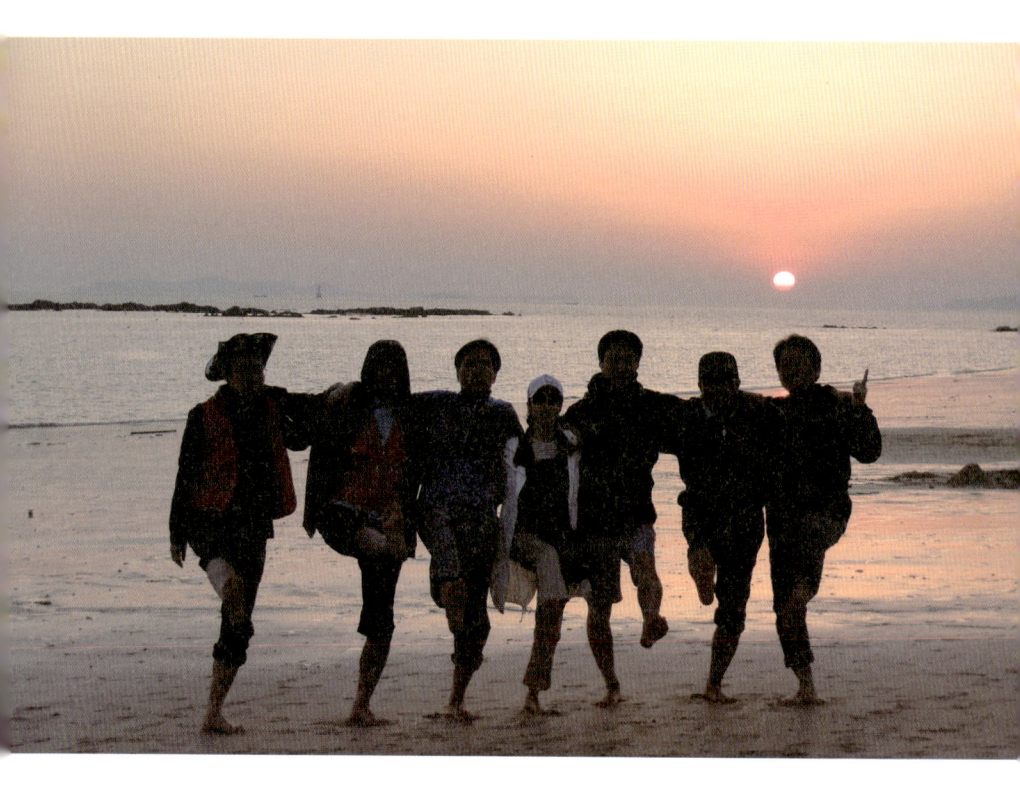

온갖 병이 저절로 없어지는 자연치유
맨땅요법

초판 1쇄 발행일 2015년 3월 3일
재판 1쇄 발행일 2015년 12월 26일
재판 2쇄 발행일 2018년 6월 27일
재판 3쇄 발행일 2023년 2월 10일

지은이 소공자
펴낸이 한기석
기획 송원철
출판팀장 신민범
편집장 배재국
교정 황명원 정경철
사진 김기호
마케팅 배정희
펴낸곳 육각시대
출판등록 1987년 11월 28일 제1987-000004호
주소 서울시 강남구 개포로31길 25
전화 대표 1899-4285
홈페이지 육각나라 www.6gaknara.com
네이버 카페 www.menddang.co.kr

ISBN 979-11-89095-01-7 13510

값 20,000원

지은이와 출판사의 서면 동의 없이 이 책의 내용 중 전체 또는 일부를 인용하거나 발췌하는 것을 금합니다.

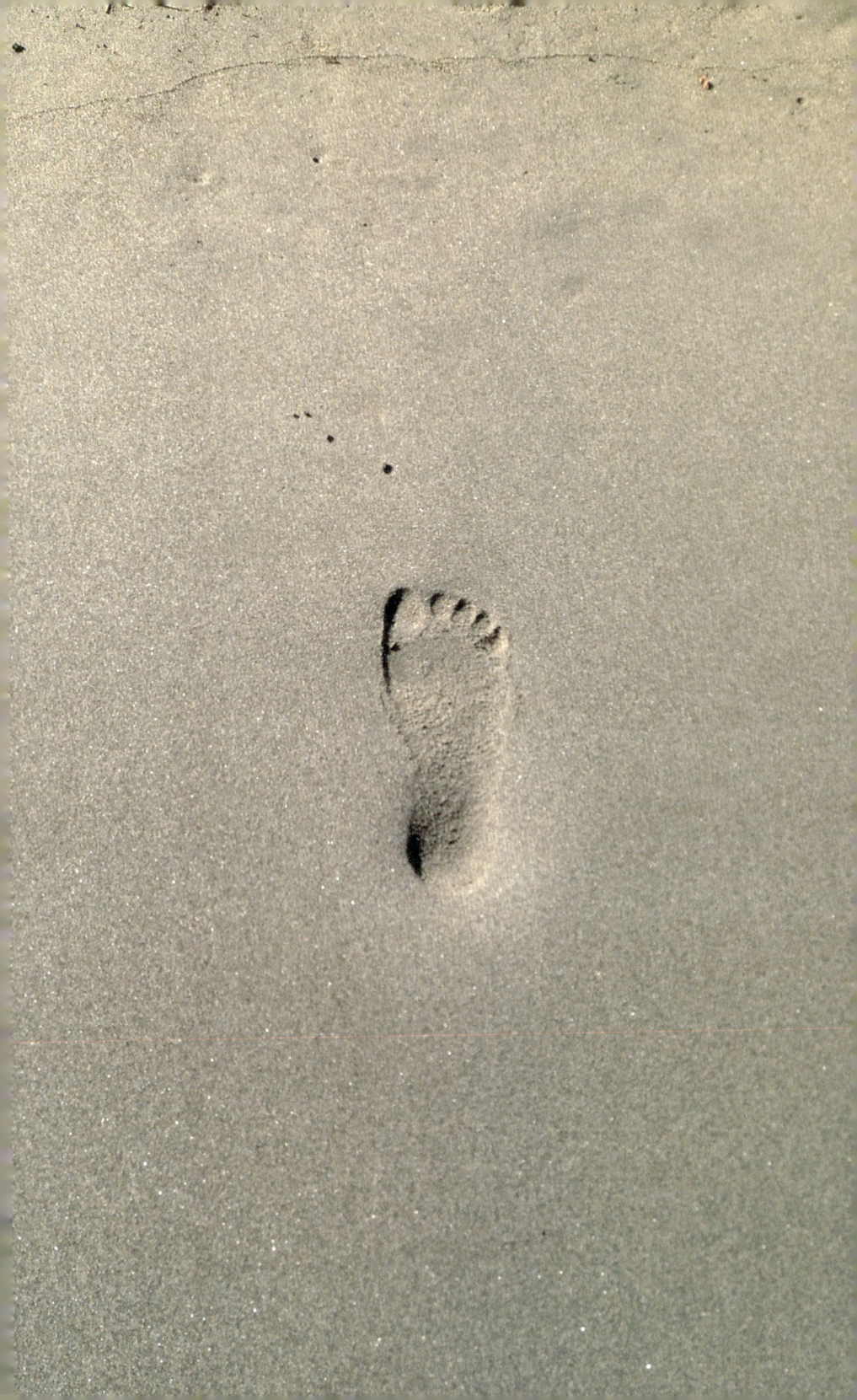